為自閉兒家長提供育兒指南、
專家建議，以及最重要的支持！

自閉症完全手冊

班妮森·歐瑞利 & 凱薩琳·威克斯－著
周佳欣－譯
Benison O'Reilly ╱ Kathryn Wicks

COMPLETE AUTISM HANDBOOK

目次

Contents

目次

Contents

名詞簡稱

應用行為分析：Applied Behavioural Analysis, ABA

適應行為評量系統：Adaptive Behaviour Assessment System, ABAS

嬰幼兒自閉症檢測：Autism Detection in Early Childhood, ADEC

注意力不足過動症：Attention Deficit Hyperactivity Disorder, ADHD

自閉症診斷訪談量表（修訂版）：Autism Diagnostic Interview-Revised, ADI-R

自閉症診斷觀察量表：Autism Diagnostic Observation Schedule, ADOS

自閉症光譜障礙：Autism Spectrum Disorder, ASD

兒童自閉症評量表：Childhood Autism Rating Scale, CARS

學步期自閉症檢核表：Checklist for Autism in Toddlers, CHAT

社會和溝通行為障礙診斷訪談：Diagnostic Interview for Social and Communication Disorders, DISCO

精神疾病診斷與統計手冊（文本修訂第四版）：Diagnostic and Statistical Manual of Mental Disorders

4th edition, Text Revision, DSM-IV-TR
精神疾病診斷與統計手冊（第五版）：Diagnostic and Statistical Manual of Mental Disorders 5th edition, DSM-5
離散試訓：Discrete Trial Training, DTT
早期密集行為介入：Early Intensive Behavioural Intervention, EIBI
丹佛早療模式：Early Start Denver Model, ESDM
無麩質及無酪蛋白飲食：Gluten-free, Casein-free Diet, GFCF
澳洲自閉兒協助計畫：Helping Children With Autism, HCWA
高功能自閉症：High-functioning Autism, HFA
個別化教育方案：Individual Education Plan, IEP
智商：Intelligence Quotient, IQ
改良版兒童自閉症檢核表：Modified Checklist for Autism in Children, M-CHAT
澳洲國家失能保險計畫：National Disability Insurance Scheme, NDIS
強迫症：Obsessive Compulsive Disorder, OCD
職能治療：Occupational Therapy, OT
廣泛性發展障礙：Pervasive Developmental Disorder, PDD
未分類的廣泛性發展障礙：Pervasive Developmental Disorder - Not Otherwise Specified, PDD-NOS

圖片交換溝通系統：Picture Exchange Communication System, PECS

隨機分派對照試驗：Randomised, Controlled Trial, RCT

人際發展介入：Relationship Development Intervention, RDI SCERTS

綜合教育模式：Social Communication Emotional Regulation Transactional Supports Model, SCERTS

自閉症與相關溝通障礙兒童治療與教育模式：Treatment and Education of Autistic and related Communication Handicapped Children, TEACCH

魏氏兒童智力量表：Wechsler Intelligence Scale for Children, WISC

魏氏幼兒智力量表：Wechsler Preschool and Primary Scale of Intelligence, WPPSI

我真希望有人告訴我一切都會雨過天晴的。
你會經歷幾個階段，先是否認、抗拒、哀傷，爾後就會在你的小孩身上找到平靜與喜樂。

丹尼爾的媽媽 凱莉．哈格雷夫斯（Kelly Hargreaves）

導言

親愛的，每個人都會擔心自己的孩子。
只是妳的擔心來得比較早。

這是香娜．史密斯（Seana Smith）所寫的話，寫於第一版《自閉症完全手冊》（*Complete Autism Handbook*）之中，二〇〇八年出版時的書名是《澳洲自閉症手冊》（*Australian Autism Handbook*），不過，話中的情況到現在也沒有什麼太大變化。

然而，其他的事物則多數都改變了。首先該提的是，香娜已經進入了人生的下一個階段。當她告訴我她沒有簽下新一版的撰寫工作，坦白說我失望了，畢竟合寫第一版的過程讓我們培養出了深厚的友誼。不過，不消一會兒，我就領悟到世間萬物的自然規律就是如此。香娜的兒子湯姆只不過是她的四個孩子中的一個，而她今日的身分既是「自閉兒的媽媽」，也同時是「雙胞胎的媽媽」。現在的湯姆已經十八歲了，儘管有自閉症光譜障礙（autism spectrum disorder，以下簡稱 ASD），仍然夢想可以成為一位重金屬鼓手，而且他和母親的生活都沒有受到自閉症的羈絆。

對於你們許多人來說，這可能是無法想像的一件事，可是我們盼望你有一天也可以到達湯姆和香娜的境界。

當我做出了不要獨自重寫這本書的決定後，我就開始尋覓另外一位共同作者，後來找到了資深報社記者凱瑟琳．威克思（Kathryn Wicks）。凱瑟琳的兒子是澳洲自閉兒協助計畫（Helping Children with Autism，以下簡稱 HCWA）的首批資助受益人之一，而她不只訪談了家有自閉兒的父母，範圍從澳洲湯斯維爾（Townsville）、伯斯（Perth），再到塔司馬尼亞（Tasmania）鄉下地區，同時還參與資源和學校教育部門的修訂工作。我實在很感恩可以找到凱瑟琳，尤其興奮於她在本書為自閉兒的爸爸們和兄弟姊妹們發聲的新章節，而這是因為當伴侶和母親開始專心致志地照顧自閉兒而不顧一切之際，這些人往往會覺得自己被冷落一旁。

自二〇〇八年以來一個重大改變就是資助的部分。在 HCWA 方案設立之後，頭四年就幫助了一萬九千名兒童接受早期介入的輔助；就在本書書寫期間，澳洲已經在一些州開始推行國家失能保險計畫（National Insurance Scheme，以下簡稱 NDIS）的試驗版本，因此未來仍有希望可以由計畫來負擔早期介入的所有費用。

另外一個重大的改變就是修改了用來診斷大部分孩童的手冊。《精神疾病診斷與統計手冊》（*The Diagnostic and Statistical Manual*）第五版，或簡稱 DSM-5，於二〇一三年五月出版，大幅更動了 ASD 的診斷部分，並且淘汰了未分類的廣泛性發展障礙（PDD-NOS）與亞斯伯格症候群（Asperger's syndrome）等子類別。至於先前被診斷為高功能自閉症（high-functioning diagnosis）的孩童，現在的診斷可能會是社交溝通障礙。這個改變是好是壞則有待時間驗證。

我們在整本書中解釋了所有的這些改變。你在書裡也會閱讀到讓你會心一笑或潸然淚下的故事。我們永遠都會記得首次得知自己的孩子患有自閉症的那一天；就在那時，對於孩子的生命（以及自己的生命）所懷抱的夢想和希望，就那樣眼睜睜地幻滅了。或許你可能覺得孤立無援、肝腸寸斷且不知所措，可是我們是個熱情的大社群，所以你絕對不需孤軍奮戰。

為什麼閱讀這本書？

本書旨在讓人獲得援手和懷抱希望，書寫的主要對象是有著疑似或剛被診斷患有ASD的孩子的家庭，故而首先側重實用性，但是我們也期盼能為專業人士提供寶貴資訊。

這個新版本也特別增添了關於「資深家庭」的章節，收錄了許多人的心聲，而絕大多數都是走過這一條路的過來人。倘若你正與最近的診斷結果而奮戰的話，我們希望他們的故事能夠指引你，讓你相信未來有著更多當下的你不敢奢望的希望和幸福。

著手撰寫本書第一版的時候，我們旨在寫出一本正面且實際的指南，要的是深植於科學且同時顧及個人面向的書籍。事後看來，這實在是個深具野心的目標，可是這幾年來我們所得到的，來自父母親們的感謝回饋，在在表明了我們適當地平衡了這兩個面向。這個由新的作者合寫的新版本延續著這個相同的傳統。

過去五年來，儘管有了實質的進步，更多的資源和資金援助的巨大需求卻依舊存在，而且父母親們仍然必須持續不斷地處處為自己的孩子奮戰。這是全然不公平的事；然而，我們必然要接受現實，並且善用父母的力量。父母親不只是需要遊說以便促成實質和正面的改變，同時也要鼓勵醫師、心理學家、教師和政治人士一起攜手合作。HCWA 與 NDIS 都明確指出，父母親確實需要表達自己的聲音。

我們要感謝那些與我們分享親身經歷的爸爸、媽媽與兄弟姊妹們，他們訴說成功，也道出失敗，誠實且毫不隱瞞，為的就是希望分享自己的經驗來幫助你面對正在經歷的人生旅程。

喬的故事

喬是我們家三個男孩中最小的，一出生就很難養育，抱他和觸碰他似乎都不能讓他安靜下來，反而會使他更躁動不安，所以在出生六週的檢查時，我就詢問了小兒科醫師他這種不太與人眼神交流的問題。然而，等到他八個月大，我之前的擔憂似乎是杞人憂天。他變得很討人喜歡，還會賣俏，一點反社會的傾向也沒有。在超級市場，他那雙灰藍色的眼睛會尋覓陌生人的注視，只有在眼神交接時，才會看向別處，但會迷人地微笑。那個時候，即便我那位身為家庭醫師的丈夫也想不透，喬似乎無法記住學的一些話的原因是什麼。

是從哪個時候出了差錯呢？就在為喬拍攝一歲生日的照片時，不管怎麼逗弄，他就是不會笑。我記得他在十四個月大的時候還會用手指頭指著飛機，可是之後就不會這麼做了。人們常常談到自己忙到根本記不得第三個孩子的嬰孩時光，這也發生在我們身上。就在喬的狀況退步的那段時間，我除了有兼職工作之外，同時安排著家裡的裝修事宜、照顧另外兩個孩子的需求，以及做著義工。蠟燭多頭燒的我恍惚到根本沒有注意到他的情況。

儘管喬變成一個難養的過動兒，可是他從來不曾出現類似我認為有自閉症的人一樣的社交退縮情形，一直到我帶著兩歲的他去上游泳課的時候，我才發現他完全不知道游泳教練在說什麼。我們後來去看了小兒科醫師，會診時有短暫提起自閉症，但隨即就被忽略了（至少我的印象是如此），而喬則是被診斷為接受性與表達性語言的發展出現遲緩。

接下來的一年，我兒子的發展停滯不前，而我只能像是抓著一塊救命浮木般地緊抓著那份診斷書。在那可怕的一年的某個時候，喬開始會用眼角看東西，我後來才發覺這是常見於許多自閉症患者的自我刺激行為。可是，在那個時候，我不願意去思考自閉症，覺得那是發生在「別人」而不是我們身上的東西。

喬在過完三歲生日的幾個星期之後，終究還是被診斷出有ASD，可是我生命中最悲慘的一天卻是兩天後為他舉辦派對的時候。當我將他與其他派對上嘰嘰喳喳的快樂學齡前孩童一比之下，他是自閉兒的殘酷事實向我襲來，並且為了自認他永遠不會有的未來而潸然淚下。我想是哭了三個月才止住了淚水，而我在那段期間多次不斷地哭喊著，「這為什麼會發生在我身上。」

慶幸的是，你就是只能哭泣那麼久。有一天，我振作起身重新打理自己，並且展開了一段後來演變成是數年的漫長驚險歷程：兩年的密集行為介入、更多的人際發展介入治療、兩年的物理療法、六年（仍在持續）的私立特殊教育學校，不間斷的語言治療和職能治療，以及近來為了促進社交技能與應付焦慮所增加的心理學療程。光是想到這些就讓我覺得累了（而我也變得很窮），可是我從不後悔所投注的每一片刻或是每一毛錢。喬仍依然是「在持續進展中」。

在我寫下這些文字的當下，我的兒子十一歲了。他是怎樣的人呢？香娜曾用以下的話語來描述她的兒子湯姆：「他比失能的人更有能力。」而我就要借用她的說法。沒錯，喬依舊帶著相當健康的自閉症症狀，而這在陌生環境和學校遊樂場表現得尤其明顯。他沒有我們其他人所認定的正常友誼，他也偶爾會出現失控的迷戀。

不過，他會游泳、騎腳踏車和投籃，而且現在正在學鋼琴。他在家會（勉為其難地）做家事。他是資訊科技高手。他今年參加了全國中小學學能測驗（NAPLAN），並且在拼字和算術方面得到了中等成績。他昨天的家庭作業包括了練習長除法，那些是沒有 Google 幫忙我也解答不出來的問題。最棒的是，只要心情對了，他可以與人真誠地交談，而這個技能是許多自閉症光譜量表上顯得「有天分」的人還無法擁有的能力。

那個三歲時還不會說話的男孩現在則是很難有不說話的時候，只要問一下他的哥哥們就知道情況了。他喜歡《超級馬利歐兄弟》（*Super Mario Bros*）和《玩具總動員》（*Toy Story*），可是現在卻認為以前喜歡的澳洲蟲蟲四人組（The Wiggles）「遜爆了」。最重要的是，我會說他是個快樂的孩子。喬就像是不經意地發現了某些很不錯的藥物，這讓我常會對我的先生開玩笑地說：「我也要吃他正在吃的藥。」那個會對超級市場的陌生人微笑的小嬰兒，從來就沒有真的離開過我們，只不過是有一段時間看似如此罷了。

本書第一版問世之後，幾年下來，我對ASD了解得更多，並且把大部分的精髓都納入了新版本之中。然而，在翻閱罹患ASD但擁有圓滿生活的成人的傳記之中，或許我學到最重要的訊息就是：

你的孩子可能有自閉症，可是他（她）還有你。你會是你的孩子的最佳資產，而有你在一旁支持，誰知道他們會成就出什麼呢？

我在第一版的導言用以下文字作結，因為我不可能寫出更好的結尾，故而就在此重複一次：

……在一個似乎期待所有的孩子們都要功成名就的社會裡，我們很容易這麼想，那就是去愛一個失能的孩子會是比較困難的事情。然而，我發現的事實卻正好相反。我們看著自己的小傢伙掙扎著克服生命帶給他的挑戰，這讓我們更將他視為心肝寶貝；我們會為了他偶遇挫折而感到沮喪，也會為了他的成功而歡欣鼓舞。我相信你也會有同樣的感受，並且會超過自己想像地愛著你的小寶貝。祝你一路好運。

達西的故事

達西出生於二〇〇五年九月，距離哥哥差不多是晚了五年。他的出生至今依舊是天賜福音。不管你放了什麼在他的面前，他都會吃，而且快樂地躺在嬰兒搖椅裡聆聽著哥哥朗讀蘇斯博士（Dr Seuss）的故事書。

達西很快地就會在廳堂爬上爬下，追著他的哥哥跑。他在十二月大時會走路，因此只見他們兄弟倆會興奮得四處奔跑，大喊：「捉到了！」像一般男孩子般玩在一塊兒。可是達西十五個月大的時候，他卻退回到自己的世界裡，只是玩著自己的積木和玩具火車的輪子。

他為什麼不看著我？

由於達西是我們的第二個孩子，我們因此很清楚知道正常發育應該是什麼樣子。在他十五個月大時，我就覺得有些不對勁。因為他的哥哥相當聰明，所以我給達西多幾個月的時間，可是他卻一直不會喊「媽媽」，不僅對自己的名字沒有反應，更不會注視著我的眼睛，而且情況一直如此。有好幾個月的時間，我會在晚上站在他的嬰兒床前哭泣，一想到他要怎麼樣應付那個看起來像是另外一個星球的世界就驚恐不已。他是不是永遠都不會叫「媽媽」呢？

達西二十個月大的時候，我很確定了他是個自閉兒。達西會拼樂高得寶積木（Duplo），知道要用哪支鑰匙開後門，由此可知他的智識沒有缺陷。我們的戰役則是從取得一份診斷書開始；我們看了嬰兒護理師、語言治療師、小兒科醫師、聽力專家與職能治療師。儘管語言治療師和職能治療師都很有同情心，可是幫助不大，而小兒科醫師則是送他去做了三種聽力檢查。嬰兒護理師說：「他沒有自閉症，如果他有的話，他是不會抱你的。」第三個聽力專家不停地說：「嗯，不是聽力的問題。」她明明心知肚明卻不說。沒有人願意說：「你的兒子有自閉症。」他們反而顧左右而言他，盡說著：「你拿了一個非常聰明的男孩跟他比，有些男孩到了三歲才會講話呢。」這樣的事。

自閉兒就是如此

有六個月之久，我就是聽著這樣的廢話，同時還要聽著旁人說些不是那麼有幫助的話。我一直忘不了一個有著年紀與達西相仿的女兒的媽媽，有人這麼評價她：「哦，她沒有工作，整天就只會跟她女兒說話，所以啊，達西才會比不上她的女兒。」我聽到的言下之意卻是：「妳是個壞媽媽。」

接下來的我們則是相當幸運。因為是報社記者，我的閱讀量很大，也因此讀到了發生在霍莉．羅賓森．皮特（Holly Robinson Peete）身上的事。霍莉是《龍虎少年隊》（*21 Jump Street*）中深受我喜愛的演員之一，她的兒子有自閉症，而接受了應用行為分析（Applied Behavioural

Analysis，以下簡稱 ABA）的治療後有很棒的成效。讀完後，讓我不只是對自閉症是什麼稍微有了概念，也比較知道該如何面對。我隨即領悟到所謂早期介入意味著要在當下開始，那就是要馬上行動。

我也讀到了妮可・羅傑森（Nicole Rogerson）的故事。妮可在澳洲雪梨經營著蜥蜴兒童中心（Lizard Childrens' Centre），我因此與她約了時間見面。她在見面時對我說：「妳的擔心是對的。」能夠看著我的眼睛這麼說的，她是第一個人。

這些媽媽一直讓我深受啟發。即便是在她們自己的孩子早已不再受益之後，她們仍舊傾力為自閉兒募款，繼續當他們最響亮的發言人。

施力過猛的手段

等到二十六個月大的時候，達西就在蜥蜴兒童中心開始接受 ABA 療程。當妮可告訴我達西會坐在桌子前面「指著綠色的東西」的時候，我開心地笑了。而他是真的這麼做，我們利用了接下來兩年半的時間調整他的行為，並且教導他要如何學習。

令人慶幸的是，每四年才需要過一次二月二十九日。就在二〇〇八年的二月二十九日，終於有人說出來：「你的兒子有自閉症，而且有輕微的發展遲緩。」那位社工人員拿來了一盒面紙，彷若我會不禁哭出來，殊不知我的淚水早已流乾。

達西接受了兩年半的ABA，而那可以說是我生命中最難熬的一段時間。只要想到有太多家庭都為了昂貴費用而無法接受療程，我就感到憤怒。

然而，要是再面對相同的處境，我還是會做出同樣的決定。ABA確實會造成嚴重的財務問題（我們夫妻還是開著兩個孩子出生前就有的同一輛汽車），而且會難以置信地消磨人的身心：早上有療程，下午要工作，還要製作教學用的抽認卡到半夜二點。我不建議用這種焚膏繼晷的方式來應付ABA療程。只要是好的諮詢師都會這樣告訴你，你需要每日七小時的睡眠和一日三餐，如此才能夠熬過兩年的ABA。千萬不要像我一樣跳過不讀這本書裡有關照顧自己的篇章，那絕對是我到目前為止犯過的最大錯誤。

我們夫妻在這段期間見證了什麼是患難見真情，像是有一對夫婦就把我們當成燙手山芋般而避之唯恐不及。那些與我們共患難的朋友真的是很窩心：帶達西的哥哥去逛博物館或是留他在家裡過夜，也會隨手給了我一杯瑪格麗塔雞尾酒（margarita）；送給我們一袋袋的二手制服，好讓我們能夠把每一分錢都拿來支付ABA。

他叫了「媽媽！」

達西是個在兩歲時還認不得十個詞彙（其中不包括「媽媽」）的小男孩，到了三歲則已經知道了一般三歲小孩的正常詞彙。除了蜥蜴兒童中心之外，我們還讓他參加一些語言治療課程，如此一來就可以客觀地追蹤他的進展。我們及時教會了他如何上廁所，好讓他在三歲半開始上托兒所，再搭配一週兩天二十五個小時的 ABA 療程。

約在此時，澳洲聯邦政府實施了自閉兒協助計畫。那時正是我們快速地耗盡存款的時候，達西因此成了澳洲第一個申請補助金的孩子。然而，他並不是第一個獲得補助的孩子：年紀較大的孩子能接受計畫補助的時間不多了，故而享有優先權，這是相當合乎情理的考量。不過，正是因為得到了一萬兩千澳元的協助款項，我們才得以讓達西繼續第二年的 ABA。若是沒有這筆錢，達西根本不可能有如此正面的成果。

上完兩年的 ABA 療程之後，達西在四歲半的時候再度接受評估，結果出來是高平均智商的高功能自閉兒（他也是個聰明的男孩）。儘管 ABA 並沒有將他完全治癒，但是至少讓他能夠正常運作；不過，他在社交溝通方面顯然仍有障礙。

他在四歲的時候，一週四天去上托兒所，並在五歲的時候去上幼兒園學前班（pre-kinder），也就是開始上幼兒園之前先去上了一學期的課程。他讀完幼兒園的成績單上，大部分的成績都是「B」，但是在閱讀方面得了「A」。看到了那一個「A」的時候，我禁不住尖聲大叫，聲音大到鄰居一定會覺得我是中了樂透。這一定全是蘇斯博士的功勞！只是一切也不是那麼稱心如意，他在第一年的寫作課就只得到了「D」的成績。我們還得繼續奮戰下去。

一項勝利

真正的評量結果是這樣的：我們達到了一般六歲孩童應該有的正常教育成果，而這正是ABA企圖讓像達西這樣的孩子達到的目標。這並不是說達西是個「正常」的孩子。只要芝麻蒜皮的小事出了問題或是他不喜歡，像是晚餐裡有時被他發現到有一丁點兒的綠色蔬菜，他就會出現可怕且很大聲的過度反應……

對於那些無法讓孩子參與ABA的父母們，我只能給你們一個建議：要讓孩子跟你們面對面，跟他說話，不管他的反應有多麼微小，就是要不停地跟他說話。反正就是不要放棄。要是他有所回應，記得要獎賞他。

二〇一二年二月二十九日來了又消逝，我甚至是在幾星期之後才想起來這個年度紀念日。等到達西要過七歲生日的時候，我們一家擁有的是一個大致正常的家庭生活。我知道我們實在是非常幸運。現在的我在一些時日甚至根本不會想到自閉症。要叫達西不玩電腦遊戲可是要費很大的勁兒；當他莫名其妙地對同學大聲吼叫，我會覺得自己沒有善盡做母親的責任。更慘的是，跟一個六歲孩子解釋自閉症簡直是白費力氣，因此一些孩子會覺得達西就是一個會動不動就發脾氣、有時候會大吼大叫的男孩子——不過，他現在只是有時候才會如此。

他每天都會對我說：「媽咪，我愛妳。」達西，我也愛你。

1．你的孩子與自閉症光譜障礙

他踮著腳尖到處跑著，停不下來。他不會玩玩具，只會拿著玩具車在眼前滑過來、又滑過去。他著迷於自己在鏡子中的影像。喜歡音樂和跳舞的他會凝視著鏡中的自己，可是為什麼他從來不會想要跟我一起跳舞呢？

我的兒子十八個月大的時候，一位友人帶了她九個月大的小寶寶到我們家玩。我跟她的寶寶玩得很開心，兩人之間一直有互動，而那才讓我理解到，我跟我的小男孩之間完全不會那樣。

她跟我們之間有著好遠的距離，讓我們很難接近她。我們至少要喊她的名字六次，她才會有所反應，而且她常常會瞪著前方看到出神。我們將此歸咎於聽力問題，可是檢查結果卻非如此。

我是會參與所有小孩團體活動的一位全職媽媽，試著盡可能在社交上積極投入，可是我的小寶貝從出生到學步卻都不會與人互動。他常常大哭，別人有興趣的他都沒有興趣，而且不聽話，常常就只是自個兒埋頭玩著玩具或沙坑。

我以為原因可能就出在他太過聰明了，他可以記得每個人名／字母／數字，可以學新聞播報員說話和模仿出其他小朋友的個性。他說話像個大人，才兩歲大就會讀購物中心的標誌。或許是因為其他的小朋友不像他那麼聰明，所以他不想跟他們混在一塊？他就是愛坐下來跟媽媽說話，而不喜歡出去跟別人玩。

他對自己的名字沒有反應；他聽不懂我們對他說的話；他不管怎樣就是不說話。他會甩手；他不太與人眼神交流，而且他會逃離人群！他對待人如物品，會踩過人，還會爬到他們身上。他對開關還特別有興趣。

出門成了一場噩夢，而且她對其他小朋友喜歡的事物都不感興趣，像是去公園、海邊或朋友家……除了電視之外，沒有事情可以讓她興奮起來。

他可以自己乖乖待在家裡——我以為自己怎麼會這麼幸運，因為他可以坐上兩個小時做著相同的事……可是只要我們離家外出，並且（或者）一旁還有其他小朋友的話——要是被其他小朋友推擠，他就會變成一頭會咬人的怪物。不然就是，他會被其他小朋友的任意行動搞到發飆和受挫，開始吼叫、打人、踢人和推人。

以上是這樣一群人的心聲——他們為了自己心愛的孩子被診斷為自閉兒而讓生活被搞得天翻地覆。這些人代表了數目漸增的受到ASD影響的家庭。二〇〇七年的一份澳洲ASD盛行率的研究發現，在六歲至十二歲的年齡群組中，估計每一百六十人就有一個人罹患ASD，換言之，六歲到十二歲的澳洲孩子中有一萬名是自閉兒。（註一）

根據美國疾病控制與預防中心（Centers for Disease Control and Prevention，簡稱CDC）所公布的美國最新盛行率資料，顯示每六十八個孩童之中就有一個是自閉兒（或是每四十二個男孩中就有一人）。（註二）海外的研究則逐漸顯示平均盛行率約是百分之一，這也證實了ASD要比原本想的更加普遍。

你若是正在閱讀這本書，很可能你已經是或即將要加入這一個其實並不算是專屬的俱樂部，可能是因為你的孩子或是親近的人的孩子才剛被診斷出有ASD，也或許是你可能還沒有正式的診斷書，卻憂心自己的孩子可能是其中之一。不論是怎樣的情況，透過知道這個世上有許多人完全理解你正在經歷的一切，我們希望能為你帶來一些慰藉。澳洲自閉症社群是一個相互支持的大家庭，因此，儘管此刻的你或許感到自己孤零零的，可是我們可以保證你並不孤單。

在本章中，除了介紹自閉症與這個病症的一些症狀之外，我們還會說明ASD的診斷在近年來的發展，同時也會稍微談一下ASD的診斷會帶來的情緒衝擊。在下一章，我們會仔細說明兒童的診斷評估過程所涉及的步驟。儘管這不表示這些資訊可以取代你與評估孩子的人士的深刻討論，可是在當下的情緒激動時刻，你可能會難以理解對方所說的一切，而我們正是希望藉由本書為你填補一些不甚清楚之處。

本書必須提到一些專業術語；我們都以粗體字標示，並且再以比較簡單的方式加以解釋。書中也有詞彙表。一開始的時候，許多術語可能會令人生畏，但很快就會很熟悉。

自閉症是什麼？

自閉症是一種神經（大腦）失調的疾病，會影響孩子在嬰幼兒時期的正常發育。自閉症的症狀在嬰幼兒階段就會很明顯，可是有時候可能很隱晦到幾年之後才能診斷出來。自閉兒通常不會在外觀上跟其他的孩子有任何不同，而且到目前為止我們用血液檢驗或腦部掃描仍無法檢測出自閉症；正因如此，診斷自閉症的唯一方法就是觀察孩子的行為。

自閉症具有以下發展面向的差異和遲緩的特徵：

溝通

自閉兒會出現極大的溝通問題，而且無論是語言和非語言（如用手指指東西和微笑）的溝通都會受到影響；事實上，非語言溝通的缺陷是診斷上更形重要的徵兆。

自閉兒可能會不發一言、表達遲緩，或是言語生硬與重複。儘管他們可能能夠背誦出DVD光碟的一段話或者甚至是全部內容（此稱為**模仿言語**〔echolalia〕），可是卻無法回答像是「你叫什麼名字？」這種簡單的問題。一般而言，表達性語言和接受性語言都會受到影響，也就是說這些孩子對於理解別人的話和自己說話方面都有困難，正因如此，這也常常使得父母在一開始的時候會懷疑孩子可能聽不見。而能夠說話的孩子則會常常顛倒使用代名詞，比方說，他們可能會把「我」說成「你」。

有些孩子乍看下似乎已經發展出了說話技巧，然而仔細觀察的話，你就會發現他們的說話方式顯然很不尋常。譬如，他們可能會用比較像是「大學教授」才會使用的用字，可是內容就只是關注於有限的幾個主題。即便是語言表達良好的孩子，他們都有困難主動開啟和維持一段雙向的對話，更別說是要他們聊些自己不感興趣的話題了。

由於自閉兒缺乏這些能力，他們因而往往很難投入想像的扮演遊戲，像是搖哄洋娃娃睡覺或是玩「假」飛機。

社交互動

缺乏「社交和情感的互動交流」（意指親子之間一般會自然發展出的情感分享和交流）是自閉症的一個主要徵兆，但是這並不意味著你的孩子不想要跟你建立關係，他們只是還沒有發展出這方面的技能而已。

極幼小的自閉兒可能不會對人展示玩具，用手指向有興趣的物體，或是對你指給他看的東西不感興趣。這些**共享式注意力**（joint attention，詳細內容請參見第四九頁到第五四頁）的遲緩表現是自閉症的最早徵兆。有些自閉兒可能幾乎不與人有眼神接觸，可是並不是所有的自閉兒都是如此。

學齡前的自閉兒很少，甚至根本不會主動與你分享經驗：他們不會像其他的孩子一樣會大喊：「媽媽，看我！」在遊樂場上，即便旁邊有其他的孩子，他們通常就是獨自一人玩耍，而且可能會表現得好像其他孩子根本不存在一樣。即使是渴望友誼的一些自閉兒，他們通常也會因為無法掌握「社交規則」而很難交到朋友。

固定模式以及重複性（固著性）行為、興趣和活動

重複性或固著性行為可能會表現於聲音、文字（如前文提到的模仿言語）或是動作（甩手或

搖晃身體），以及一般所稱的**自我刺激行為**（self-stimulatory behaviours，或者簡稱「stims」）。雖然自我刺激行為咸認是無害的，但卻可能變得十分干擾而阻礙學習。

自閉兒同時慣常喜歡一成不變，並且可能會希望別人嚴格遵守常規，如就寢的例行規矩，甚至是到商店要行駛特定路線，要是其中出現些許更動的話，他們就會明顯變得心煩氣躁。他們玩耍的方式可能會很不尋常，如一定要把玩具火車排成筆直的一條線，或是不會發揮想像力，玩玩具卡車的時候就只會轉著它的輪子。大一點的孩子可能會過分著迷而只願意講某一個話題，像是恐龍或道路標誌，完全不理會旁人試圖轉移他的注意力的一切努力。

你或許聽過有人將上述的核心症狀稱為**三重障礙**（triad of impairments）；不過，我們現在逐漸認識到前面兩者（即溝通和社交互動的困難）之間息息相關，故而實在不應該把它們當成各自獨立的問題（下文有更多相關的討論）。

自閉症患者也經常表現出獨特的感官反應；例如，他們可能會被超級市場裡的噪音和燈光搞到煩躁，拒絕穿某些「會刮人發癢」的衣服，可是似乎卻又反常地不會察覺到疼痛。近年來，這些敏感現象已經納入了自閉症的新診斷標準之中，我們在第六章會更深入地談論這種感官問題。

自閉症簡史

自閉症的英文 autism 源自於希臘文 autos，意思是「自我」。以歷史記錄來看，如同思覺失調症（schizophrenia），自閉症一直存在於歷史之中，只是要到最近才對這兩種病症的症狀做出了適當的描述。在一九四三年，美國精神科醫師李歐・肯納（Leo Kanner）出版一份報告談論到十一位幼童，他們都出現包含了社交疏離與不尋常的興趣窄化等相似的症狀，他將之稱為「幼兒自閉症」（early infantile autism）。無獨有偶，一年之後，奧地利人漢斯・亞斯伯格（Hans Asperger）發表了關於一群相似的孩童的報告；在這份研究中，亞斯伯格發現有些小孩表面上有著正常的語言發展和智商。不過，由於亞斯伯格的研究成果並非是以英文發表，因此要等到一九八一年，當精神科醫師洛娜・溫（Lorna Wing）採用了亞斯伯格症候群來描述了亞斯柏格在約四十年前所談論的「高功能」孩童，他的貢獻才受到廣泛的認可。

自閉症在一九六〇年代曾經歷一段嚴峻時期，在當時被認為是肇因於不良教養方式的一種心理障礙。心理學家布魯諾・貝特罕（Bruno Bettelheim）創造了「冰箱媽媽」（refrigerator mother）一詞來描述那些漠不關心的冷淡母親，認為她們顯然「疏於」維繫與孩子之間的情感。就是這樣，父母親不僅需要面對令人震驚的診斷結果，同時也開始為了孩子的症狀而遭到不公平的指責！所幸我們生活在比較開明的時代，自閉症現在被視為是一種深受遺傳因素影響的大腦發展障礙；若是以嚴格的用字考量，即使不能用「可治癒」來加以描述，但是自閉症絕對是可以透過教育與醫療介入而好轉的，有時甚至會顯著改善。

何謂ASD？

上述說明要是已經解釋了什麼是自閉症的話，那麼什麼又是ASD呢？縱然大多數的專業人士早在多年前就開始採用**自閉症光譜障礙**，又稱ASD，來作為非正式的診斷，但是卻要等到二〇一三年才正式獲得認可，這是因為儘管社交與溝通發展遲緩，以及狹隘與重複的興趣是所有的自閉症患者的共同徵狀，可是這些問題的嚴重程度和對個人生活所造成的影響卻可能極為不同，故而這個診斷的名稱就意味著它是一個光譜。

有些自閉兒會避免與人眼神接觸，可是有些自閉兒卻會向他人微笑和擁抱。有些自閉兒有學習障礙，可是有些在班上出類拔萃。有些自閉兒一輩子都不會開口說話，而有些則是展現出令人嘖嘖稱奇的字彙能力。有些自閉兒會甩手和搖晃身體，但是有些則可以融入學校生活而看不出任何病徵。不過，這些孩子的共通點就是都有一種與眾不同的思考方式，而就是這樣的思考方式讓他們行使日常的社交與溝通任務變得極為困難。

整體而言，你會注意到被診斷為自閉兒的男孩人數要多於女孩；端視查看的研究而定，比例約是四：一或五：一。

描述在自閉症光譜之內的病患時，我們有時也會用**高功能**和**低功能**（low-functioning）的術語。儘管這兩個術語並沒有清楚的定義，可是低功能自閉症一般是用來描述有重度**智能障礙**（intellectual disability，意指低智商）的個人，而高功能自閉症則是泛指擁有接近正常或高於一般智商的人。

低功能自閉兒通常會有比較嚴重的症狀，在語言和學習方面苦苦掙扎，故而邁向獨立的道路一般而言比較崎嶇難行，受到病症嚴重影響的人可能會永遠無法發展功能性語言能力，在長大成人之後都需要旁人的協助。

不過，即使是落於光譜較輕微一端的孩子，他們同樣有著自身的挑戰，畢竟高智商並無法消弭嚴重的社會障礙。不幸的是，由於這些孩子看起來跟同儕並無不同，經常發生的情況就是幾乎沒有人會理解到他們的社交問題而導致嚴重的焦慮和壓力，誠如英國重量級自閉症專家派翠西亞・霍林（Patricia Howlin）所言：「由於看起來幾乎『正常』，這樣的孩子因而會一直被迫要『順應融入』，可是一個能力較弱的自閉兒就絕對不會被如此要求。」（註三）

不論是在自閉症光譜的哪一端，自閉兒都需要比正常的孩子更多的協助與支持才能夠順利成長。

解說診斷標準——我們對自閉症的認知不斷改變，這也表示自閉症的診斷同時一直在改變

前面就已經提過，自從美國精神醫學學會（American Psychiatric Association）於二〇一三年出版了 DSM-5 之後，ASD 現在已經是一種「官方」診斷，而這部修訂版已是大部分專業人士用

來診斷該病症的官方手冊。*先前的《精神疾病診斷與統計手冊》（文本修訂第四版，以下簡稱DSM-IV）是在一九九四年出版的完整手冊，但是這個版本也算是很久之後才做了修訂，畢竟若是從歷史來思考的話，早在一九四三年就診斷出了第一起自閉症病例。

DSM-5 納入了所有以行為來定義的病症（總計有數百種之多），因此包括了憂鬱和焦慮等精神健康以及發展障礙的診斷。然而，就新的修訂手冊所做出的更動而言，影響到自閉症診斷的部分可以說是最為激進，故而也最備受爭議。以下〈表一〉和〈表二〉概述了所有的更動。

表一：DSM-IV 之中的自閉症——一九九四年到二〇一三年（註四）

自閉症被歸類為廣泛性發展障礙（pervasive developmental disorder，簡稱 PDD）。PDD 共分五種，包括自閉症、亞斯伯格症、未分類的廣泛性發展障礙（簡稱 PDD-NOS）、兒童期崩解症（childhood disintegrative disorder）以及雷特氏症（Rett's

*《國際疾病分 表》（*International Classification of Diseases*, ICD-10）是另外一本診斷手冊，只是在澳洲比較不常使用。這本手冊的自閉症診斷與DSM-IV極為 似。

disorder），其中有三種屬於自閉症光譜障礙的範疇。

自閉障礙或「典型」自閉症。要為孩童做出自閉障礙的診斷，該孩童必須要在下列三個障礙領域表現出六項或六項以上的徵狀（至少在第一個領域有兩項，以及第二個和第三個領域各一項），並且是在三歲前就出現徵狀。

1. 社交互動障礙：無法善用眼神和手勢等非語言行為；未能建立符合發育階段的同儕關係；不會主動與人分享快樂和興趣；缺乏社交和情感的互動交流。
2. 溝通障礙：語言發展遲緩或全無發展；有足夠的個人語言能力但是無法開啟和維持與人交談的能力；語言的固著與重複使用情況；缺乏投入多樣、自發的假扮遊戲的能力。
3. 重複且固著的行為模式：沉溺於固著狹窄模式的興趣；死守著固定模式或例行活動；固著且重複的呆板動作（如甩手或甩手指）；持續沉溺於專注物體的零件。

亞斯伯格症。診斷標準與上述病症相似，不過若要判定孩童罹患了亞斯伯格症，該孩童在臨床上必須在語言方面（例如，兩歲時會說單字，到了三歲懂得用短語溝通）或認知發展方面（即適齡的非社會發展）沒有出現明顯的遲緩現象。

廣泛性發展障礙——就未分類的廣泛性發展障礙（或稱「非典型自閉症」）來說，

判定孩童是否罹患 PDD-NOS 時，該孩童必須出現社交互動、溝通與行為方面的障礙，但是其本身徵狀的嚴重性或徵狀數目尚未符合自閉症或亞斯伯格症的診斷標準。

表二：DSM-5 重新定義的自閉症——二〇一三年（註五）

此版手冊把自閉症、亞斯伯格症、兒童期崩解症與 PDD-NOS 合併成單一診斷：自閉症光譜障礙（ASD）。現今的基因測試已經可以診斷出雷特氏症，故 DSM-5 已將其刪除。

針對 ASD 的診斷，DSM-IV 的三重障礙更動成兩種：

1. 社交／溝通缺陷，包括：社交與情感互動交流方面的缺陷；非語言溝通方面的缺陷；建立並維持符合發育階段的關係方面的缺陷。上述三方面的缺陷表現在診斷上是缺一不可。
2. 固定的興趣與重複性行為，包括：固著或重複性的言語、動作或使用物件的方式；過度堅持例行活動、固定行為模式或是拒絕改變；狹窄的固定興趣；對於感官收受有著過少或過度的反應（此為新增項目）。上述的缺陷至少表現出兩項。

整體而言，徵狀數目已經從十二項簡化至七項，而語言發展遲緩並非是 ASD 所特有的病徵，故已刪除。

這些徵狀必須在幼兒時期就已經出現（即使可能要等到社交需求超過孩童能力的時候才會完全顯現出來），而且必須已經局限和損害到孩子的日常生活運作。

為了更完善地捕捉這個病症的「光譜」本質，新版手冊為 ASD 的嚴重程度建立了新的診斷標準：第三級（需要極大的協助）、第二級（需要大量的協助）以及第一級（需要協助）。同時出現病症的排除標準也從中刪除了，這意味著孩童可以獲得一種以上的診斷，如同時患有 ASD 與注意力不足過動症（attention deficit hyperactivity disorder，簡稱 ADHD）。

社交溝通障礙（social communication disorder）是新納入的診斷，針對的是只出現社交溝通問題但無重複固著行為的孩童。想要取得完整的診斷標準，請參見網站 www.psychiatry.org/，並可點擊連結取得 DSM-5。

可是這些更動為何會引發爭議呢？

首先是亞斯伯格症不再是一項診斷的問題，對於有亞斯伯格病徵的許多強烈認同自己是「亞症患者」的人來說，這讓他們產生了焦慮（我們在第二五四頁會與東尼．艾伍德教授〔Professor Tony Attwood〕討論這一點）。

徵狀比較輕微的孩童的父母們也擔心，先前能夠被診斷為亞斯伯格症或是 PDD-NOS，可是依據 DSM-5，他們的小孩就不再符合新的比較嚴格的 ASD 標準，這樣一來會無法取得政府的資助與服務。

有些研究人員發現，符合 DSM-IV 的 ASD 診斷的一些孩童卻不再符合 DSM-5 的標準。至於受到這些更動的主要衝擊的，並不是先前會被診斷為亞斯伯格症的人，反而是先前可能會得到 PDD-NOS 診斷的孩子們。（註六、註七）在 DSM-5 的新標準之下，這些孩童之中有許多人可能獲得的是社交溝通障礙的新診斷。不過，美國精神醫學學會的發現卻非如此，該學會親自檢測了近三百位孩童，發現絕大部分以 DSM-IV 的標準診斷為廣泛性發展障礙的孩童，在 DSM-5 的標準之下也會符合 ASD 的診斷。（註八）正因如此，或許還要一段時間，我們才能評判診斷標準的更動所造成的全面影響。

值得注意的是這些更動並不會溯及既往。在 DSM-IV 之下，倘若你的孩子已經得到亞斯伯格症或是 PDD-NOS 的診斷，即使現在有了新的診斷系統，他們的診斷將保持不變，仍然有資格獲取政府的福利。

假設你的孩子被診斷為社交溝通障礙，而DSM-5將此列在語言障礙的範疇，這會造成怎樣的情況呢？這麼說吧，一方面是可以當成好消息，表示你的孩子沒有ASD的所有症狀，可是另一方面卻有資助金的問題。在現階段中，我們並不知道政府是否會提供資助，就算有的話，也不清楚這些得到新診斷的孩子會得到什麼樣的資助。有社交溝通障礙的孩子仍舊需要協助，如此才能在社交和學業上順利無礙，而這些診斷標準的更動似乎不應該讓他們反而處於劣勢才算公平。

儘管有些問題現在還有待商榷，但是總體而言，有許多專業人士都支持DSM-5的更動。重量級專家雪兒・迪薩納雅克（Cheryl Dissanayake）是澳洲拉籌博大學（La Trobe University）的奧爾加・特尼遜自閉症研究中心（Olga Tennison Autism Research Centre, OTARC）的副教授，她對此提出了解釋：

在特尼遜自閉症研究中心，我們相信DSM-5所建議的診斷標準比DSM-IV更能夠反映出當前對於ASD的認識。研究已經顯示，DSM-IV中的自閉症、亞斯伯格症與廣泛性發展障礙等子類別的病徵和風險因素，其實更趨於相似而非不同，而這為刪除這些子類別的做法提出了辯護。此外，個人的臨床表現也可能會隨著時間而改變；三歲時符合自閉症標準的個人，到了七歲時呈現的卻可能是亞斯伯格症。

使用DSM-5可能能夠「簡化」診斷程序，臨床醫師不再需要判定孩童有哪一種特定子類別的自閉症，這麼一來就可能能夠及時做出診斷，並且提高診斷的可靠度。

ASD的診斷會同時表明徵狀的嚴重程度，並且考量到孩童的相關語言和認知能力。將社交和溝通技巧統整為一個類別，並且刪除口語溝通的關聯，這樣的建議標準就比較不會聚焦於孩童語言能力發展的時程和語言發展的程度，轉而關注孩童開啟和維繫社交互動的溝通方式，也就是ASD的特徵。這個更動會讓沒有出現語言發展遲緩現象的孩童能夠較早獲得診斷，就如同許多目前符合亞斯伯格症標準的病例，他們一般都比表現出語言發展遲緩的孩童更晚被診斷出來。

最後，現在並沒有證據顯示應該要依據ASD的「子類別」來倡導介入治療的類型，故而在改用DSM-5之後，我們就沒有什麼理由對接受介入治療抱持質疑的預期心理了。

臨床研究指出，規畫治療的目標與策略應該要以個別孩童強項和弱項的狀況為依歸，而不是孩童具有的特定診斷標籤。

然而，讓特尼遜自閉症研究中心的我們感到擔憂的是，新的「社交溝通障礙」類別並沒有治療準則或法規。

從研究與臨床的觀點來看，我們也擔憂歐洲的分類系統（即世界衛生組織的《國際疾病分類表》）可能會保留當前對於PDD的診斷定義，如此一來，就會讓這些病症在世界各地出現極為不同的概念和定義。不過，這些主要是來自研究者而不是家長的擔憂。

誠如預期，分類系統的任何重大改變都存在著風險，因此就需要政策制定者和科學社群一同謹慎監督和處理，以便確保落實並推動最佳的臨床實踐和研究。

面對恐懼

我的孩子是不是有 ASD？

這是最艱難的問題，而你會聽到這本書裡的所有父母到了某個階段都必須這麼捫心自問，而就他們的情況來說，總是會得到「是的」的答案。儘管我們預期這本書的大部分讀者都會在閱讀過程中以某種方式得到相同的結論，可是有些人的歷程可能會比其他人來得顛簸一些。我們因此覺得很重要的就是在此談一下接受你的孩子有 ASD 所帶來的情感性影響。

烏塔・弗里斯（Uta Frith）在著作《解釋自閉症之謎》（*Autism, Explaining the Enigma*）中，援引了自閉兒的母親安・洛維爾（Anne Lovell）的一段話：

> 幼兒自閉症最最殘酷的面向之一，我認為就是父母親要很慢才會明白自己的孩子有問題。（註九）

有著這樣的說法：「自閉症是不會在產房裡宣稱自己來報到的。」跟其他人一樣，自閉兒的父母會歡慶看起來健康的寶寶的降臨，並且開始著手一般計畫和夢想著孩子的未來。然而，漸漸地，甚至是十分緩慢地，他們有一天會猛然驚覺到孩子有些不太對勁兒。面對著這樣的情形，還要放下那些珍視的希望與夢想，那可是說不出來的難受啊。

讓情況更複雜的是，我們若是真的有想過自閉症的話，自閉兒鮮少會吻合我們腦海裡有關自閉症的印象。

我希望自己早已知道每個自閉兒表現出的徵狀都不一樣。有個朋友的小男孩被診斷有自閉症，但是他跟我的兒子卻相當不同。她的男孩不會說話，而且完全不會與他人有眼神接觸。儘管我知道我的兒子有些不對勁兒，可是我就是沒有想到可能會是自閉症，原因就在於他不只會說一些字彙，還會看著我微笑。

遇到了這樣的情況，每個人的回應方式都不盡相同。有些母親會自行「診斷」自己的孩子，然後去找專業人士加以確認。有些人則是試圖不去理會這些可怕的想法，一直到有人（朋友或是家人，甚至是不經意出現的善心陌生人）幫助他們面對自己的恐懼。還有一些父母則是由專業人士告知，可是儘管得知自己的孩子有ASD，他們卻拒絕相信，反而是另尋第二意見，甚至是第三意見。

在取得正式評估報告的陰鬱黑暗的期間，我找了好幾位小兒科醫師，只期盼有人可以給我們不同的意見，卻是一無所獲。

有些時候，配偶一方可以接受，而另外一方則仍不願意相信，進而造成了家庭的緊張局面。真的是沒有一定的經驗法則。

不對，不是這樣的，其實有著一個經驗法則……

幾乎舉世皆是如此，那就是所有的父母都會同意，若是必然要知道自己的孩子有ASD的話，那麼就要越早知道越好。繼續閱讀之後的章節，你會更了解為何盡早讓孩子取得診斷並開始接受早期介入治療是很重要的事。然而，就讓我們在此暫且僅與你們分享一些父母回顧孩子接受診斷的那些時日中的想法、沉思和願望。

我真希望自己當初不是一味否認，並且沒有把他不會說話的情況歸咎於他的奶嘴。我驚慌失措到不敢去想，或許是我們盼望了這麼久的心愛寶貝出了什麼問題。我真的應該要多想一下，為什麼不同的三個幫我的孩子看診的人都提到了自閉症（當時的我聽到後就怒火中燒）。要是當時的我知道自閉症的徵狀就好了；當他的診斷確定之後，我才真的在他身上看到了那些徵狀，並且不再懷疑那些徵狀就是在描述我的兒子。

我在筋疲力盡的狀況下多次拜訪居住社區的健康中心。他被貼上了「不乖」的標籤，並且建議我去上一堂育兒課程。我很遺憾他曾被歸類是頑皮的小孩，因為在他四歲獲得診斷之前，人們就是那樣對待他的。我偶然在一份週末版報紙上讀到了一篇關於亞斯伯格症的文章，剛好同時他的學前班的一位新老師建議他去接受語言治療。那可以說是我和我兒子生命中最棒的一天。

我很後悔浪費了一年的時間聆聽那些醫師的話，他們就只會不停地告訴我，我的兒子只是「發育慢」但是一定會「趕上」的。我應該在一發現有問題的時候，就安排他接受完整的評估。

當我們的兒子長到二十個月大左右，他卻一句話都不會說，我們就開始擔心他的發育情況。最讓我懊悔的是，我們沒有因為這些憂慮而早一點處理。有許多人一直提說：「我知道某某人一直到五歲的時候才會說話，可是長大後完全沒事」；或是「他有他自己的發育速度，讓他自行發展吧」。而我從這一切說法所了解到訊息卻是，一切都是身為愛干涉且神經質年長母親的我的錯，可是事後證明我的擔憂完全無誤。

當你的孩子被診斷罹患自閉症的時候，活在否認之中是很危險的。你需要設法克服一開始的震驚和絕望，並要開始行動，如此才能掌握改善他們未來的真正機會。

沒有人會期待你該覺得這是易如反掌的事。這可能會是你一生中所必須面對的最艱難的任務，而且你還會經歷無數的傷痛。

身為自閉兒的父母，請容許自己有兩年的時間在情感上逐漸接受孩子的診斷結果，走過對孩子的「希望和夢想」感到「失落」的悲傷階段，進而接受孩子的真正模樣。務必要善待自己，並且找到可以讓自己安心的互助團體或是給予支持的人。

因此，一方面要接受自己的這些情感，另一方面則要承認這樣的事實，那就是ASD並不會因為你不理會就憑空消失，而且遺憾的是，要是沒有正確的協助，情況大概會更不樂觀。你若是能夠越早接受自己的孩子有問題，就可以越早開始介入治療，這不僅會幫助（甚至是改變）你的孩子，而且重要的是，這也能夠讓你的家庭重獲一些希望和平和。

1. Australian Advisory Board on Autism Spectrum Disorders. (2007). The prevalence of autism in Australia. Can it be established from existing data? Overview and Report www.autismaus.com.au/aca/pdfs/PrevalenceReport.pdf. (Accessed 21 August 2012).
2. Autism and Developmental Disabilities Monitoring Network Surveillance Year 2010 Principal Investigators (2014) Prevalence of Autism Spectrum Disorder Among Children Aged 8 Years - Autism and Developmental Disabilities Monitoring Network, 11 Sites, United States, 2010 Morbidity and Mortality Weekly Report Surveillance Summaries, 63,1-21.
3. Howlin P. (1998). Practitioner review: psychological and educational treatments for autism. Journal of Child Psychology and Psychiatry, 39, 3, 307-322.
4. American Psychiatric Association. (2000). Diagnostic and Statistical Manual of Mental Disorders, Fourth Edition, Text Revision (DSM-IV-TR®), Washington DC: American Psychiatric Association.
5. American Psychiatric Association. (2012) Diagnostic and Statistical Manual of Mental Disorders, 5th Edition (DSM-5) Development, Washington DC: American Psychiatric Association. www.dsm5.org/Pages/Default.aspx. (Accessed 21 August 2012).
6. Gibbs V, Aldridge F, Chandler F, et a|.(2012).Brief Report: An exploratory study comparing diagnostic outcomes for Autism Spectrum Disorders under DSM-IV-TR with the proposed DSM-5 revision. Journal of Autism and Developmental Disorders 42, 1750-1756.
7. Huerta M, Bishop SL, Duncan A, et a1. (2012). Application of DSM-5 criteria for autism spectrum disorder to three samples of children with DSM-IV diagnoses of pervasive developmental disorders. American Journal of Psychiatry, 169, 1056-1064.
8. Dawson G. (2012) Findings from DSM-5 Field Testing. Autism Speaks. www.autismspeaks.org/science/science-news/findings-dsm-5-field-testing. (Accessed 3 December 2012)
9. Frith U. (2003) Autism: Explaining the Enigma, 2nd Ed, Malden, MA: Blackwell Publishing.

2．診斷程序

診斷並不會改變他，他仍是你走進這扇門時的那一個心愛的孩子。

羅萍．楊博士（Dr Robyn Young）

我們會在這一章多談論一些關於孩童發展的事，自閉症是在哪方面似乎出了差錯，以及解釋有關診斷和評估的一些具體細節。我們知道你們很多人可能都至少經歷過部分的過程，但是我們覺得，對於孩子經歷過或即將接受的一連串測試評估，了解程序背後的根本原理還是會讓人受益良多。

以下跡象是可能罹患 ASD 的警告信號：

- 到了十二月大還不會牙牙學語、用手指東西或做出其他手勢（如揮手）
- 沒有展現與別人分享東西或一起活動的興趣
- 到了十六月大還不會說單一字彙，或是到了二十四月大還不會說兩個字（非仿說）的短語
- 無論年齡多大都沒有展現語言或社交技能

倘若你的孩子符合以上任何一項描述的跡象，而且你都還沒有採取行動的話，你應該立刻去找醫師並尋求轉診讓小孩接受發展評估。你要是擔心醫師不把你的擔憂當一回事的話，請順便帶一份警告信號記錄作為證據。即便你的孩子最後診斷並沒有罹患 ASD，或者甚至是不符合新增的社交溝通障礙的診斷標準，他們可能是有其他的發展問題（例如語言障礙）。無論如何，在孩子接受專業人士的全面評估之後，你都會好過一些。

在出生後的第一年，寶寶往往不會表現出明顯 ASD 的跡象，大約都要等到十五個月或十八個月大的時候，大部分的父母通常才會因為孩子的語言能力沒有發展而開始擔心。然而，如同羅萍·楊在以下的說明，出現共享式注意力缺陷的時間實際上可能要來得更早。一般滿週歲的寶寶會追視父母親的目光或是指引（例如，父母親指著天空的一架飛機給寶寶看），也會透過目光來回遊走在自己感興趣的物件和想要分享的人之間來表現自己的快樂，可是在自閉兒的身上，這樣的行為卻往往看不到，不然就是很少出現。其他的早期跡象包括不會回應別人叫自己的名字，或是別人的微笑（通常有人對寶寶說話、唱歌或微笑的時候，寶寶都會微笑回應）。當然，你必須要實際地觀察才會發現寶寶缺乏這些行為。如果這是你的第一個寶寶，而寶寶似乎能做其他事情（坐起來、走路等等），你很可能就不會注意到這些行為上的缺陷。

在自閉兒之中，大約有百分之二十五到百分之三十的孩子會在十五個月到兩歲左右出現退化現象。父母親通常會注意到的是孩子不再說話的情況，可是有些孩子也會同時不再用手指東西和揮手，而且會開始避免與人眼神接觸。不過，在這樣的退化現象之前，孩子常常已經顯現出極細微的ASD的社交跡象（例如，一味目不轉睛地注視物體），只是父母親在那個時候可能不覺得有什麼異常之處。

除了語言和社會發展之外，自閉兒在其他方面的發展也會出現遲緩的情況：他們可能不會畫畫、不會拼拼圖或是不會自己進食和穿衣服。可能有些孩子是有**智能障礙**，但是在有些情況下，實際上是因為自閉症而使得孩子不再學習新事物。這些孩子往往無法像一般孩子一樣，能夠透過觀察和模仿來學習新技能。

自閉症的早期跡象

許多孩子是在兩歲到四歲之間被確診有ASD，可是一旦回首過去，他們的父母通常會意識到孩子身上早就出現了細微的自閉症徵狀。根據自閉兒的家庭錄影帶和自閉兒的「高危險群」的年幼手足的相關研究，許多後來出現ASD的孩子都可能早已表現出徵兆，甚至要早於十二個月大之前。當前的國際研究都聚焦在自閉症的早期徵兆，而這終究應該要讓自閉兒能夠更早獲得診斷和治療，並且有希望因此而有更好的成效。澳洲在這一方面的重量級研究人員之一就是羅萍・楊。

楊博士是南澳州福林德斯大學（Flinders University）心理學學院的副教授，也是該校早期介入研究學程的主任。她和同僚發開出了有效且經過驗證的一套「嬰幼兒自閉症檢測」（Autism

Detection in Early Childhood，簡稱ADEC），透過這套篩檢工具，孩童在十二個月大左右就可以被識別出是否有自閉症和自閉傾向。楊博士很親切地同意為我們總結一下自閉症早期徵兆的研究：

雖然我們現在認清了早期介入對於自閉兒是很重要的，但是這樣的介入有賴於我們識別出這種病症的早期徵狀與後續診斷。目前，我們對於自閉症的了解往往著重於要到童年晚期才會顯現的行為，包含了語言發展遲緩、欠缺社交技能以及固著慣性的行為表現。這些行為仍舊是當前大部分的自閉症診斷工具的焦點所在，故而也深深影響著我們對於這種病症的想法。

很少人注意到行為差異或異常可能早已出現，而且甚至可能會導致這些發展困難。正因如此，近來的研究開始聚焦於這些早期的行為特徵，而其中有大部分都是與共享式注意力行為有關，是早在六個月大到嬰兒前期階段就可以發現孩子缺乏了這樣的注意力。具體的例子如下：

- 有人叫自己的名字時不會轉向回應
- 目光不會從感興趣的物件轉移到另外一個人的臉上
- 對他人不感興趣
- 缺乏眼神接觸
- 回避他人的眼神

- 追視他人的指示和目光的能力降低
- 缺乏向人展示和指示的行為

人們也發現年幼的自閉兒通常不會回應他人的情緒表情，而這意味著缺乏情感共鳴。表現可能如下：

- 情緒變少
- 表現得過於平靜
- 無法展現正常的臉部表情
- 無法回應他人的社交線索（如回應微笑）
- 反覆且漫無目的地使用物件（如把玩具排成一直線或是旋轉輪子）
- 依戀特定物件（如經常帶著某一個玩具或是無生命的物體）

證據顯示大部分的自閉兒也會很早就在發展上出現感覺異常的情形，DSM-5 正是因此而將這些情形納入其中。包括：

- 聲音反應異常或似乎聽不到聲音

- 會往嘴裡塞滿過多的東西
- 味覺、嗅覺和觸覺的過度敏感
- 注視著手或手指的動作
- 對於不重要的細節感到興趣
- 盯著東西看
- 會以不尋常的角度來看東西
- 對於疼痛、冷或熱無感或是過度敏感

為年紀稍長的孩童所進行的介入療程通常會聚焦在解決衍生缺陷，如語言發展遲緩和社交問題。如果我們能夠早一點診斷出自閉症，我們或許能夠透過早期介入來防止某些衍生缺陷的發展，讓這些孩童有比較好的生命起跑點。若能在年幼時就鑑定出自閉症，家庭成員也可以開始慢慢接受診斷結果，更早獲得支持協助。

嬰幼兒自閉症檢測只是一些自閉症的專門篩檢量表中的一種，儘管並非十全十美，但是可以協助我們檢測 ASD，並且有助於把 ASD 和其他發展遲緩的因素加以區分出來。

學步期自閉症檢核表（Checklist for Autism in Toddlers，以下簡稱 CHAT）是由英國發展出來的另一種篩檢量表，醫師可用來為約十八個月大的孩童進行檢測，透過一連串的家長問卷和對孩童進行直接觀察，以便檢測孩子的模仿、假扮遊戲和共享式注意力的能力。如果不只是一些CHAT的檢測項目沒有通過的話，那就表示孩童罹患ASD的機率很高，因此會建議轉診接受進一步的評估。不過，CHAT並無法篩檢出所有之後會被診斷出有ASD的孩童。

改良版兒童自閉症檢核表（Modified Checklist for Autism in Children，以下簡稱M-CHAT）是CHAT的美國擴充版，其設計來檢測十六個月到三十個月大的孩童。量表包含了二十三道問題，問題形式採是非題。你可以在第一徵兆（First Signs）的網站取得M-CHAT，網站上有數種不同的語言版本可供選擇。儘管沒有通過M-CHAT檢測的孩童並不表示之後都會被診斷出有ASD，但是沒有通過檢測意味著你的孩子必然需要接受進一步的評估。

第一徵兆網站致力推動有發展遲緩與障礙的兒童的早期檢測和介入治療，網址為www.firstsigns.org。

隨著我們對於ASD的認識漸增，孩童就越來越有可能在早期就被診斷出自閉症。ASD有時可在孩子十八個月大時就檢測出來，等到兩歲的時候，再由經驗豐富的專業人士確定診斷就會被認定是相當可靠的結果了（遺憾的是，許多孩童都要到更年長的時候才會接受診斷）。

如果對診斷結果存有任何疑慮的話，小兒科醫師可能會轉介孩子接受進一步的專門檢測，也可能是給予一份「臨時」診斷，或者有時會建議一段「觀察等待期」。倘若「觀察等待期」是醫師的建議，千萬別以為一切都沒有問題，務必要讓孩子定期（每三個月）重新接受評估，並且密切關注是否出現了需要提報的新徵狀。小兒科醫師可能會建議你，無論如何都要讓孩子開始接受一般的早期介入療程，這是因為即使後來證實孩子並沒有ASD，他們也不太可能會因為療程而受到傷害（反而極可能是獲得益處）。

至於顯然有著「正常」語言和學習能力的高功能自閉兒，他們的問題可能就要等到置身於有較大社交需求的校園生活時才會被注意到。在DSM-IV的標準之下，許多這樣的孩子都會被診斷患有亞斯伯格症。

現在已經有可靠的篩檢工具來檢測這些沒有語言發展遲緩的孩童，包括了自閉症光譜篩檢問卷（Autism Spectrum Screening Questionnaire）、兒童自閉症評量表（Autism Spectrum Rating Scale）及澳洲亞斯伯格症評量表（Australian Scale for Asperger's syndrome）。

這些工具與嬰幼兒時期的篩檢工具相當不同，更著重於社交或對話的問題和固定狹窄的興趣，故而適合檢測四歲以上的孩童。

英國國家兒童自閉症計畫（British National Autism Plan for Children）也建立了一份特徵表，可用來區分出已屆就學年齡的高功能自閉兒（請參見表一）。這份表單的建立主要是為了教師和醫療中心，可是對家長也有助益。誠如所見，表列的許多徵兆都相當細微而很容易就被認為是「不良行為」。如果表列的一些特徵讓你想起了自己的孩子，請帶小孩接受進一步的檢測，畢竟一份正式診斷書起碼可以讓他們在學校獲得更多的協助和理解。

表一：小學學齡兒童的 ASD 警示特徵

1. 溝通障礙

- 語言發展異常，包含沉默不語或是發出奇特或不宜的聲調*
- 執意的模仿言語
- 長達三年以上的時間用「你」、「他」或「她」來稱呼自己
- 使用超乎兒童年齡或社會群體的不尋常詞彙
- 溝通時使用的語言有限，或是往往只在特定話題上暢所欲言

2. 社交障礙

- 無法參與其他兒童的遊戲，或是在共同遊戲時有不適宜的舉動（可能表現出挑釁

*例如，說話時聲音單調呆板、重複單詞和短語

或破壞性行為）

- 不諳教室的「規範」（批評老師；明顯不願意配合教室活動；無法欣賞或跟隨如同儕的衣著、談吐或是興趣等當下潮流）
- 受到社交或其他的刺激時很容易不知所措
- 無法正常地與成人建立關係（過於強烈或根本不存在）
- 個人空間受到侵犯時會有極端反應，並且極端抗拒被人「催促」

3. 興趣、活動與行為的障礙

- 儘管經常會獨自一個人扮演起某些想像的情境（如拷貝自錄影帶和卡通的情節），但是欠缺彈性、合作與想像性的遊戲與創造力
- 在無特定結構的空間裡會不知如何自理（故而會出現如緊挨著操場或大廳的外緣的行為）
- 無法應付會變動或是無組織的情境，即使是其他孩子喜歡的情境也是如此（如學校旅遊、老師不在場時候等等）

其他因素：具有不尋常的技能與障礙（例如，社交與動作技能發展得非常不好，但是基本知

識、閱讀或是字彙方面的發展卻又優於實際年齡或心理年齡的表現）。其他怪異行為的跡象（包括對於感官刺激有著不尋常的回應）；對於動作有著不尋常回應，以及任何喪失技能的重大病史。

診斷與評估——涉及的人事物

診斷程序在各個國家、各州與地區之間都不盡相同，因此我們在本章節所談論的是一般概要。

在澳洲，包括了（由州政府資助的）專門評估服務、州立自閉症協會，以及在民營機構任職的小兒科醫師、兒童精神科醫師和心理師等等，這一類機構都可以提供ASD的診斷與評估。政府資助的診斷評估通常是由一支跨領域團隊來執行，團隊成員會包括一位心理師、一位醫師（小兒科醫師或兒童精神科醫師）以及一位言語病理師，而在某些情況下還會有一位職能治療師和（或）一位社工人員，這些跨領域的多重評估可能是在幾天之內進行數次會診來一一完成。

倘若你的孩子疑似罹患ASD的話，你應該盡快安排孩子接受評估，因為候診時間可能會很長，尤其是某些政府資助的服務單位更是如此。如果你發現自己所在區域的候診時間實在是漫長到難以接受（超過幾個月的時間），我們大力推薦你尋求私人評估。雖然可能需要自行付費，但是孩子愈早取得正式的診斷就愈早符合資格，得以申請HCWA或是NDIS的早期介入補助金，以及其他形式的政府援助，如自閉症專屬的公共醫療保險項目和照顧者津貼或福利金。

若是要看私人專科醫師（小兒科醫師或兒童精神科醫師），你需要由家庭醫師轉診。如果專科醫師診斷出 ASD，他們接著即可申請特殊的公共醫療保險項目（110），如此即可轉介接受其他專業人士的進一步評估。這些評估通常是由心理師（發展／認知測試）和言語病理師（溝通測試）來執行，不過可能也會諮詢聽力檢查師（聽覺專家）、職能治療師、驗光師和理療師。公共醫療保險共計可申請四項診斷評估。

在紐西蘭，尋求自閉症評估的一般程序是透過家庭醫師轉診到合適的專家。自閉症診斷服務是免費提供給兒童和青少年及某些成人（智能障礙人士）。私人診所也能夠提供轉診後的診斷服務，而且通常會接受自我轉診的患者，但是這會是個昂貴的選擇。

一份診斷評估書可能會涵括以下一些或是全部的評估內容：

專科醫學評估

小兒科醫師或是兒童精神科醫師會檢查你的孩子，對方會進行評估，而且大概會建議或安排進一步的醫療檢測。在這個階段，這些醫師可能會給你一份診斷書，也可能會把你的孩子轉診接受進一步的專科醫師的評估和診斷。醫師會建議進行一些醫療檢測，以便確保孩子沒有可以解釋身上症狀的其他病症（請參見表二）。

表二：一些醫療檢查

測試	檢查項目	檢查的必要性
體檢和病史	醫師會測量你的孩子的身高、體重和頭圍，並且會做神經檢查。 醫生可能會問及飲食、排便和排尿功能、睡眠習慣和潛在癲癇發作的問題。	這是為了尋找可以解釋你的孩子的症狀的其他可能病症的身體徵狀，如結節性硬化症或是X染色體脆折症，並且識別出是否有其他需要觀察和治療的醫療問題。
聽力檢查	先做例行檢查，若有任何疑慮的話，會進行進一步的聽力檢視。	這是為了排除因為聽力喪失所引發的語言發展遲緩。即便是輕度到中度的聽力喪失都會導致語言發展出現問題。
視力檢查	體格檢查；重點所在就是要確保眼睛的結構和運動是正常的。	這是為了探究是否因為視力問題才導致如異常的眼神接觸和視覺的自我刺激行為等症狀。
基因檢測（染色體分析和去氧核醣核酸〔DNA〕測試）	驗血	這是為了檢驗出可能的遺傳性疾病，如X染色體脆折症和（或）雷特氏症。
全血細胞計數；鐵、葉酸和維生素B12的濃度	驗血	這是為了檢查是否有營養不良的情況，尤其是你的孩子具有狹窄有限的飲食習慣。
鉛測試	驗血	這是為了檢驗是否有鉛中毒，特別是你的孩子會食入或口含非食物性的東西，如塵土或粉筆，或者是你居住的是有含鉛塗料的住家。

腦波圖（Electroencephalogram，簡稱 EEG）	這是測量腦電波來找出癲癇發作徵兆的檢查。你的孩子大概需要到大型醫院做檢驗。	這並非是建議的例行檢查項目，可是若是懷疑患有癲癇的話就可能有其必要（如你提報孩子有癲癇病史或是退化現象）。
甲狀腺功能檢查；肌酸激酶濃度；尿液代謝篩檢	驗血與驗尿。	這是可能會進行的檢驗，以便排除如甲狀腺功能低下或代謝疾病等病症而造成的症狀。

發展歷程和家族病史

專業人士會與你晤談，並記錄下家族病史與孩子的成長歷程，包含：孩子早期的成長里程碑、語言、社會發展以及遊戲的情況。理想的狀況是父母雙方都能夠參與晤談。在某些情況下，訪談人可能會使用半結構性訪談工具，如**自閉症診斷訪談量表**（*Autism Diagnostic Interview-Revised*，簡稱 ADI-R）或者是**社會和溝通行為障礙診斷訪談**（*Diagnostic Interview for Social and Communication Disorders*，簡稱 DISCO）。

雖然是不言而喻，但是還是要提醒你絕對要據實回答有關孩子的技能和發展的問題。儘管你可能會想「吹捧」孩子的能力，可是評估小組一定要知道孩子的確切概況，如此才能推薦合適的介入療程。

行為觀察

醫療保健的專業人士會觀察你的孩子並跟他互動，以便評估他在溝通、社交和玩遊戲方面的技能。由於環境的熟悉程度可能會影響到行為表現，因此最好是在一種以上的環境來觀察孩子：例如，孩童或許在家可以應對得宜，不過到了吵雜忙亂的育嬰中心或托兒所就會表現得比較差。小學學齡的兒童則應該是在學校裡進行觀察。

有些專業人士可能是使用標準化的觀察工具，如**自閉症診斷觀察量表**（*Autism Diagnostic Observation Schedule*，簡稱 ADOS），這份評估會為不同年齡和語言能力的兒童設定不同的任務，大約要進行四十五分鐘到六十分鐘。最新的**自閉症診斷觀察量表二版**（ADOS-2）納入了為十二個月到三十個月大的孩童所設計的新版學步兒模組，以及專為高口語能力的大齡孩童與成人所設計的模組。

嚴格來說，**兒童自閉症評量表**（*Childhood Autism Rating Scale*，簡稱 CARS）並不是一種診斷工具，可是也經常為人使用，是透過與一般兒童的行為的比較結果來評測孩童；如果孩童的得分高於某個特定分數就可能會被診斷具有 ASD。**高功能版評價手冊**（*High-Functioning Version Rating Booklet*，簡稱 CARS 2-HF）是另一個診斷工具，適用對象是說話流利且有中等或中等以上智商的五歲以上的兒童。這個手冊另有請家長作答的問卷。

你可能會對這些評估深感不安，而這也是大部分人的感受。聽著某人對你說出自己的孩子做不到的一切，而這些卻都是一般兒童自然而然就學會的東西，那絕對不是什麼有趣的事。請把一份評估當作是一個標準檢視基準，一旦開始了介入療程之後，你就有所依據來衡量孩子的進展。

認知評估

心理師可能會評估孩子的認知（學習）能力。智力（或是智商）的測驗是用於評估認知能力的傳統工具，可是這些測驗有時候卻很難用來檢測自閉兒，箇中原因如下：

有些測試需要一定程度的口語理解與（或）口語應答，而這超過許多自閉兒的能力（所以你應該事先準備好一份孩子的口語和語言評估報告，如此一來，測試人員就能使用適合孩子的語言技能的測驗）。

自閉兒通常不會如同其他兒童一樣，會因為激勵而「有所表現」，這就使得孩子能否順從作答成為一個問題（正因如此，測試人員基本上必須曾有處理過 ASD 的經驗）。

即便上述因素都考慮到了，當幼小的孩子第一次經歷其中任何一種評估的時候，他們可能還是會表現得比較差，箇中原因不外是他們其實不了解人們對他們的期待是什麼。所以就把孩子的第一份認知評估也當作標準檢視基準吧，也就是孩子所擁有的**最低**能力，而這個部分會隨著他們的成長和學習而可能有所改變。

這其實就是喬的寫照。接受第一次評估的時候，他基本上就是在房間裡蹦來跳去，無法明白心理師的要求，因此就得到了發展相當遲緩的診斷結果。喬後來參加了二十個月的早期介入療程，之後再次接受評估的他比較了解情況而變得比較合作，心理師因此能夠更準確地評估出他真正的能力。

一些比較知名的智力測驗包括了**魏氏幼兒智力量表**（*Wechsler Preschool and Primary Scale of Intelligence*，簡稱 WPPSI-III），以及為學齡兒童所設計的**魏氏兒童智力量表**（*Wechsler Intelligence Scale for Children*，簡稱 WISC-IV）。

上述的智力測驗並不適合極年幼的孩童。有助於鑒定這個年齡層孩童的認知和其他遲緩現象的發展測驗則是**格里菲斯心智發展量表**（*Griffiths Scales of Mental Development*）與**貝里嬰兒發展量表**（*Bayley Scales of Infant Development*）。

比起智力測驗，有些人相信更好的預測因子應該是估量孩子的**適應行為**（日常生活或自理技能），而這類的評估工具包括了**文蘭適應行為量表**（*Vineland Adaptive Behaviour Scales*，簡稱 Vineland-II）和**適應行為評量系統**（*Adaptive Behaviour Assessment System*，簡稱 ABAS-II），心理師通常都會用這些工具來評估孩子的日常生活、動作和社交技能。

溝通評估

受過 ASD 培訓的言語病理師會替孩子的**表達性**和**接收性溝通技能**進行一些測驗，為的是評估表達和了解語言的能力。兒童可能也需要讓人評估**語用技能**（pragmatic language skills）。語用能力指的是孩童如何有效地運用詞彙和手勢來與人溝通的能力，像是遊戲當下等不正式的情境正是最佳觀察時機。

其他評估

有些時候可能會建議為孩子進行職能治療評估，以便查看感官方面是否有任何問題，或是肌肉張力、協調和自理能力的毛病。有幸的話，你可能也會有機會與社工人員見面討論自己的家庭處境。

等到所有報告都完成之後，你的專科醫師或是跨領域團隊應該會給你一份診斷報告和管理計畫書，上頭會謹慎地概述孩子的強項和需求。你可以憑藉這份報告而取得介入療程、服務和政府福利。在澳洲，如果你的孩子未滿十三歲的話，專科醫師即可準備一份孩子的自閉症專屬的公共醫療保險治療計畫（項目 135），如此一來，你的孩子即可在滿十五歲之前接受二十次由公共醫療保險資助的聯合醫療療程（第六章會有進一步的討論）。

診斷評估——讓評估盡可能順暢進行的訣竅

可能的話，不妨提前完成所有的文檔資料，這麼一來，做完評估的孩子就不會因為你要填表格而無事可做到處瞎晃。

確保有充裕的時間前往接受診斷的地點，事先一定要確定知道前往該地的最佳路徑。詢問一下約診是否會被延後，果真如此的話即可有所因應。醫護人員可能會建議你帶孩子到一個安靜的場所等候。

請攜帶玩具、書籍、零嘴以及任何可以在做評估時安撫孩子的東西。

事先記錄下自己的擔憂和觀察，並且攜帶這些筆記去做評估。

考慮請一位支持者陪同前往，以便為你記下筆記和提問。

資訊來源：Parenting you Child with Autism, Anjali Satsry & Blaise Aguirre (New Harbinger, 2012)

毫無疑問，診斷絕對是個折磨人的時刻。

評估是個很糟糕的經驗，而且心理師完全沒有給我們希望和方向。他跟我們說不要期望她會說話……而且她不會擁有像其他孩子一樣的生活……另外一個小兒科醫師則告訴我要就接受上天給的這一切，彷似沒有任何治癒的可能。有些診斷團隊在傳達壞消息上不得要領，故而不能激勵人去開始行動面對一切……我想要發展一份行動計畫去加以處理……我要的是「九一法則」，那就是把百分之十的時間放在問題，而百分之九十的時間專注在能夠做的事情。

即使孩子的醫師很棒，可是真的沒有什麼可以幫助你坦然面對「診斷日」的到來。我還記得那份感受，那就是心裡明知道躲不掉，可是還是震驚不已。那一天已經永遠深深烙印在我的腦海之中。

對於你在診斷過程中會交涉的專業人士，我們期望他們都有同情心且善解人意。這些勤奮的專業人士肯定會將你的最大利益放在心上，不過有些人確實就是比別人知道要如何傳達壞消息。除非本身也是為人父母，否則有時會很難了解一些不謹慎的用詞所造成的情緒衝擊，因此請試著不要太在意這些人所說的話。

即使我確切知道會是怎樣的診斷結果，可是到了那一天我仍舊心神錯亂。我後來跑去游泳並且大哭一場。可是就在同一天，我知道你可以哭著游蛙泳或仰泳，只是要哭著游自由式幾乎是不可能的。

父母親這個時候感到傷心欲絕是很常見的情形。你大概會覺得有人剝奪了孩子的未來，可是一份 ASD 的診斷書並不必然會限定你的孩子和其未來。

一份正式診斷書的用途是讓你的孩子取得財務、教育和社會資助，不然的話，他們可能會被拒於門外。診斷是尋求幫助的第一步。

當我們等待著第一份診斷報告的時候，就有幾個人會嘖嘖責難我們實在是太早就往一個才三歲的孩子身上「貼標籤」。噢，那樣的態度真的讓我忍不住要尖聲大叫。如果我們不了解孩子到底出了什麼問題，我們又如何能夠開始治療呢？而且診斷不是貼標籤。儘管我的兒子可能有了一個診斷，但是我們只在必要時才會跟人提起這件事。可是，我們絕對沒有給他貼標籤。

診斷有助於向別人（和你自己）證明你的孩子出了問題，他與別人不一樣，別人一定要寬容以待。診斷可以開啟包括財務方面的支援大門。診斷可以助我們一臂之力來替我們的兒子取得正確的援助……取得診斷也幫助我找到想法一致的父母，一同分享情感和成功的歷程。

我們花費了大部分的時間擬定一份治療計畫。醫師告訴我們就從實施計畫開始著手，然後再

「看看結果如何」……我走出診間時感覺陶陶然的。我不只有了診斷書，還有了可以遵循的醫囑。

《自閉症之聲——第一個一〇〇天手冊》（*Autism Speaks–The First 100 Days Kit*）；「自閉症之聲」（Autism Speaks）是美國的一個重要的自閉症科學與倡導組織。這個組織發展了許多有用資源，其中之一就是《第一個一〇〇天手冊》，設計目的是為了協助引導家庭度過取得 ASD 診斷之後所面對最初的艱難日子。

儘管這份手冊的確是以美國為主，但是其給予的一般忠告是適用於所有父母親的。若想要下載這份手冊，請至「自閉症之聲」的官網：www.autismspeaks.org/。

- American Academy of Pediatrics Council on Children with Disabilities. (2007). Identification and evaluation of children with autism spectrum disorders. Pediatrics 120, 5, 1183-1215.
- Baird G, Cass H, Slonins V. (2003). Diagnosis of autism. BMJ, 327, 488-493.
- National Initiative for Autism: Screening and Assessment. (2003). National Autism Plan for Children (NAPC). London: The National Autistic Society.
- Robins DL, Fein MA, Barton ML, Green, JA. (2001). Modified checklist for autism in toddlers (M-CHAT) www.firstsigns.org. (Accessed10 September 2012).
- Silove N. (2009). Autism: Part 1. Medical Observer, 31 July. www.medicalobserver.com.au/news/autism-part-1. (Accessed 10

September 2012).

- Silove N. (2009). Autism: Part 2. Medical Observer, 7 August. www.medicalobserver.com.au/ news/autism-part-2. (Accessed 10 September 2012).
- Silove N, Blackmore R, Warren A, et. al. (2008). A consensus approach for the paediatrician's role in the diagnosis and assessment of autism spectrum disorders in Australia. Royal Australian College of Physicians Paediatrics & Child Health Division. www. racp.edu.au/index.cfm?objectid=AF7BC27D-D6E1-2E2D-D9F18658A1BBC09A. (Accessed 10 September 2012).
- Wray J, Silove N, Knot H. (2005). Language disorders and autism. Medical Journal of Australia, 182, 7, 354-360.

3．為什麼會有自閉症？

現在只要聽到又有一個家庭收到ASD的診斷書，我總是會有一點心疼。我知道又有一個家庭正拚命地尋求幫助孩子的方法，要在常常讓人困惑的服務、治療與資助金的網絡中尋找方向。而且比什麼都重要的是，我知道又有一個家庭面臨著「我的孩子日後會有怎樣的生活呢？」的問題。

查理的母親　蘇珊．魏斯特（Susanne West）

我們自然會問這樣的問題：「這為什麼會發生在我的孩子身上？」遺憾的是，這不是三言兩語就可以回答的。事實上，答案也會因孩子而異。科學家之間逐漸產生的共識是ASD並不是單一障礙，而是有著不同肇因的一群障礙（因此該說是「自閉症群」而不是自閉症），這也闡明了為何自閉兒的徵狀和嚴重程度會有極大的差異。

自閉症表型群計畫（Autism Phenome Project）是美國加州大學戴維斯分校心智研究所（University of California, Davis, MIND Institute）的一項大型研究，期盼能夠更了解這個問題。這個研究會用幾年的時間追蹤學齡前的自閉兒，以及作為對照組的一群正常發展的兒童。每一位參與的兒童都要接受徹底的健康檢查，同時檢測免疫系統、腦的結構與功能、遺傳基因、環境暴露和血蛋白。研究人員期望能夠藉此辨識出自閉症的不同次族群或表現型（phenotypes），如此一來，就可以個別給予特定的治療和預防策略。

這個始於二〇〇六年的研究計畫已經完成了徵募工作，其首次的成果報告是根據三百五十個參與家庭的研究，指出了有些自閉症男孩有腦部異常發展的獨特模式。（註一）不過，我們還要等上好多年的時間才能夠得知這個深具野心的計畫的完整結果。在等待的這段期間，就自閉症成因來說，以下是我們當前了解的部分：

不良的親子教養並不會造成 ASD

我們之前就談論過了這件事，而「冰箱媽媽」的迷思說法也早已被完全推翻。自閉症絕對不是因為身為父母的你做過或沒做過什麼而發展出來的，因此請不要聽信他人的這種論調。

遺傳基因扮演了重大角色

許多證據都支持了基因在 ASD 的發展上有著重大作用的看法：

- 男孩出現 ASD 的機率是女孩的四倍到五倍。
- 相較於普通家庭，已有自閉兒的家庭有更高的機率會再生出自閉兒。比較早期的研究認為這樣的風險機率約為百分之二到百分之八，可是根據追蹤了自閉兒「有風險」的嬰兒期手足的近期研究，風險機率其實可高達百分之十八點七。（註二）
- ASD 患者的家庭成員（包含叔叔伯伯、姑姑阿姨、〔外〕祖父母等大家族成員），往往有更高的機率會出現類似 ASD 的語言遲緩和社交困難的情況。
- 由於一對同卵（單卵）雙胞胎有著相同的基因組成，因此要是其中一個罹患 ASD 的話，另外一個就有很高的機率會發展出該病症（近來的一項大型研究指出男性同卵雙胞胎的罹患率是百分之七十七）。雖然異卵（雙卵）雙胞胎的風險比較小，但是有將近百分之三十五的病例是兩人均患有 ASD。（註三）同一份研究也顯示環境與自閉症的發展有極大的關聯，因此倘若與基因無關的話，你會發現同卵和異卵雙胞胎發展出 ASD 的機率相差無幾。
- 自閉症與許多已知的遺傳疾病有關，如 X 染色體脆折症、結節性硬化症以及唐氏症。

然而，自閉症的遺傳學可謂錯綜複雜，而現在已經驗明出數百個不同的潛在「風險基因」。ASD 有許多不同的「發展途徑」：可以是單一基因、**複製數變異**（copy number variations，簡稱 CNVs，即染色體上 DNA 序列的重複與缺失），甚至是多種基因與環境因素的結合。（註四）

倘若孩子得到了「晴天霹靂」的診斷結果，父母親經常會懷疑是否是基因的緣故才會罹患ASD，可是當他們審視自己、伴侶，甚至是整個家族，卻看不到任何自閉症的徵兆。近來研究所得出的解釋可以提供給一些家庭參考。研究人員發現到，與自閉症相關的基因突變可能在母親的卵子，或是父親的精子，或是胚胎發育的初始階段就已經發生，即使父母雙方的基因組成並沒有這些所謂的自發性或是**新生**（de novo）突變。因此，對於只有一個孩子出現了自閉症光譜障礙的許多家庭來說，新生突變可能是導致自閉症發展的原因。（註五）

自閉症的遺傳學是現在極受關注的研究重點領域。令人雀躍的是，有越來越多的研究人員都發現到，有許多風險基因似乎是涉及到**突觸**（synapse，即個別神經細胞之間的接合處）的發展，因此這個發現可能會為ASD發展出重大的新療法。

ASD的基因檢測

染色體微陣列分析（chromosomal microarrays）是新型基因檢測，可以辨識出DNA序列上的缺失或是重複，而我們已經知道其中一些是跟自閉症有關。專門的小兒科醫師都可以安排這些檢測。現在正在研發的是能夠偵測出大範圍的DNA序列的較小變化的新型檢測，而由澳洲發展出專為預測孩童自閉症罹患率的檢測目前則已進入試驗階段。隨著我們辨認出更多的遺傳標誌，這些檢測就可能在臨床上愈來愈有用且準確。

若在孩童身上發現了基因突變，研究人員也可以測試父母親的DNA，看看是否是遺傳自其中一人，還是發生了新生突變，而情況若是後者的話，那就表示該家庭再生出自閉兒的風險與普通家庭無異。

ASD 診斷數目的增加是因為有了更清楚的認知

你若是比較三十年前和今日的自閉症盛行率，很容易會推斷「自閉症流行病」的說法是正確的。然而，許多專家相信自閉症病例之所以會增加，主要原因是我們更能夠識別這個病症，再加上放寬了 ASD 的診斷標準的緣故（亞斯伯格症要到一九九四年才被納入 DSM）。不難想像在二十年前，人們是如何把亞斯伯格症患者當成是「古怪」或是「孤僻」的人，而成了診斷網絡的漏網之魚；另外一方面，美國的研究報告則指出，以往許多自閉兒就僅被歸類為「智能遲鈍」或是「學習遲緩」。（註六）

值得注意的是要觀察新的（有人認為更加嚴格）DSM-5 的診斷標準（相關討論請參見第三五頁到第四一頁）是否會影響到自閉症的盛行率，只是我們可能還要等上幾年的時間才能有數據對此做出適切的評估。

不管怎樣，我們無法排除一種可能性，那就是環境因素會觸發特定孩童的遺傳易感性（genetic predisposition），進而真的導致 ASD 盛行率上升（請參見下文）。

腦部研究讓我們更加了解自閉症

另一個主要研究領域是聚焦在腦部。醫師們正運用如磁振造影（magnetic resonance imaging，簡稱 MRI）等成像技術，觀察自閉症患者與正常人的腦部結構有何不同，同時也使用類似技術（功能性磁振造影）來觀看腦部如何運作：例如，他們會替一群自閉症患者和一群正常人設定相同的任務，藉以觀察腦部的哪些區域會「激活」回應。

功能性磁振造影的研究已經發現，相較於一般同儕，ASD 患者的不同腦部區域之間的連結較少。這個連結不良理論（underconnectivity theory）可能能夠解釋為何自閉症患者有較優異的拼字或是數學能力（可以使用局部腦部區域來完成工作），但是卻不擅長寫文章或是社交（這些複雜的活動需要更為「協調」的大腦才能完成）。這個理論若是證實無誤，專家相信刺激腦部區域協調運作的療法或許有助於減緩問題，其方法就是鍛鍊患者的問題解決技巧與創意思考。

父母的年齡會是危險因素嗎？

有越來越多的證據顯示，越年長的父母（定義是四十歲以上）生出自閉兒的風險就越高。（註七）一般而言，因為年紀較長的父母越有可能生出有發展障礙或其他障礙的孩子，所以這樣的研究結果並不是太令人驚訝。就父親方面來看，人們認為風險提高的主因可能是因為新生基因突變

（請見前文的討論），而這會隨著父親年紀的增長而越常見。不過，年紀較長的母親的妊娠和分娩併發症的風險也比較大，因而生出自閉兒的機率也較高（請參見下文）。

成因 vs 風險因素

成因是指某種在疾病發作時扮演要角的東西，疾病的出現一定存在著原因。例如，人類免疫缺陷病毒（HIV）導致了愛滋病（AIDS），所以可以說每一位愛滋病患者都感染了人類免疫缺陷病毒。

危險因素就不是如此，其指的就只是會提高一個人發展出某個疾病或徵狀的可能性的東西。例如，抽菸會增加罹患心臟疾病和癌症的風險，可是並不是**每一位**抽菸的人都會有心臟疾病或是癌症，而且一些不抽菸的人也可能患病。

因此，倘若你正好是年紀較長的父母，這並不意味著你必然會生出自閉兒，你的年齡也不足以解釋為何你的孩子會有自閉症。可是反過來說，在當代社會中，延遲生育的普遍趨勢或許是近年來ASD的診斷數目增多之謎的小部分成因。

環境的角色

讓ASD的罹患風險增高的環境因素，可以是自卵子受精起就影響發展的任何事物。目前已有研究正在進行辨識可能的環境風險因素，以及這些因素使得遺傳脆弱的孩子出現自閉症的誘發方式，即所謂的「二度衝擊」。

研究人員越來越聚焦於母親的懷孕階段，其次則是嬰兒早期階段，認為這是腦部發展可能出問題的關鍵時期。

在懷孕期間，包括了母體感染和發燒、母親所承受的極度壓力、使用某種癲癇藥物、母親肥胖和妊娠糖尿病，這些似乎都會增加生出自閉兒的風險。（註八至註十）每胎懷孕間隔時間較短與生出自閉兒風險提高有所關聯，而在懷孕之前服用產前維生素似乎可以降低生出自閉兒的風險，這顯示母親受孕時的營養狀況似乎也有關係。（註八、註十一）

早產兒（不足三十二週）、低出生體重兒（不足一千五百公克），以及雙胞胎似乎有較高罹患ASD的機率。大體而言，影響到母親與嬰兒的分娩併發症似乎會提高罹患自閉症的風險。（註十二）我們也因此面對著一個雞生蛋或蛋生雞的因果問題：是不是嬰兒早在胎兒發育期間出了問題才造成了難產或是早產？還是難產（可能會造成嬰兒缺氧）才誘發了早已遺傳脆弱的孩童罹患自閉症？我們在當前階段真的對此還沒有清楚的答案。

不管情況為何，重要的是要注意到，大多數的這些因素都只會稍微增加孩童罹患自閉症的風險，通常是比正常狀況高兩倍到三倍（多數研究人員的預估是約百分之一）。

暴露於如重金屬（鉛和汞）與有機溶劑等環境污染之中，許多人擔心這是否會提高罹患自閉症的風險。有份研究發現，若於懷孕初期接觸到有機氯殺蟲劑，婦女生出自閉兒的風險就會增加。

（註八）關於這方面的研究現在仍在進行中。

疫苗爭議

上網搜尋資訊的時候，你可能會找到一些團體辯稱兒童接種疫苗是ASD盛行率上升背後的原因。乍看之下，他們的主張可能看似有說服力，可是其實並沒有大量的科學研究足以佐證。以下扼要說明了主要的爭議之處。

硫柳汞（Thiomersal）是一種用於某些疫苗的含汞防腐劑。由於人們擔憂汞毒性和其對中樞神經系統的影響，有人因此推理主張使用硫柳汞防腐的兒童疫苗可能導致某些自閉症病例。然而，在二〇〇四年的時候，美國的獨立專業機構國家醫學院（Institute of Medicine）就已經對所有可得的研究進行分析並提出結論，那就是自閉症與含硫柳汞疫苗之間根本無關。

二〇〇〇年，所有的一般澳洲兒童疫苗都不再使用硫柳汞作為防腐劑，紐西蘭也在一年之後跟進，所以這兩個國家的國家免疫接種時間表訂的兒童疫苗現在都已經不含硫柳汞。因此，如果你的小孩是最近才被診斷出有ASD的話，他們要因為免疫接種計畫而接觸到硫柳汞可以說是相當不可能的事。

麻疹、腮腺炎和德國麻疹（MMR）疫苗是一種混合疫苗，在孩童十二個月大時施打一劑，到了四歲的時候再追加一劑。在孩童接種第一劑MMR疫苗的時候，由於這時可能也是父母會開始注意到孩子的自閉症徵兆，有些人因而會擔心是因為疫苗才使得小孩罹患自閉症。

一九九八年，《刺胳針》（*Lancet*）醫學期刊刊登了一份英國的小型研究讓人注意到一個問題，那就是MMR疫苗是否與包括自閉症在內的發展障礙有關聯性。（註十三）該研究的研究人員主張接種MMR疫苗會讓孩童出現炎症性腸病，然後再罹患自閉症。然而，由於該研究的設計粗劣，只研究了十二位自閉兒，而且沒有一般孩童做為控制（對照）組，這也使得許多人都對該研究的這些結論產生質疑。在二〇〇四年的時候，該份一九九八年研究的十三位作者之中，有十位撤回了對該論文的支持，聲明研究數據不足以建立MMR疫苗和自閉症之間的因果關係。

後來所進行的超過二十個大型研究也通通未能找出MMR和自閉症之間的關聯性。一份二〇〇五年的日本研究發現，在停用MMR疫苗而改以單一疫苗取代之後，ASD的盛行率還是持續上升。（註十四）

二〇一〇年，《刺胳針》從醫學文獻中撤下了那篇一九九八年的論文全文，這是因為英國醫學總會（British General Medical Council）揭發該論文主要作者安德魯・威克菲德（Andrew Wakefield）在該研究上犯下了「不負責任且不誠實」的行為，而威克菲德醫師的個人下場則是被從醫學登記名冊除名。（註十五）

過多且過早。有些家長擔心寶寶太早接種了太多的疫苗（特別是混合疫苗），而且就是因為這些疫苗可能會讓免疫系統「難以承受」，進而莫名地引發了ASD。事實上，若是與ASD尚未如此盛行的一九八〇年代相比，現今的孩童所接觸到抗原（即刺激免疫系統的蛋白質）其實反而是少了許多。

從呱呱落地的那一刻起，嬰兒的免疫系統就要開始應付微生物，如細菌、病毒與真菌，而這些都是嬰兒在吃、喝、玩耍等日常活動中會接觸到的東西。這些微生物和疫苗一樣都帶有外來抗原。根據費城兒童醫院（Children's Hospital of Philadelphia）的說法，「就嬰兒的免疫系統每天要順利面對與處理的東西來說，生命最初兩年所接種的疫苗實在是微不足道。」（註十六）

總而言之，包括世界衛生組織、歐洲藥品管理局（European Medicines Agency）和美國兒科學會（American Academy of Pediatrics）在內，這些主要國際組織都不相信疫苗和自閉症之間有所關聯。不過，如果你依然對疫苗不放心的話，請安排時間諮詢一下你的小兒科醫師或家庭醫師。

位於（雪梨）西草地（Westmead）的兒童醫院（The Children's Hospital）的澳洲國家免疫研究暨監測中心（National Centre for Immunisation Research and Surveillance，簡稱 NCIRS），已經出版了概述 MMR 和硫柳汞的研究結果的公開資料清單，有興趣的話可至網站 www.ncirs.edu.au，搜尋選單並點選「免疫資源」（Immunisation Resources）。

最後的一些建言。想要知道為何自己深愛的孩子會罹患 ASD 的答案，這絕對是人之常情，而我們也了解連簡單的解釋都不可得所帶來的沮喪感，但是切勿因為沉溺過往而忽略了當下時刻。當下的你需要心無旁騖地為孩子找到最好的療法，因此唯有集中精力在當下時刻，你才能夠為自己和孩子創造更美好的未來掌握到最佳良機。

1. Amaral DG. (2011). Neurobiological and neuro-immune features of autism. Asia Pacific Autism Conference, Perth, Australia, 8-11 September.
2. Ozonoff S, Young GS, Carter A, et. Al. (2011). Recurrence risk for autism spectrum disorders: A Baby Siblings Research Consortium Study. Pediatrics, 128, e488- e 495.
3. Hallmayer J, Cleveland S, Torres A, et al. (2011). Genetic heritability and shared environmental factors among twin pairs with autism. Archives of General Psychiatry, 68, 1095 -1102.
4. Harraway J. (2012). Genetics of autistic spectrum disorder. AEIOU Research Forum, Brisbane, 14 September.
5. Insel T. (2012). The new genetics of autism - why environment matters. National Institute of Mental Health Director's Blog. 4 April. www.nimh.nih.gov/about/director/2012/the-new-genetics-of-autism-why-environment- matters.shtml. (Accessed 9 October 2012).
6. Shattuck, PT. (2006). The contribution of diagnostic substitution to the growing administrative prevalence of autism in US Special Education. Pediatrics, 117, 1028 - 1037.
7. National Collaborating Centre for Women's and Children's Health. (2011). Autism: recognition, referral and diagnosis of children and young people on the autism spectrum. National Institute for Health and Clinical Excellence. http://guidance.nice.org.uk/CG128/ Guidance. (Accessed 11 September 2012).
8. Scott J. (2012). Environmental risk factors for autism AEIOU Research Forum, Brisbane, 14 September.
9. Atladottir HO, Thorsen P, Ostergaard L, et. al. (2010). Maternal infection requiring hospitalization during pregnancy and autism spectrum disorders. Journal of Autism and Developmental Disorders, 40, 1423-1430.
10. Zerbo 0, losif A, Walker C, et al. (2012). Is maternal influenza or fever during pregnancy associated with autism or developmental delays? Results from the CHARGE (Childhood Autism Risks from Genetics and Environment) Study. Journal of Autism and Developmental Disorders May 5. [Epub ahead of print] http://link.springer.com/article/10.1007/s10803- 012-1540-x (Accessed 11 October 2012).
11. Cheslack-Postova K, Liu K, Bearman PS. (2011). Closely spaced pregnancies are associated with increased odds of autism in California sibling births. Pediatrics, 127, 246-253.
12. Gardener H, Spiegelman D, Buka SL. (2011). Perinatal and neonatal risk factors for autism: a comprehensive meta-analysis. Pediatrics, 128, 344-355.

13. Wakefield AJ, Murch SH, Anthony A, et al. (1998). Ileal-lymphoid-nodular hyperplasia, non- specific colitis, and pervasive developmental disorder in children. Lancet, 351, 637-641.
14. Honda H, Shimizu Y, Rutter M. (2005). No effect of MMR withdrawal on the incidence of autism: a total population study. Journal of Child Psychology and Psychiatry, 46, 6, 572- 579.
15. Triggle N. (2010). MMR scare doctor 'acted unethically', panel finds. BBC News, 28 January. http://news.bbc.co.uk/2/hi/health/8483865.stm. (Accessed 11 October 2012).
16. The Philadelphia Children's Hospital Vaccine Education Center. (2009). The Facts About Childhood Vaccines. www.chop.edu/export/download/pdfs/articles/vaccine-education-center/vaccines-fact.pdf. (Accessed 11 October 2012).

4．走過哀傷到關照自己……

如何照顧自己和家人

賈斯婷．華生（JUSTIN WATSON）

賈斯婷於一九九八年取得諮商師的資格，一直從事私人診療，與個人或是家庭一起處理各種問題，專精自閉症與有自閉兒的家庭／父母。她的一個兒子患有 ASD。她目前正休假暫居於峇里島，但是還是會透過 Skype 提供諮商療程。她在印尼仍舊沒有中斷工作，投入了登帕薩（Denpasar）的一所學校的自閉兒的諮詢事務。相關資訊請參見網站 www.counsellingforall.com。

你若是現在正翻閱著這一本書，很可能你有孩子、家人、學生或是朋友罹患了 ASD。你可能身為家長，感受到這個複雜的病症正消耗著你的生命，吞噬著你所有的精力、思考時間、資源、財務和情感健康。你可能是某人的親朋好友，目睹了管教自閉兒對一個家庭所造成的傷害，因而希望更加了解這個病症並提供協助。

縱然得知孩子被診斷出 ASD 的時候，你可能會覺得像是走到了生命的盡頭一般，可是大可不必如此，其實總會有讓我們能在自閉症的情感和實務的迷宮中找到出路的方式。震驚與哀傷會隨著時間淡化，而這將讓你可以重新掌控一些自己的生活。拿起了這本書就意味著你已經在尋找自己的出路。

照顧一個自閉兒可能不時會把你壓得喘不過氣，因此找到生活的平衡就是其中的關鍵。如果你在第一年就「耗盡」一切，還有什麼可以留給未來的年歲呢？

為什麼父母會感覺一團混亂呢？

我把自閉症看成是一個「黑洞」。在初始的時期中，它奪走了我的一切，卻什麼回報都沒有。我盡己所能地教導我的兒子，可是他給我的微笑和擁抱寥寥可數，有的盡是空洞的眼神和駭人的行為。

我忘不了收到診斷結果時整個人六神無主的感受。當兒童發展的小兒科醫師宣布判決的時候，我感覺自己的生命開始慢動作地進行著。我覺得自己是如此地疏離、遙遠和麻木而到達某個程度，彷彿小兒科醫師後來說話的時候，我就像是大眾連環漫畫中聽著人在說話的一隻狗一般，只聽到一堆「哇哩哇啦……」的廢話。

一個陌生人在短短幾秒之內就宣判了我一個無期徒刑——自閉症。「終身無法治癒的疾病」是我讀到有關自閉症的描述，我感到自己的心臟遭到撕裂蹂躪，我處在震驚之中。

我的生活完全陷入了一種漩渦狀態，不是瘋狂地搜尋網路、與其他的父母交談、不然就是在閱讀有關ASD的書籍，連極少的睡眠時間都用來做著有關自閉症的夢。這一段時間確實有其用處，那就是讓我獲取知識而減緩焦慮。

我為孩子選擇的密集早期介入占據了我所有的清醒時刻。我搖身成為一位小小語言治療師、默啟通（Makaton，即手語）培訓師、小小職能治療師、ASD研究員、行為治療師，而且還是整天隨時候診的小小醫師。這樣的時光讓我根本沒有太多時間去思考自己的感受，使得被引發的焦慮就只是不停積累。

我的腦海經常閃過這些問題：

未來會怎麼樣？

他會開口說話嗎？

我們會不會擁抱彼此？

他會跟我說他愛我嗎？

他會不會獨立生活、有一份工作、結婚生子呢？

他會不會像他的哥哥一樣踢足球？

我們會不會認識彼此？

他會不會在乎我的想法和感受呢？

當我為了尋求幫助而四處飆車和燒錢之際，這些可能會失去的一切會猛然襲擊我的意識，情況在我失去「正常生活」之後甚至變得更糟。

我終於找到了幾位母親，她們聽我訴說、給我安慰並引導我面對錯綜複雜的療法和專業人士。若有機會的話，我也會投桃報李。這已經成了我的旅程中不可或缺的一部分。我所安排的介入計畫也緩和了我的焦慮，讓我能夠再次感受到某種形式的能力。我之前所做的「正常」家長都會做的一切事情都不管用，這份痛苦持續了十二個月或更長的時間，一直到我的兒子開始有了些進展，讓我在他表現的言語和簡單的自理技能方面見到了自己努力的成果。

我身為人母的本能就是把兒子留在家裡，保護他免於受到外界的傷害，還好有我信賴的言語治療師說服了我，了解到這可能不是最妥當的處理方式。我後來就選擇了一些居家以外進行的照顧療程，並且安排了一些居家協助，好讓自己、家人、尤其是我的兒子可以獲得一些平衡。當這麼做的時候，我開始能夠把一些時間留給自己，有一些空間來想想家人的未來。

首先，我必須面對自己一直試圖壓抑的嚴重焦慮和悲傷。我開始打定主意禁止自己思考未來。一開始，我只容許自己思考六個月之內的事，接著再逐漸放寬這個時間框架到思考未來十二個月的事。我容許自己流淚和受挫，並允許自己可以悲傷，可以生氣。

悲傷的過程可以比擬為關照身體的傷口。我們需要處理自己受到的傷害，用時間和溫柔的慈愛照護讓傷口再度長出皮膚並逐漸結痂。悲傷如同疤痕一樣需要時間來療癒，而最佳的療方就是用心照護。

然而，我卻失去了可以滋養自己的管道。當我們生活在「軟禁」的情況之下，我變得孤立而失去了友誼。由於沒有時間、精力和金錢，我不再做以前經常會做的樂事，我滿腦子想的都是自閉症，並且不再是從前身心健康的自己。我知道自己必須要找回一些「自我」。

我過去忘了關照自己。我總是緊張不安、筋疲力盡、暴躁易怒、無法「關機」、更不用說是安靜地坐著。我給了兒子世界上的一切幫助，可是給了自己什麼呢？我回想起以前喜歡做的事，像是外出散步、跟朋友在咖啡館聚會、逛街、跳舞、看電影、去健身房、看小說、享受陽光、好好吃飯和睡覺。而我現在做的卻盡是跟自閉症有關的事，完全容不下其他！

可是這種抓著 ASD 不放的新生活方式是無法長久維持下去的，我的內心因此也有個聲音，告訴我要是再這樣下去的話，自己就會走到某種崩潰瓦解的境地。

等到我的兒子有了一套全方位的療程之後，我強迫自己要開始更妥善地照顧自己。我在廚房的牆上貼一份「自我滋養事物」的清單，要求自己的每日任務就是至少要完成一項清單上的事物。剛開始執行的時候真的很痛苦，畢竟我總是覺得應該要為兒子多做一些事情才對。

我的自我關照行動對於我的身心健康是相當寶貴的。從協助互助團體和與自閉兒的父母的每日共事的經驗之中，我發現一旦媽媽願意優先考慮自己，整個家庭生活就會隨之改變。快樂的媽媽＝快樂的家庭。

我看過父母的悲傷、愧疚和羞恥在接受專業處理之後的巨大轉變，放下了心裡的重擔，他們會感到自己像是又可以呼吸了。

自閉兒的父母（尤其是母親）通常會在疲憊絕望的時候接受諮商。一旦了解到自我關照的觀念和重要之後，他們通常就會相對更快地看到家庭生活的變化。同樣重要的是，他們為了自己而不再花那麼多時間在孩子身上的某些罪惡感會開始降到最低。想要從自閉症中存活下來的話，這是為人父母**務必**學習和實踐的技巧。

對於一些母親來說，重回職場是重返正常生活的方法之一。我的經驗告訴我，工作讓我得以正確地看待自己的生活，並且讓我能夠在家庭和家人之外擁有屬於自己的某樣東西。

自閉兒的父母極容易出現憂鬱症的情況。缺乏睡眠、為了需要二十四小時照料的孩子而筋疲力竭，以及身心健康和神經系統所承受的壓力，這一切都讓每個人備受折磨。

此外，父母與這些孩子的關係通常會受到嚴重傷害，而這是因為父母所做的努力往往得不到太多回報。雖然我們想要無條件地付出，可是我們終究是人，就是會有交流互惠的渴望。面對初期階段的自閉兒，這種「單方面」的愛總是讓令人沮喪。

我們都明白養兒育女是很辛苦的工作，可是通常就是因為以下這些特別的時刻而讓人覺得辛苦是值得的：

- 微笑和擁抱——說著「媽咪／爹地，我愛你」的話
- 團體運動

- 孩子朗讀給我們聽
- 孩子為我們彈奏音樂
- 想像未來的孫兒女
- 聆聽孩子對未來的夢想
- 學習成就

一旦缺少了一些或是全部的上述時刻，我們就會覺得養兒育女是個吃力不討好的工作。

另外一個原因是我們的小孩外表看起來很正常，而這使得身為自閉兒家長的我們會承受著過多的壓力並極易孤立，因而引發憂鬱症。可是我們知道他們的內在是不太對勁的。當我們在超市裡想要購物而孩子卻出現了感官崩潰情況，旁人可能會盯著我們看，而忍不住對他們眼中的我們的不良教養技巧批評一番。缺少社群的支持可能會令人倍感孤單，並且讓我們貶低了自我價值。

藥物治療有其必要嗎？

處理失落、悲傷和憂鬱症讓人身心虛弱，而這意味著我們常常無法像自己想要的一樣運作。當有些人抗拒使用藥物來治療憂鬱症，有些人卻愉悅地擁抱藥物，還有一些人則可能會過度使用藥物與其他東西來抑制自身感受，而且普遍都會放任生活不管。

縱然我們可能想要努力撐下去，或是覺得自己不應該仰賴藥物，但要是發現自己快被壓垮而無法應付的時候，此時使用抗憂鬱劑可能就是熬過旅程的必要動作。

如何關照你的人際關係

目前的家庭概念包含了各式的關係和性別的組合：雙親家庭、單親家庭、同性父母、祖父母和養父母。

如果你是單親家長的話，關照重要的人際關係是你需要接受的生活原則，而最重要的是你跟自己的關係。當你在為著有高需求的孩子付出時，你一定也要為自己付出以求得平衡。

許多關係受到損害，而有些關係破裂了。人們相信只要是擁有持續的愛的關係，我們就會把祖先的思想情感帶到餐桌上、臥室裡以及日常生活之中。我們的原生家庭，就是我們兒時的家，已經在我們生命中刻印許多想法、感受和信念，以及生命「該有」的模樣。因此，在發生了危機、創傷、失落或是悲劇的時候，我們就會回復採取原生家庭的處理方式。當你的主要照顧者經驗到創傷的時候，可能是失去了母親或父親、不預期地丟了工作、罹患絕症而生病了、不得不搬遷到其他城市或是國家，回想一下家裡的人是怎麼回應的呢？

- 是否做了許多的溝通？
- 你的恐懼、擔憂或是悲傷是否得到了紓解？
- 當你生命四周的成年人崩潰的時候，你覺得自己是否有得到任何支持？

我們要怎麼面對這樣的危機，有個需求如此大的孩子，再加上迎接一個「正常」孩子的期待落空呢？我們要怎麼處理這樣的情況對家庭和我們的人際關係所帶來的衝擊呢？

當大多數的我們撐著度過嚴酷生活的時候，我們都像是坐雲霄飛車般感到「驚恐萬分」，期盼並祈禱情況會好轉，一切都會沒事。可是我們要怎麼做才能夠盡量減少附帶的傷害呢？

我會教父母親要當個偵探，觀察你的伴侶和其原生家庭如何處理創傷，以及在過往解決創傷的方式。你可以藉此了解應對機制。

- 你的伴侶是不是就關起心扉且退縮呢？
- 他們是不是不停哭泣並且無法專注事務呢？
- 他們有沒有開始每天藉酒消愁呢？
- 他們是不是為了逃避回家而拉長了在辦公室的時數呢？

每當我們選擇了某種應對方式而開始傷害我們的人際關係，問題就會浮現。就是在人生的低谷，我們會發現自己的特質和應對的方式，同時了解到伴侶、家人和朋友的特質和應對方式。你若是生病，你會去看醫師。你的人際關係出了問題，難道你不該去找專精人際關係的醫師嗎？

與你的伴侶保持互動是很好的做法，而且可以為子女樹立維持良好人際關係的榜樣。

與伴侶來個約會之夜是必要的。這段時光不是用來討論自閉症或是困難，而是要與伴侶有所聯繫，藉此提醒為人父母的自己也是個人，為彼此騰出些時間是因為你很重要。

請謹記一個黃金法則，那就是你們雙方都是因為孩子有自閉症而心碎的人。每一個人處理心碎的方式都不一樣，而你的回應方式其實都與你有多愛你的伴侶無關。

對我來說，要等到我的兒子開始上學的第一年之後，我們一家人才開始過著「正常」的新生活。我重返職場，而我另一個兒子能夠參與更多愉悅的活動，我也撥出了更多時間給他。我罹患ASD的兒子的情況改善了，同時由學校系統分擔了一些我統稱為「負擔」的東西。一切事物變得更正常且可以忍受。我所謂的「正常」意指：

- 基本需求獲得滿足——家庭的每個成員都能睡得好、吃得好、運動、並且恢復一般活動等
- 財務資源更平均地用於每個家庭成員身上——度假和其他活動再度成為可能的事
- 媽媽／爸爸重回工作崗位（要是當初為了小孩而放棄的話）
- 可以有適時喘息的時間
- 父母雙方都能有外出的個人時間
- 父母有空共度兩人時光，也有時間給其他孩子
- 兄弟姊妹能從家中獲得均等的時間
- 家庭更能接受孩子罹患自閉症的事實

如果你有個重度自閉兒，聽到我的故事可能很容易會讓你心生憤恨。你可能會覺得要到達自

己可以採取某些策略來改善生活的階段，這整個想法實在是太遙不可及了。你在艱困的生活中可能麻木慣了，以至於再也無法看見隧道盡頭的亮光。我對你的境遇可說是心有戚戚焉。

在我的臨床診療經驗中，我看過家有重度自閉兒的父母們克服了重重難關，改變了他們的生活和家庭的未來。他們都必須做出困難的抉擇：有些人搬了家，納入到府或外置的喘息服務，並交出對孩子的某種控制權和照顧。他們的勇敢最終讓他們改變了生活而得以重新開始過日子。在獲得支持的情況之下，這絕非是天方夜譚。

我學到的另外一件事，是關於你允許進入你孩子的生活且有時會出入你家的所有專業人士，你需要對他們的出現感到自在，而極為重要的就是你要能夠覺得他們會給予孩子最好的照顧。

五年過去了

已經消逝的最初五年歲月被我當作是「無期徒刑」的緩刑階段。我的兒子現在快滿十三歲了。他是個不容置疑的傳奇。沒錯，他很古怪。是的，他變化無常。確實如此，他就是怪異。然而，他是一個本性溫和的討人喜歡且迷人的年輕男子，而且比我還要能言善道。他已經不再著迷於《星際大戰》（*Star Wars*），取而代之的是歷史和令人毛骨悚然的真相；或許這會為他開啟教書的職涯。目前，他就讀於一間蒙特梭利學校，準備明年銜接一所培育中學。

他會感受到自己的痛苦，偶爾會對他人的痛苦表示同情。他是個文雅、有禮，且會賴皮的人，而且還學會了撒謊（第一次抓到他說謊的時候，我開了一瓶法國香檳慶祝）！

我學會了「自私」（就是說，將自己放在第一順位，多留一點「自己的」時間），而這反而對所有人都是一件好事。簡而言之，我為了生活而放棄了內疚；我擁有自己的生活，對生活再度充滿熱情而可以看見一個更光明的未來。

生活逐漸回歸「正常」，是專屬於我們的常軌。

當有父母親第一次來向我諮詢的時候，他們往往會問到我的兒子和我的生活，還會問我是如何兼顧工作？我是否有社交生活呢？我感覺到他們極力尋求慰藉，那就是在獲知小孩的 ASD 診斷結果之後，日子還是可以過下去。我可以熬過來的祕方之一，一直是我可以自嘲和笑看不自在的處境，而另外一個重要因素則是與其他有著同樣處境的父母的關係。我很有福氣，能夠跟其他三個家庭一同交往與度假。我們一起笑看孩子的古怪行為、慶祝孩子的成功、惋惜孩子的失落，並且會在需要時陪孩子一起哭泣。

並沒有明文規定在診斷之後該如何重建生活。對於我曾經遇過的父母或照顧者所展現出來的創造力和適應力、他們的求生技巧、對自我的同理心和對他人的關照，都再再讓我感到驚訝且深受鼓舞。

我跟自閉兒和其他失能情況廣泛不同的孩子的父母一起工作過，而那些經驗讓我學到了彼此之間有著許多共通之處，其中主要是內疚，也常常是羞愧，還有爭取接納的掙扎、悲傷與失落、筋疲力竭、絕望、對未來的恐懼、自我否認、焦慮，以及對於自己曾經熟悉的掌控權與「常態」

的完全失落。

現在的我則是相信，大部分的照顧者能夠展開療癒之旅的起點就是在孩子開始受教育的時候。孩子剛開始上學會是一件苦差事，可是等到安頓好後，我們就會感受到肩膀的重擔減輕了。我會告訴父母親用六個月的時間好好睡覺，而這無非就只是要讓他們可以從初期的折磨歲月中恢復過來！在這段時間，關照自己是很重要的，大部分的父母也會在此時開始接受療癒。他們不再為了早期介入治療而耗費氣力，而且有較多的空閒時間，可是這卻可能會再度加劇他們的悲傷。因此，重新發掘自己的興趣、人際關係、樂趣和自己其他的孩子就益發重要了。

放手與信任

養育過青少年的人都會對此感同身受，那就是在那個階段的父母親是為了「放手」而注入許多心力的一段經驗：必須信任我們到目前為止的養育方式已經能讓孩子做出明智的判斷、評估危險的情況、對強迫他們做不想做的事的同儕說「不」。我們惶恐不安地把孩子送入需要自立自強的成人世界。

我關照自己並努力處理焦慮和悲傷，因而能重新看待這整個經驗。我現在才意識到自己的韌性是如此強大。我活了過來！

請先滿足自己的需求，再去滿足他人的所需，不然的話，你可能會熬不過這道關卡。這有點類似於在飛機上，請戴上自己的氧氣面罩之後，再幫助孩子戴上。

我的兒子有一張文件（診斷書），儘管上頭表示他罹患了ASD，可是那只不過是他會成為怎麼樣的人的一小部分，並且提醒我要關照他額外的需求和不同的學習風格。現在的他是個可以愉快相處的人。這份文件對於爭取就學補助相當有用，不過那就是它目前的唯一用處。我祈求他能夠在世上安身立命、工作結婚、獨立生活。我不確定他到底做不做得到，但是我會盡可能地讓他一定要試試看。

邁向療癒之路

溫蒂．拉夫提（WENDY RAFFERTY）

溫蒂．拉夫提和丈夫有三個兒子，老大和老二是二十多歲的年輕人，而現年十八歲的老么則有ASD。

診斷之後的初始幾個月，父母親會被一連串的情緒所淹沒，包含了悲傷的所有階段。父母會出現否認和憤怒的情感、不了解自己是怎麼讓孩子得到這種病症所帶來內疚感、對未來的恐懼，以及為了弄清楚早期介入的「內容」和「方法」的極大挫折感。然而，旁人似乎無法理解這種處境的艱鉅與急迫性。所有的這一切都在恐懼之中，驚恐寶貴的發育時間稍縱即逝，而使得每一天的時時刻刻都變得重要而倍感壓力。

你都沒有想到要關照自己，而這將不可避免地讓你有時會被情緒吞沒，憂鬱症也伺機蠢蠢欲動。倘若你在有些日子出現了崩潰的情況、嚎啕大哭或是只剩下蜷曲在沙發上看著亂七八糟的電視節目的力氣，那就放任自己這麼做吧。可是，要是這經常發生的話，請承認你出了問題。如同身處於那種壓力之下的人，你需要協助。如果你就這樣完全崩潰的話（或甚至是你已徘徊在絕望的邊緣），這對你自己、孩子以及關心你的人都沒有好處。

請鼓起勇氣尋求諮商，並且在諮商的時候盡情地哭泣、哀嚎、對不公與坎坷發飆吧！這是發洩這一切的適當場所，之後的你就會覺得自己好多了。

不要忘了給做得很好的自己一些休息時間。我們用了許多氣力來獎勵孩子的良好表現，但是卻常常忘記犒賞自己。犒賞的方式可以隆重如度假，或是外出玩樂一晚、按摩、上健身房，或者不過就是抽出一個下午來看看書。

你會發現來自四面八方的資訊往自己身上轟炸，而這大概會讓你不知所措且無法全盤吸收。請以讓自己得以保持頭腦清晰的步調來進行和學習，不要聽信所有聽到的東西，尤其是傳聞或神奇康復的言論。如果……不對……不該這麼說，應該是一旦真有了治癒的方法，我打包票那鐵定會上報的。不過，當治癒方法尚未出現之際，在你為了教導與協助孩子所付出的一切努力之中，你需要不時穿插一些休息時刻和一些支持，而其中肯定會有一些淚水，但是同時也會有許多笑聲、達成目標的慶祝活動以及滿滿的愛。

我想要試遍所有自己聽過的介入治療，期望兒子可以被其中某個療法治癒。起初，我竟然想要讓兒子同時進行所有療法，可是我絕對不推薦這麼做，畢竟這樣的做法可能會適得其反，讓人陷入瘋狂的境地。我後來就改成一次只進行一種療法並且要做到好，而等到一切奮力進行得很順暢的時候，我才會決定接下來要做什麼，如此類推進行下去。我會讓兒子優先進行我認為他會受益最多的事情，而這些都不同於他容易做到的事物清單，但是成效卻好得太多。我的兒子現年十八歲，只要不是太怪異的方法我全都試了（有一些實在是太怪了）。你最終也會走到這個階段，因此不要因為有人看似不費吹灰之力就全部完成而感到氣餒，他們其實是戴著超級父母的面具而把自己掩飾得很好罷了。

應付這樣的情況要仰賴許多東西，尤其不可缺少睡眠，重要的還有金錢、人際關係、家庭支持、服務途徑、職涯經歷、朋友及不同幫助程度的貴人。只要能夠釐清這一切的頭緒，你就會沒事的，可是若是一頭霧水的話，你可能就步入大部分自閉兒父母的後塵，因而偶爾會出現崩潰的情況。那是很正常的。你值得且需要偶爾的情緒釋放。可是請記得一件事，那就是你若是一直情緒低落、抑鬱且無可自拔的話，你極可能會變成徹頭徹尾的討厭鬼。

請偶爾自問以下的問題：

1. 我是否總是讓自己處境的困難和不公去造成他人沮喪？
2. 我是否總是把話題繞回到自閉症？
3. 我是否希望人們認為我是「那個可憐（無趣）的女人」，或是希望自己是他們眼中有趣的朋友呢？

不妨慣性地避談自閉症，甚至也不要談起自己的孩子，只需說：「他很好，謝謝。你的孩子好嗎？」就只是專心做朋友的有趣伙伴和好友。不管你正在經歷什麼，即便是忠誠的親朋好友也值得跟最佳版本的「你」一起歡度時光。只要你夠堅強，而且大多時候是活潑開朗的話，你絕對會獲得更多的樂趣、結交朋友並維繫友誼、吸引到喜愛你的人的支持。你要是一直悶悶不樂，你會發現自己就只是益發寂寞。

許多自閉兒都能夠藉由良好的密集早期介入療程而獲得相當驚人的成效。我自己就親眼見過許多案例。絕對是有希望的，也值得心懷宏大的目標。不幸的是，我的兒子是重度自閉症患者，對他而言，表現良好就是意味著他不會自殘或是傷害別人，並且學會用斷斷續續的句子說話，能做到這些，不只是對他，連對我們來講也是奇蹟。因此，基於各種冤枉的理由，我們總會是在人群之中特別顯眼的那個家庭。

這種情況是有好處的，那就是我自己、丈夫，以及另外兩個兒子現在都對尷尬免疫，而這實在是大大的解脫啊！你知道有多少人把大半輩子的人生都拿來擔心旁人的目光嗎？一直到你被自己發飆的十歲小孩壓制在超市的地板上、孩子竟然在海灘跑去撫弄躺在隔壁毛巾上的胖男的胸部，或是必須要在父母們厭惡到嗤之以鼻的當下舀起兒童泳池裡漂浮的便便，你才會到達不管他人想法的涅槃境界。我覺得我的兒子實在很棒，我深愛著他。儘管我們的生活永遠不會回復正常，可是永遠也不會沉悶無趣！

幽默感是應付這種情況的最佳利器之一。此外，還有友人，尤其是那些也有自閉兒的朋友。你們可以一起開懷大笑，目光不會侷限在彼此孩子的殘缺，而能夠看見他們的美麗。

我花了好多年的時間才走到被自己稱作「接納」的階段。這並不表示我棄械投降了，情況正好相反。我的兒子依舊要面對許許多多的嚴峻挑戰，可是我不再怨恨和抗拒旅程的每一步，而是接受了我就是會在前頭為他披荊斬棘。這是個艱困的旅程，但是沒有人能夠逆轉現實。我可以全心全意地擁抱它、盡可能地愉快生活、抓住機會歡笑、陶醉於獲得的回報之中，當然我或許也可以當一個被擊倒的討厭鬼。真的，該選擇做怎樣的人，真的是想都不用想！

5．早期介入治療

倘若你的孩子是正在學步或是學前班年紀的自閉兒，你必須做的最重要的事就是讓孩子接受早期介入療程。良好的早期介入密集療程可以大幅改善孩子的症狀，並且讓孩子有經由學習而變得獨立的機會。透過適當的早期介入治療，許多自閉兒可以在長大後過著正常或接近正常的生活。誠如「自閉症之聲」所言：

毫無爭論與疑問：早期介入治療是你孩子的未來的最佳希望。

然而，即便你的孩子已經上學了，在以下討論的介入治療中，許多選項還是很適合小學學齡及以上的兒童。以下的討論並不是要做為全面性的指南，我們只會討論一些最被人認可的介入治療，但還是希望以此為你指引出一個正確的方向。

良好的早期介入療程選擇須知

你應該怎麼選擇早期介入療程呢？對於掙扎著接受 ASD 診斷結果的家長來說，這真是個難題。目前有許多不同的選擇，你要是問上幾個人，每個人大概都會給你不同的意見。坦白說，這真是讓人一頭霧水且沮喪的時刻。

幸運的是，兒童發展專家近年來已經團結起來審查有關 ASD 早期介入治療的研究。（註一至註九）這些專家團體都提出了極為相似的結論，下文列出的就是他們都讚同一個早期介入療程應該具備的重要特點。

越早開始越好

在獲知診斷結果後，你應該做好讓孩子盡快開始接受早期介入治療的打算，而且要是你非常懷疑孩子罹患 ASD 的話，甚至在沒有得到診斷之前就該開始。遺憾的是，這並不是建議以觀望的方法來處理的部分。當你還在適應孩子得了自閉症的現實的時候，我們知道這件事似乎令人卻步。不過，做點正面的事應該有助於提振你的心情，而且等到你目睹孩子逐漸進步，期盼那些悲傷失望的惡劣情緒都會消逝。

早點開始為什麼會比較好呢？

早期介入治療可以防範或減少問題行為，如常因溝通問題所導致的發怒或自殘。無法表達自己的需求，你能夠想像這會讓幼小的孩子多麼沮喪嗎？如果我們能夠讓孩子年幼的時候就具備技能和某個溝通能力，我們就能夠避免孩子出現許多惡劣行為。

再者，還有一些證據顯示，孩子若在四歲以前開始密集早期介入治療，會比在四歲之後才開始更快見到成效。（註十）研究人員現在越來越興奮於**神經可塑性**（neuroplasticity）的潛力——指的是人的腦部有著終其一生會建立新的神經連結而自我重組的能力。這就是早期介入治療的目標：「重新連結」孩子的腦部，並將其發展重新導回較正常的軌道。

這個看法的理論是認為，與較年長的兒童的腦部相較的話，非常年幼的孩子的腦部有著更高的可塑性（即被重塑的可能性），故而更容易建立起新的神經連結。然而，這並非是不可改變的定律。最新的研究建議，腦部其實一直持續地重新塑造和重新連結，從整個兒童期、青少年時期，甚至是到了成年之後都是如此。大一點的孩子即便可能會進步得稍慢一些，但是他們絕對也能受益於這些介入治療。

選擇密集度足夠的療程

專家們現今都同意，ASD的早期介入治療應該是密集的，只是在確切的時數上並沒有一致的共識，多數的專家是建議每週**最少**十五小時到二十五小時，並且持續二年到三年。

不過，你必須考量到的不只有時數而已，療程的品質也同樣重要。為了讓介入時數產生效益，孩子不能只是人在現場，他們的心智也一定要認真投入。由於自閉兒在參與團體活動時很容易「走神」，因此這就表示，至少在一開始的時候，孩子大概需要旁人投注很多注意力（請參見下文）。

如果這一切聽起來讓人緊張的話，請記住並非所有的學習都是發生在教室之內。介入時數還可能包含了遊戲時間，其目標是合作遊戲；或是學前班的時間，孩子要達成設定的目標，如能夠獨自喝早茶與安靜坐著聽故事。良好的早期介入提供者會教授你跟孩子相處的技巧，因此連家事都可以是孩子的學習機會。舉例來說，你在超市可以協助孩子計數放入袋子的水果，同時教導孩子要懂得跟緊你以及耐心排隊等重要的社會目標。

自閉症專屬課程

自閉兒面臨了獨特的社交和溝通挑戰，因此介入療程內容應該要針對自閉症而設計。這樣的療程應該要包括五種孩子要努力學習的重要技能：

- 注意力的集中
- 模仿他人

- 語言的理解與使用
- 能夠適當地玩玩具
- 與他人有社交互動

當然，每個自閉兒都不一樣，所以療程應該按照孩子的相對優缺點量身打造。有些孩子在學習語言上相對容易一些；有些則覺得比較困難，而需要如圖片交換溝通系統（Picture Exchange Communication System，簡稱 PECS，相關討論請參閱第一五六頁）等視覺輔助。有些孩子需要額外輔助來促進動作技能：跳躍、踢球、書寫和畫畫。介入療程也會教授自助技巧，像是穿衣服、做點心或獨立如廁等，全都是未來自力更生的必要技巧。

問題行為的積極處理方式

大部分的自閉兒在某個階段都會出現問題行為，良好的介入療程則會備有主動積極的策略來防範問題行為：讓學習充滿樂趣幹勁，謹慎地建構環境（請參閱下文），並且會以口頭讚美或是最愛的玩具等正面的強化手段來鼓勵良好的行為表現。

當然，即便接受了最佳的介入療程，孩子還是無法避免會產生一些問題行為。若是如此，老師／治療提供者應該要進行**功能分析**（functional analysis）來確定行為的背後成因，引入改變來抑止行為，並且給予更多可接受的替代選項。比方說，如果他們發現孩子在特定的語言課程中常常鬧脾氣，最合乎邏輯的結論可能是孩子想用調皮搗蛋來逃避上課。在這種情況下，處理方式可能是暫時降低課程的難度、不理會孩子鬧脾氣的情況（很難但是做得到），並且使用誇大的讚美和喜愛的課後活動來加強孩子專心上課的表現。雖然你在短期內可能會看到孩子變本加厲地發脾氣，但是情況在後來就會慢慢減輕了。

結構化和支持性的環境

所有的孩子對於可預測性和規律作息都有良好反應，而這對自閉兒更是格外重要。特別是針對學前班的孩子，他們的在校時間應該要結構化，並且遵循一份可預測的作息時間表。有些孩子需要多一點的幫助才能從一個活動**轉換**到下一個活動，尤其是在規律作息出現了意料之外的變化的時候。提供孩子一份視覺化的當日活動時間表有助於緩和焦慮。

實際的教學環境也應該井然有序且沒有干擾。許多自閉兒都有感官敏感問題，並且會被一般人不會注意的事物所干擾，如日光燈。

可預測性和規律作息對頭幾個月的學習分外重要，可是一旦孩子的情況好轉，此時該做的要事就是要在他們的規律作息中慢慢導入改變。這會幫助孩子發展出足以應付外在世界的獨立性和技能；這可能意味著孩子要從一對一的指導轉成團體課程，並且回到如學前班等比較自然的環境之中學習。

家庭參與

家庭參與是任何介入治療的成功要素。如果所學的課程無法在家中落實，即使用錢買了最佳的介入療程，那也毫無意義。

如果治療提供者跟你說，孩子在沒有你的參與之下會做得更好，你就應該立即有所戒心。家庭成員應該被積極諮詢有關治療的目標設定和計畫，並且應當接受訓練，懂得如何讓孩子把所學的新技巧應用（或普及）到家中或是更廣泛的社群。在孩子接受療程的過程中，你也應該預期會定期收到關於孩子進展的回饋意見。

有些父母會選擇扮演更活躍的角色，讓自己成為治療師。儘管並非人人適合，但這無非是省錢的好方法。對於人際發展介入（簡稱RDI）與地板時間療法（Floortime，相關討論請參閱第一二四頁到第一三五頁）等一些介入療程來說，家長則必須負起實際執行療程的工作。

個人化的關注

你的孩子應該擁有特別按照其長處與需求所量身打造的個人化教育計畫。這個計畫應該考量到你的家庭情況。舉例來說，你的優先事務之一可能是教孩子如何要求飲料和零嘴，以便讓居家生活變得容易一些。

若要落實孩子的教育目標，孩子能夠每天獲得足夠的個人化關注是最基本的要求。專家建議的最低人員比例是每六個孩童配置兩位成人，可是在治療的早期階段，一個孩童最好能夠至少獲得一些一對一的個人關照。

系統性教學

孩子的教學目標應該要謹慎籌劃，並且要包含把所學技巧普及至家庭和社區環境的策略。孩子的進展也應該受到仔細監控，並且適時調整教育計畫。對於沒有提供成效的評量的療程，你一定要多加小心。儘管越來越多人使用錄影帶評估，但是你還是需要行為改變的書面記錄以便正確地評估孩子的進展。

銜接期的支援

自閉兒到了要就學時通常需要許多支援。良好的早期介入療程會有正式的輔助銜接就學的課程，會教導有助於孩子可以獨立運作的學校技巧，而最理想的就是包含了一個正式融入課程，以便讓孩子可以逐步適應新環境。

與發展正常孩童混班的機會

有證據指出，若是在對的環境之下，自閉兒可以從正常孩童身上學到寶貴的社交技巧。理想的情形是孩子的介入療程應該要有一些與正常發展的同儕混班的機會，然而，若是你計畫送孩子到主流的學前班就讀的話，請記得那些都會是吵鬧混亂的場所，你的孩子因而亟需許多支援才能順利求學。孩子大概需要一套融入計畫、活動時間表等視覺輔助，甚至是一位個人輔助人員來鼓勵孩子與其他小朋友一起玩耍。

多學門方法

由於自閉兒有著複雜的需求，因此不太可能一種療法就可以滿足一切。所有與孩子有關的人都要合作，包括了言語病理師、治療師、老師、職能治療師以及家長，如此才能確保大家是朝著相同的目標邁進。

以上是專業人員的建議。不過，我們想要在此補充其他專家（比你更早走過早期介入治療之路的家長）的一項建議。

可以吸引孩子的老師／治療師

大概顯而易見的是，良好的介入療程所任用的老師與監督治療師，應該都要具備不管是特殊教育、心理學、語言治療師或職能治療的適當資格。他們也應該要受過如何與自閉兒共事的特別訓練。資淺的人員應該要持續接受來自更符合資格的人員訓練和密切監督。

不過，擁有吸引孩子的能力才應該是老師與治療師最該具備的特質，其重要性更凌駕於學位資格之上。能夠不看自閉症症狀而探知孩子內心的才是最棒的治療師；他們不僅知道如何與孩子一起大笑、玩耍和玩得盡興，同時也知道如何以親切和一貫的方式來加強紀律。你的孩子會非常享受與這些人相處的時光，跟著他們會有最好的學習效果。倘若遇到了這樣的人，你應該盡可能地讓他（她）能夠待得越久越好，幸好這些貴人要比我們想像中來得多。

治療師來應徵工作時，如果沒有提說要見我的兒子的話，我當下就知道不能聘用。我會雇用的是那些會先彎下身子到地板上跟他打招呼的人，甚至可能還沒有跟我說話就會這麼做。

早期介入治療真的有助於孩子成長茁壯嗎？

美國最近發表了一份有意思的研究。研究人員追蹤了加州近七千名的自閉兒，年紀從兩歲到十四歲不等。（註十一）結果發現原初診斷為高功能自閉症的孩子往往都會繼續相同的軌道向上發展，可是一開始症狀嚴重的孩子就呈現比較多樣的發展歷程；有些仍舊會是重度自閉兒，可是有為數不少的孩子（約是整體的百分之十）則出現大幅改善的情形，等到進入青春期之後，他們就會被歸類為高功能自閉兒，研究人員稱這些為「晚熟娃」。雖然研究人員無法特意查看這些孩子所受的早期介入療程，但是注意到這些晚熟娃的母親往往不會是少數族群，而且教育程度較高，換句話說，他們所出生的家庭就是比較有能力為孩子支付或爭取優質的早期介入療程。

一些不同的介入治療

令人遺憾的是，就像是幾近與 ASD 有關的一切事物，早期介入治療可以是有爭議的議題。關於密集的早期介入治療對孩子的學習與進展的極度重要性，這件事就沒有爭議，可是最具療效的是哪些療程就頗有爭議了，有時甚至會爭論激烈。

問題是有關早期介入治療的已出版的多數研究都不是特別好（你如果不清楚人們如何評估科學證據的話，不妨暫時跳到第一八二頁到第一八七頁，先就良好的研究設計多了解一些）。有些完善的介入治療模式都有諸多證據為其背書，特別是 ABA，但是有些模式的佐證研究就比較少。幸好這種情況已在改變之中，介入治療提供者已經體認要回應政府和大眾想要更優質證據的要求。

直接比較不同介入療程的研究更是尤其少見。遺憾的是，你不能只是比較兩份獨立的介入治療模式研究的結果，原因是個別研究中的孩童可能在年齡、智商和症狀嚴重程度都有不小的差異（而且這會影響到治療的反應）。此外，每份研究的**成效測量**（outcome measures，這是研究人員用來作為孩子的進展測量的跡象，例如智商的變化、學校就讀班級或自閉症症狀等等）也通常各不相同。總之，這就像是把不相干的蘋果與柳橙拿來比較一樣。

如果孩子在新的 DSM-5 準則之下被診斷有社交溝通障礙，那要怎麼辦才好呢？你應該為自己的孩子尋找怎樣的介入療程呢？這是個好問題。由於是全新的診斷，我們並沒有能夠作為指引的治療研究，可是按照邏輯判斷，我們應該要優先考慮那些主要針對社會和溝通領域的介入治療。

到頭來，當你必須做出判斷時，你的依據就是手邊的證據、專業人士和其他家長的回饋意見、你個人認為對孩子最好的治療方法的觀點，以及（令人感到遺憾的）療法的可得性與家庭經濟狀況；即使政府提供了補助，有些介入治療就是難以取得或者是十分昂貴。

HCWA 的最新資訊

透過澳洲自閉兒協助計畫（HCWA），澳州政府最多可以提供自閉兒家庭一萬兩千澳元來支援孩子的早期介入療程。請注意這是用納稅人的稅金所資助的計畫，政府透過之前的家庭、住宅及社區服務暨原住民事務部（Department of Families, Housing, Community Services and Indigenous

Affairs，簡稱 FaHCSIA）委任了一份專家報告，檢視了主張可做為自閉症的無數各式療法的科學佐證。（註五）這份報告根據以下的標準分級了這些介入治療：

ER＝依據既定的研究證據而符合（補助）資格

EE＝依據新興或是最佳實務證據而符合資格

EO＝僅在併用其他合格療法時而符合資格

NE＝沒有充分或根本沒有既定的、新興的或是最佳的實務證據而不符合資格

由於澳洲已經在全國各地推出 NDIS，HCWA 最終會納入該計畫之中。儘管如此，了解支持不同介入治療的證據是有所助益的。

早期密集行為介入（EARLY INTENSIVE BEHAVIOURAL INTERVENTION，以下簡稱 EIBI）

在喬的診斷結果出來之後的灰暗日子中，某一天，我們的小兒科醫師請我們坐下來討論早期介入治療的選項。他提到了 ABA，可是又說採用此療法的密集居家療程一年要花上四萬澳元，而且還需要我們夫婦中的一個人放棄工作。我當下的想法是：「這樣啊，那我們就不做了。」可

是離開診間之後，我隨即做了一些研究，幾個月後就辭去了工作，並且全家下定主意要花數萬澳元為喬進行未來幾年的介入療程。是什麼改變了我的想法呢？

真的就是證據改變了我的想法。

時間要回溯到二〇〇四年，儘管當時出現了不少前景看好的新式療程，然而應用行為分析（ABA）仍舊是得到最多研究背書的介入治療模式。

何謂應用行為分析？

應用行為分析也可以簡稱為ABA，是以史金納（BF Skinner）的**操作制約**（operant conditioning）理論為基礎的治療方法，簡而言之就是結果會影響行為。根據這個理論，孩子會因為正面結果（即正面強化效應）而比較想要學習和保有行為，但是負面或是不明顯的結果就會讓孩子比較不想學習或維持行為。

儘管有許多不同的ABA方法，譬如第一〇九頁所談論的處理問題行為的功能分析法，其基本原理就是ABA，可是最常見且仍是多數居家密集療程的基礎技巧的則是**單一嘗試教學**（discrete trial training，簡稱DTT）。DTT會將學習拆解成許多獨立的小步驟，讓孩子更容易逐一學習。

當孩子學習這些新行為和技能的時候，會給予獎賞（或強化物〔reinforcers〕）來激勵他們學習。比方說，治療師可能發出「到這裡來」的指令，孩子若是正確回應的話（即去找治療師），他們就會獲得口頭讚美（「好棒噢！」）、玩吹小泡泡或輕輕呵癢。要是孩子沒有回應正確的動作，就不會獲得獎賞。不過，在療程的初期階段，孩子只要嘗試就會得到強化物，藉此保持正面積極的整體學習經驗。這些獨立的小步驟會重複好幾次，一直到孩子學會為止。

DTT 和其他 ABA 方法可以用於：

- 教導遊戲、學校課業、社交技能、溝通和日常生活技能
- 鼓勵良好行為，如關注老師和完成目標任務
- 減少不良的行為，如自我傷害或是「自我刺激的行為」
- 將良好行為擴及到不同的場所（家庭或學校等等）

儘管人們會交替使用 EIBI 和 ABA 這兩個術語，但是嚴格說來這是不正確的。以 ABA 方法為主的行為教學不一定要是密集與一對一的形式。儘管許多早期介入療程會使用到行為方法來教導技能（尤其是如廁訓練等方面的生活技能）和處理問題行為，但是並不會只是使用這些行為教學技巧而已。EIBI 指的是一種個人化介入療程，會系統性地使用 ABA 技巧，並（通常）是以一對一的方式，而且一週至少要進行二十個小時。以下探討了有關 EIBI 或密集 ABA 療程的證據。

早期密集行為介入治療的證據

一九八七年，美國加州大學洛杉磯分校（Los Angeles）的洛瓦斯博士（Dr Lovaas）與同仁出版了一份突破性研究，探討了年幼自閉兒的密集行為介入治療。（註十二）他們比較了三組孩童。實驗組是每週接受四十個小時一對一行為介入治療的十九位孩子，時間為期二年到三年；兩組對照組（分別是十九位和二十一位孩童）則是在同一時期每週接受不到十小時的療程。研究結束時，研究人員發現到，密集介入組有百分之四十七的孩童讀完了普通班一年級，智商測驗落在一般或高於一般的程度，並且在老師眼中與其他學校同窗並「沒有不同」。至於對照組的孩子，只有一個孩子讀完普通班一年級和智商測試正常。

接下來的幾年，洛瓦斯的研究與方法飽受批評，尤其是關於有些 EIBI 組的孩童真的「康復」的聲明。主要癥結點在於，沒有研究人員可以複製此研究的驚人結果。然而，威斯康辛早期自閉症計畫（Wisconsin Early Autism Project，簡稱 WEAP）所進行的一項研究卻在某程度上駁斥了這樣的批評。（註十三）WEAP 的隨機分派研究追蹤了二十三名幼童，都是進行了每週平均三十二小時或是四十小時四年的 EIBI 療程。根據研究結果，百分之四十八的幼童都有著正常智商與語言成績，並且在一般學校順利學習；其他的孩子的狀況也都有改善，只不過進步幅度不大。

請務必記得，洛瓦斯的研究和 WEAP 的研究呈現的是絕對的最佳實踐，以及因此所獲得的最佳結果。兩個研究實施單位都是大學系所，因而有著最優質的教學、指導與監督。由於同樣的療程並非垂手可得，因此期待一個由家長執行的居家 EIBI 療程達到相同結果就大概是不切實際的想法。孩子的特質也會影響到其對治療的反應，誠如研究指出，超過四歲與低智商的孩童就可能不會對介入治療有太大的反應；儘管如此，幾乎對於所有的自閉兒來說，ABA 無疑是一套有效的教學法。

為什麼不是每一個孩子都接受 EIBI 療程？是不是有什麼缺點呢？

頭號缺點就是花費。給付每週三十小時到四十小時的治療師薪資，那是相當可觀的，通常是預期獲得的最高補助金額的數倍。有些家長會負責一些療法來降低費用；有些則會以相當創新的方式來募款。無論如何，事實是大多數的普通家庭就是負擔不起 EIBI 療程。

再者，由於 EIBI 有許多的雜音，如果你選擇走上這一條路，請對某些負面批評做好心理準備。雖然家長經常使用行為方法來養育正常孩子而沒有出現問題（集星星貼紙表就是明顯的例子），可是批評家卻抱怨 EIBI「簡直跟訓練猴子沒有兩樣」。

縱然如此，近年來，人們已經傾向使用當代或是自然主義取向的 ABA 療程；這類 ABA 療程不僅減少依賴 DTT 的使用，同時更強調自發性、偶發學習、真實生活情境（家庭和學前班）的教學，並且允許孩子自行選擇遊戲和活動。當代 ABA 療程鼓勵使用「自然發生的強化物」（譬如，完成某種食物或活動的要求，就以該食物或活動做為獎勵），而且有些證據已經顯示，這種方式要比仰賴閃閃發亮的玩具等「人工」強化物更有效益。

核心反應訓練（Pivotal Response Treatment，簡稱 PRT）是當代最著名的 ABA 療程之一，這是由羅伯特・柯格爾博士和琳恩・柯格爾博士（Doctors Robert and Lynn Koegel）所發展出來的療程。PRT 不是依次瞄準一種新技能，而是聚焦在四種重要的或者該說是「核心的」行為：動機、自我管理、（溝通的）自發性和對多元線索的反應性，也就是孩子的廣泛功能領域的運作核心。支持 PRT 的人相信，只要瞄準核心行為，其他如社交、遊戲和溝通技能等（非針對性的）行為就會自然而然獲得改善。

澳洲育兒網絡網站有關於 PRT 的充分說明，網址為 www.raisingchildren/autism。

有些地方性的早期介入療程提供者現今都會納入 PRT 方法。

最後就是有關組織工作的問題。你不能只是半調子地採用居家 EIBI 療法。你需要全心投入參與其中，包含聘任治療師、就診以及發展學習素材等環節，而且你也要能夠讓孩子把正在學習的技能擴及到治療時間之外。如果你有工作或者是家裡還有其他的孩子的話，這可不是一件容易的事。然而，家長的參與是介入療程的成功要素之一，所以你可能要將此視為一項實際優點。

ABA 和 EIBI 在 HCWA 的資格等級 = ER

在得到查理的診斷之後，頭幾個星期懸而未決的一個問題就是，「我們現在該怎麼辦？」我們就像是許多面對ASD診斷的父母一樣，花了好多時間尋找療法和早期介入選項。很快地，有著證據基礎支持其對於許多孩子的正面效果的ABA就脫穎而出。正是由於這樣的證據、我們認為這是合適查理是治療方法的「直覺」，以及我們找到了很棒的ABA服務提供者，我們才會選擇了這個治療途徑。

在家裡著手進行密集ABA療程的真實情形實在是太讓人氣餒了。獲知查理的診斷之後，我們在三個月後就展開了密集ABA療程（每週二十五小時到三十小時），同時開始過著治療師們每天如旋風般地來來去去的家庭生活。家裡的一間空房被整理作為療程使用，而我會設法盡量參與療程，可是看著查理掙扎地學習著許多孩子一學就會的東西，實在是教人難受。我在第一年的時候不知流了多少眼淚。

我們的治療團隊全都體貼入微且十分幫忙，可是即便是這樣，隱私的喪失和嚴苛的治療時間表仍讓整個家難以承受。真的很感激我們的小兒子納特，因為他才使得查理的大部分療程成為有趣且極為和樂的經驗。

採用密集ABA療程的另一個很大的難題就是高昂的財務花費。依照當前澳洲政府的補助模式，實在是有太多家庭都負擔不起ABA療程。我們改變了家庭的財務未來規畫來試著支持查理的治療，以便讓他能有一個開發出所有潛能的機會。

查理在這兩年半的ABA療程中進步良多，我對選擇這個早期介入治療沒有一絲後悔。他現在是一個不一樣的男孩了，更有自信並且對於周遭的世界比較不會手足無措。我們得到他的首次診斷的時候，還無法確定他是否承受得了主流教育，可是我們現在發現自己已經做好了讓他明年去上當地小學的準備。他在言語方面進步很多並學習了社交和遊戲技能，同時也在治療師的陪伴下去上當地的幼兒園，度過了十分愉快的兩年時光。我們為他做到的一切感到無比的驕傲。

基本上，查理從ABA療程學到的就是要如何學習，而身為他的家人的我們則是學會了面臨挑戰時的處理方法。我可以想像在未來多年裡，ABA的原則都會是我們生活的一部分。

查理的母親　蘇珊・魏思特（Suanne West）

發展介入治療

發展性或關係本位的介入治療是以正常孩童的發展研究為基礎，聚焦在孩童與他人建立正面、有意義的關係的能力。我們下文要討論的是目前能夠在地方上得到的兩種療程：關係本位（DIR）／地板時間模式與RDI療程。

DIR®／地板時間模式™

DIR／地板時間模式是已故的史丹利・葛林斯班醫師（Dr Stanley Greenspan）和沙麗娜・韋德博士（Dr Serena Wieder）兩人的心血結晶。雖然DIR的意思是**發展性個人差異的關係本位模式**（Developmental Individual Difference Relationship-Based Model），可是人們一般會把這種介入療程稱為地板時間，我們之後會解釋箇中原由。

諸如DIR／地板時間等發展介入治療的依據是來自過去幾十年的兒童發展研究，其根本是發現孩童是透過與他人互動來學習**認知**（思考、推論和記憶的能力）、語言、情感以及社交的技能，而首要的人就是他們的主要照顧者（通常是爸爸和媽媽）。

然而，根據地板時間模式，自閉兒會出現獨特的感官和動作方面的問題（請參見第一六四頁到第一六七頁），不僅會影響到學習，也會引起這些重要的關係變調。DIR／地板時間模式的目標就是解決這些困難，並重新建立起親子之間的親密情感聯繫。

葛林斯班與韋德識別出了六項發展里程碑，而且相信這些是孩童想要在世界上學習和成功必須掌握的能力。DIR／地板時間療程是設計來引導孩子通過這些里程碑，一路往更正常的社會和情緒發展邁進。

1. **自我調節與對世界感到興趣**：對世上的景物、聲音和感覺感到興趣且能自我冷靜的雙重能力。
2. **親密感／戀愛**：與他人建立關係的能力。
3. **雙向溝通**：用動作示意進行雙向溝通的能力。譬如，寶寶學習朝著爸爸伸手示意，爸爸才會把她抱起來。
4. **複雜的溝通和問題的解決**：串聯一系列的非語言動作來表達個人意圖並處理個人需求的能力。

5. **情緒概念**：產生想法的能力。能夠先行在假扮遊戲中發展出形成想法的能力，比方說，小男孩會學著如何加速和衝撞玩具車，而不是只會旋轉車子的輪子。

6. **邏輯思維與情緒思考**：能夠連接各種想法，並將之化為現實且有邏輯，例如，孩子能夠找出想法之間的邏輯序列，並且不是用發洩的方式而是懂得描述自己的情感：「因為你拿了我的玩具，所以我生氣了。」

每個孩子都會先接受評估，再按照他們的技能、困難和興趣給予一套量身訂做的療程。接下來是每天會有幾個小時的兒童導向的遊戲課程（一次二十分鐘到三十分鐘，最多八次到十次），因為成人（家長、治療師或是其他幫手）和孩童常常會一起在地板上玩樂，這些課程就被稱為「地板時間」。按照葛林斯班的看法，由孩童帶領成人進行的互動式遊戲可以鼓勵孩童「想要」跟外在世界有所聯繫。

「地板時間」並不是針對言語、動作或是認知的技能來一一進行，而是透過專注於情緒發展來增進這些技能，居家療程因此通常會結合職能治療、物理治療和（或）語言治療單元，並且會安排時間造訪給予支援的學前學校，為的是讓孩子有機會與正常發展的同儕一起學習。

許多地方都有機構提供 DIR／地板時間療程。跟 EIBI 相較之下，「地板時間」是成本相對較低廉的一種介入療程，讓更多的家庭在經濟上可以負擔，可是若要完美落實的話，那絕對需要家長的全心投入。

DIR／地板時間的效果如何？

關於DIR／地板時間的優質研究到現在還是付之闕如，可是這樣的情況似乎開始改變了。最近有一份隨機分派的對照研究，將學前班年紀的二十五個孩童與二十六個孩童組成的對照組相互比較，前者接受了DIR／地板時間（每週與訓練有素的治療師進行兩個小時，並與家長平均進行二十五個小時），後者則是接受平均每週約四小時的各式社區介入服務。（註十四）十二個月之後，獨立評估員（並未被告知孩童所分派的治療組別）檢視了所有孩童的錄像，結果他們發現到，相較於社區服務群組，DIR／地板時間群組的社交互動技能比較優異。儘管標準化的語言測試並沒有測出兩組孩童在語言發展上的差異，可是這個試驗還在進行當中，是否一段時間之後就能發現差異，且讓我們拭目以待吧。

自閉症青少年的遊戲與語言計畫（The Play and Language for Autistic Youngsters〔P.L.A.Y.〕Project®），這是以DIR／地板時間模式為基礎的社區早期介入療程。在二〇〇七年發表的一份有關P.L.A.Y.的先導性研究中，六十八位孩童接受了這個療程，經過十二個月之後，結果有將近半數的孩童都在社會發展和情緒發展上得到了令人滿意或非常滿意的進展。（註十五）然而，由於缺少了對照組，研究人員無法肯定地說，從孩童身上觀察到的進展是介入治療的結果。

研究人員最近進行了隨機分派的對照盲法臨床試驗，他們將參加P.L.A.Y.計畫的孩童跟接受標準社區介入治療的六十位孩童相互比較，結果發現到，在互動、功能性發展以及自閉症病症

方面，P.L.A.Y. 的孩童都比對照組的孩童有較大的改善。（註十六）

DIR／地板時間和 P.L.A.Y. 計畫在 HCWA 的資格等級 = EE

若想獲知更多 DIR®／地板時間™ 的相關資訊，請造訪 www.floortime.org 或是 www.icdl.com。

至於 P.L.A.Y. 計畫的進一步相關資訊，請至網站 www.playproject.org/。

在佐依十四個月大的時候，一股突如其來、不為人知的焦慮感悄悄地潛入我的生活。她變得相當自得其樂，簡直到了不想要或是不需要我為她做任何事的地步。她的語言發展停滯，並且變得冷漠、只關心自己、疏遠、且彷彿聾了似的。她罹患了慢性腹瀉，並且一天只睡三個小時。

我開始上網搜尋，無意中看到了自閉症的警示徵兆，我讀完後就隨即明瞭了。診斷結果出來之後，一連六個月，我和布瑞特（Brett）會花整晚的時間各自在電腦上找資料，我們偶然發現了DIR／地板時間模式，而且奇蹟般地在離家半小時的地方就有一間診所。這個療程對我們來說很合理；這個療程也讓我們可以真正開始著手幫助佐依，向前邁進。

喬治娜（Georgina）是第一個以不同的眼光來看待佐依的專業人士，並給了我們些許希望；她是第一個把佐依當個人來關心的人，對她來說，佐依是個值得尊重的小女孩。受了傷的我的家庭在 DIR／地板時間的幫助之下開始好轉，不僅支持著我們每一個人，更讓我們的家又有了笑聲。這個療程按部就班地教我們佐依確切所處的發展階段，了解到她的長處、明顯的缺點以及幫助她的方法。這個療程讓我們得以進入佐依的世界，能夠試圖找回我們失去的小女孩。我們藉此在每個當下時刻找到連結，總是抱持著「讓每個行動都是互動」的想法。佐依就是開始從「做」中去有意義地學習。

地板時間是我們家中的一股正面力量。當我們跟她一起共度遊戲時光的時候，她似乎很投入且與我們產生連結。有個對我來說相當重要的時刻，我們有次一起到了人來人往的購物中心，她往前跑了大約二十公尺之後就停了下來，接著竟轉身向我跑過來，一面指著我一面喊著：「我的媽咪。」那真的是我難以忘懷的一個生命中最快樂的時刻。

佐依現在是個健康的女孩，有著目標、笑容和具感染力的笑意，還有兩個愛她的姊妹。她正在閱讀和寫字並有心向學。我們有著情感連結，並且是全家人一同學習。儘管生活並不完美，夾雜著酸甜苦辣，可是地板時間給了我們方法去面對我們的情緒。今日，我和布瑞特都很享受有佐依的時光——我們一同聊天、歡笑、跳舞、外出吃飯和相互擁抱。佐依，謝謝妳！

佐依的母親　唐娜（Donna）

人際發展介入®療程

人際發展介入®（又稱 RDI）就像 DIR／地板時間一樣是一種發展介入療程，其依據的研究發現到，孩童通常是在跟父母和主要照顧者的互動中學習事物。人際發展介入療程是由史提芬．葛斯丁博士（Dr Steven Gutstein）和瑞雪兒．雪利博士（Dr Rachelle Sheely）於一九九六年所創，基地是在美國德州休士頓，可是世界上大部分地區都有認證諮詢師在施行這個療程，澳洲和紐西蘭就有為數不少的認證諮詢師。

根據支持 RDI 療程的研究，自閉症患者（即使是高功能自閉症患者）的普遍缺陷就是無法發展出動態智能（dynamic intelligence），而這是要在複雜且「混亂」的世界中生存的所需技能。

如同葛斯丁的解釋：

> ……動態智能是包含了快速分析、估量、評價、適應、合作、妥協與創新的能力。真實世界中的問題解決、溝通、社會關係和自我調節，都是需要一種持續適應變化的過程。（註十七）

正因如此，RDI 療程的設計有著野心勃勃的明確目標，那就是要讓自閉症患者發展出個別的動態智能。為了達此目標，家長必須是主要的治療師或「引導人」。

研究人員確認了孩童是透過與經驗更豐富的成人的人際關係來發展出動態智能，而且在所有的社會與文化都是如此。不管是媽媽教寶貝女兒怎麼玩躲貓貓，或者是爸爸指導兒子踢足球的技巧，大人都可以藉由提出正好在孩子能力範圍的「邊緣」問題來增進孩子的理解力。這樣的過程就是所謂的**引導式參與**（guided participation）。

對於正常發展孩童的家長來說，引導式參與似乎是自然而然地發生。他們會考驗孩子（「學徒」），要孩子承擔更多維持合作的責任，而在整個過程中，會確保不會把孩子逼過頭，保持整個互動是個愉快的歷程。接下來，隨著越來越有勝任感，一般嬰孩和孩童會開始自行積極尋找新資訊和新挑戰，而這就是他們成長學習的方式。

然而，由於神經系統的問題，自閉兒從未真正展開過前述的引導式參與，而且他們之後還會開始迴避具有變動或新奇特徵的接觸，故而錯失了更多動態學習的機會。

RDI 致力於重建這種重要的親子關係，目標就是要讓孩子能夠與家長或照顧者一起調整自身的行動與思想，進而慢慢地發展出動態智能。家長會受訓學習如何在自然發生的情境之下創造機會，著重在關係的重要與參與的過程，而不是教授特定的技能。一系列的目標有助於家長增長對孩子的認識與理解，得以修正和調整家庭生活與互動型態。

在引導式參與活動中（其中有幾個活動是全天候進行），家長會按指示放慢速度，並謹慎地控制要求孩子合作的節奏，如此一來，他們的孩子就會開始感覺自己可以勝任，並且渴望承擔更多責任。家長會在可控制的小單元中添加挑戰，孩子因此有機會吸收這些增加的複雜性。例如，今天可能是小男孩把待洗衣物拿給媽媽放入洗衣機，隔天就交換角色，變成是媽媽給他待洗衣物。這些任務的困難度會隨著時間而增加，重點是要維持孩子擁有自己可以勝任的感受。

RDI 也要求家長要少說話和改變溝通方式，不僅要減少使用**命令式**（imperative）的溝通方式（命令他人的言語，如要求時會說「到這裡來」，或發出「這是什麼？」的問題），更要多使用**陳述性**（declarative）的溝通方式（邀請他人分享自己經驗的某些面向的語言，如「哇，太好了」或是「啊，好噁心噢」的說法）。

首次評估之後，諮詢師會為個別孩童擬定一份適合其發展的專屬療程，並且會訓練家長來加以落實。孩子進展的評估方式是錄像回顧和與諮詢師的會談。家長可以從豐富的線上RDI®學習系統（RDI® Learning System）來取得綜合數位學習資源，並跟諮詢師溝通和分享錄像內容。

RDI要求鄭重的長期家庭承諾：你不能夠「隨意」用它來搭配其他的療法。說真的，RDI療程的初期重心全都是放在家庭身上，需要家長完成預備療程，確保他們在情緒與智識上都做好了執行孩子療程的準備。

RDI療程的證據

二〇〇七年的一份研究檢閱了十六位幼兒的進展，他們都接受了至少兩年半的RDI療程。（註十八）在治療之前，依據ADOS的測試，其中有十人被歸類為罹患「自閉症」，三人則在「自閉症光譜」組別（請參閱第六四頁），其餘的三人沒有資料可循。到了研究期間結束之時，沒有一個孩子是在「自閉症」組別，變成六個是在「自閉症光譜」組別，十個在「非自閉症」組別，而且在ADI-R（請參閱第六二頁）有關靈活度和主流學校入學的家長評量上，每個孩子都有相對應的進步。很可惜的是，這份研究缺少對照組，而且所有的孩子都歸屬於「智力高功能」（智商

≥70），因此所得結果無法擴及至所有自閉兒。這個研究的作者也謹慎地提醒我們，ADOS 的類別與臨床醫師所使用的診斷類別並不一致，因而單獨一份「非自閉症」的 ADOS 診斷結果並不意味著孩子已經「康復」，而不再歸屬於自閉症光譜之中。

當我們在喬的 ABA 療程加入了 RDI 之後，我們察覺到他與我們的「連結」隨即有了起色，我們因此就繼續遵循著引導式參與的準則。美國兒科學會的一份二〇〇七年的評論也注意到了 RDI 療程的「表面效度」（face validity）（這個「科學行話」意思是其理論基礎看起來是扎實的）。（註一）目前有研究正在進階探索 RDI 模式的準則。

RDI 療程在 HCWA 的資格等級 = EE

若想獲知更多有關 RDI® 療程的資訊，以及澳洲與紐西蘭的認證諮詢師名單，請至 www.rdiconnect.com。

沒有人願意相信自己的孩子是不完美的，可是等到我們的大兒子小亞兩歲的時候，我們就心痛地清楚看到了他跟其他孩子不一樣的證據。

他言語發展遲緩、沉迷於旋轉玩具車的輪子和脾氣很大，被我們當成是二歲恐怖娃，之後則是三歲小暴君，到最後就是認為他是一個古怪的孩子。畢竟小亞的記憶力驚人且幽默感十足，他肯定沒事的，是這樣吧？這真是大錯特錯。

就在小亞的職能治療師和白天的保母不約而同地在同一週建議我們帶他去做自閉症檢測的時候，我們終於面對了實情，結果確定他有自閉症，只是還好是高功能自閉症。

我們搜尋了一大堆行為介入療法，RDI是我們的優先選項，而我們之所以為RDI所吸引，是因為這個療法強調教導孩子如何以不死記硬背的方式於日常生活中主動與他人應對，同時也很重視家長與孩子建立主要的治療關係，似乎最適合高功能／亞斯柏格症的小亞。

在與小亞的一般日常互動中，我們運用了一些RDI技巧，才在第一週就見到令人驚異的立即成效。幾乎是在我們停止指揮和訊問小亞的當下，他就變得比較合作和愛講話。當我們開始用觀察而不是詢問去開啟對話之後，他也開始敞開心胸跟我們分享他的想法。

RDI是不間斷的辛苦療程，我們真的必須提醒自己，每一次跟小亞的接觸都是使用RDI方法來培養他的社交技能、能力和自信心的機會。我們接下來則是碰到了治療師喬（Jo），她是上天送來的禮物，幫助我們成為小亞更好、更有自省力的父母。

如此經過兩年之後，小亞已經成長為一個溫暖、愛講話且更有自信的五歲男孩，很喜歡跟他的妹妹玩假扮遊戲，愛跟其他的孩子在一起並且擁抱新的挑戰——包括了開始上學前班和學習體操運動。

他現在會抱著我們，並將一隻手輕輕地放在我們的大腿上一起讀書或看電影，甚至偶爾還會主動跟我們說：「我愛你們！」

剛認識小亞的人都不敢相信他有自閉症，而對他的家人和朋友來說，看著他在這些年來從一個完全沉溺在自己世界的男孩變得會尋求陪伴，我們都感到驚訝。

對於我們來說，RDI 不只是讓我們得以了解家裡的小男孩的思維方式，並且幫助他成為最優秀和最快樂的自己。RDI 同時教導了我們簡易的良好育兒技巧，讓我們也可以應用來養育我們的女兒，真的是很棒的東西。

約書亞的父母 維吉尼雅．尼古拉斯（Virginia Nicholls）與布萊德．波特（Brad Potter）

綜合式介入治療

以下的介入治療都包含了行為和發展模式的要素。

丹佛早療模式（THE EARLY START DENVER MODEL）

儘管丹佛早療模式（簡稱 ESDM）是密集早療世界的新成員，可是卻有其重要性，原因有二：第一，適用於非常幼小的孩子；第二，有優質研究為其背書（即便仍然需要更多的研究佐證）。

ESDM 是一種全方位早療模式，目標對象是十二個月大到四歲極年幼的自閉兒，或者甚至是那些疑似患有自閉症的幼兒。ESDM 的創始人莎莉．羅傑斯（Sally Rogers）和潔拉汀．道森（Geraldine Dawson），這兩位美國心理學家結合了關係本位的發展方法與 ABA 的教學實踐。

一方面，ESDM 吸納了 ABA 的主要元素（如使用獎賞來強化合意的行為，以及遵循一套詳盡的技能發展課程），另一方面，這個模式使用的是遊戲為本位的方法來處理自閉症的核心缺陷，像是注意力、情緒分享、模仿、共享式注意力（請參閱第五二頁至第五五頁）、語言發展與想像遊戲。

ESDM 的治療師不使用聲音訓練和抽認卡來教語言，而是會先專注於非口語溝通，如微笑、手勢（像是用手指示）和追視目光。這些行為一般都是在開口說話之前就會形成，可是罹患自閉症的幼兒卻不是如此。之所以採取這樣的重點，其理論基礎是認為，只要我們集中治療這些早期的溝通缺陷，孩子的言語能力可能就會自然發展出來。（註十九）

ESDM 是在幼兒的自然環境中進行（主要是家裡，但也會在學前班的環境），並由訓練有素的治療師和家長來執行。家長只要受過 ESDM 原則的適當培訓，ESDM 就會要求他們把所學原則使用於餵食、洗澡時間和遊戲等日常活動之中。

丹佛早療模式的證據

有個隨機分派臨床試驗研究了四十八個學步兒，年齡從十八個月到三十個月不等，研究結果發現，相較於每週接受大約二十小時一般社區介入治療的孩童，接受兩年的一對一 ESDM 治療的孩童（每週與受過訓練的治療師進行十五個小時，並與父母平均進行十六個小時），在智商、語言能力和日常生活技能上有更大的進步。（註二十）ESDM 組有七個孩童（占百分之三十），他們的診斷在研究期間從自閉症變成了PDD-NOS的類別（相較之下，社區組則只有一個孩童是如此），而這表示了，這項治療能夠至少改善一些學步兒的整體自閉症症狀。

這項優質研究顯示了ESDM有益於相當幼小的孩子，讓人感到ESDM是有真正潛力的介入療程。後續的研究已經在進行當中，其中包括了檢驗遠距離採用ESDM的有效性，其使用了遠程醫療科技，這為偏郊地區的家庭預示了可能的好消息。

丹佛早療模式在HCWA的資格等級＝EE

本書即將付梓之際，澳洲僅有少數地方提供ESDM療程。不過，許多地方專業人士現在都在接受ESDM認證培訓，相信再過幾年就應該在澳洲和紐西蘭更加普遍。若有疑慮的話，請洽詢您的自閉症顧問。而想知道更多ESDM的話，我們大力推薦《穩步．慢行：自閉症孩子的生活、溝通、學習》(*An Early Start for your Child with Autism*)，作者為莎莉．羅傑斯、潔拉汀．道森與羅莉．維斯瑪拉（Laurie Vismara），美國吉爾福德出版社（Guilford Press）於二〇〇四年出版。

當我的兒子詹姆士被診斷出有自閉症的時候，我知道對他最好的藥方就是早期介入治療。我很幸運在日間托兒中心和家長培訓課程中知道了ESDM，而這項療程也依據我兒子的需求量身打造，著重於他的發展方面的特定目標，並由合格團隊來執行。

實行了ESDM幾個月之後，詹姆士就學會了用手指示，並且開始說些簡單的單字或是兩個字的詞彙。這些技能為他奠定了學習話輪轉換（turn taking，譯注：對話雙方知道如何輪流發言，懂得適時插入意見和給予對話結束的暗示等等）和溝通的重要性的基礎，緩和了無法表達需求和慾望的壓力和焦慮，並且減少了挑釁行為。

由於ESDM是以遊戲和共享式注意力為基礎，我因而可以自然地參與其中。詹姆士最喜愛的是規律的感官社交活動，當我們在地板上打滾和跳躍到空中，只見他眼睛發亮地看著我說：「媽媽，再滾一下。」這個療程讓我們以與眾不同的方式建立關係，讓他變得能夠了解我的肢體語言和臉部表情。

詹姆士在接受早期介入治療之前，我一直努力要讓他跟我玩遊戲，也確實達到了某種程度，可是現在我們的角色轉換了。讓我最高興的是，詹姆士開始會找我了，跟著我在屋子裡轉，模仿我的一言一行，並且開始對我的世界發生興趣。我懷抱著期許看著他開始一項活動並說著：「媽媽，過來」，然後推我下來「坐好」，我們就可以開始一起拼拼圖或讀一本書。

儘管我的兒子未來不會去上主流學校，可是他的生活品質已經就此完全改變，藉由早期介入治療和ESDM而大大豐富了起來。

詹姆士的母親　南西（Nancy）

TEACCH和結構化教學法

一九七二年，美國北卡羅萊納大學（University of North Carolina）建立了**TEACCH**或稱**自閉症與相關溝通障礙兒童治療與教育模式**（Treatment and Education of Autistic and Related Communication-handicapped Children）。TEACCH是不仰賴某種特定技巧的教導方法，但提供了患有自閉症的孩童、青少年及成人全方位的服務，模式著重於改善自閉症患者的技能，以及調整環境來遷就他們的問題。

TEACCH發展出所謂的「自閉症文化」的概念，藉以描述可見於自閉症患者的「思考與行為的特徵模式」。譬如，自閉症患者投入自己最愛的活動時，常常展現處理視覺訊息的相對長處，能夠極為專注和注重細節，可是他們卻有轉離那些活動的困難，並且有溝通、注意力、組織與感官處理的問題。

TEACCH療程的主要重點是使用**結構化教學法**，建議要盡量降低教室內會讓自閉兒分心的視覺「混亂」，而且要讓學習環境井然有序，如此一來，孩童就能夠理解在不同的個別環境應該做的事情。比方說，學前班可以分隔出嬉戲、做作業和用餐的不同區域，並用色彩化的視覺線索來提醒孩子每個區域會發生的事情。TEACCH療法也強調給予全天候固定作息的重要性，如此可有助於降低主要由焦慮所造成的學習障礙，並且要大量使用圖畫時間表和其他視覺線索。在這樣的結構和輔助之下，孩童就可以更加獨立運作，並降低對大人提示的依賴。不過，更長遠的是慢慢地減少使用這些輔助，好讓孩童最終能夠在較無結構化的環境中生活無礙。

啟動 TEACCH 療程之前，孩童會先接受評估，接著再按照他們的特別需求來訂立一份專屬個人學習計畫。雖然以 TEACCH 為主的療程通常是在早期介入中心進行，但也同樣鼓勵在家中使用視覺輔助和時間表。

TEACCH 是否有效呢？

TEACCH 部門（Division TEACCH）學者群的出版廣泛，探討了自閉症的本質、結構化教學法、語言與溝通，以及此療程的許多其他面向。正因如此，TEACCH 現在是世界各地最被人廣泛使用的自閉症療法之一。

說雖如此，由於 TEACCH 部門無法提出對照研究來支持本身的介入療程，在過去曾因此而招致批評。

然而，一份二〇〇九年的義大利研究局部地回應了這個批評。（註二十一）該研究比較了有著自閉症和學習障礙的三組九歲男孩，經過三年後，該研究發現，比起參加非自閉症為主的特定療程的男孩，參加 TEACCH 療程的兩組男孩（一組在特教學校；另一組在主流環境，但在家裡和學校皆使用 TEACCH 的輔助）在日常生活技能、社會化、學習和行為方面，都有十足的進展。

這份研究之所以特別重要，原因乃在於它證明了 TEACCH 可以在主流環境之中發揮作用；事實上，主流群組的在三組中的表現最突出。

在澳洲當地，二〇〇八年，澳洲自閉症協會（Autism Spectrum Australia，簡稱 Aspect）在自己的兩間特教學校進行了有關 TEACCH 療程的先導性研究。（註二十二）所有參加的孩童都有量身訂製的個人化課程，並且使用了這些課程、錄像回顧、教師自我評估與焦點團體的方式來比較孩子參加 TEACCH 療程的前後表現。接受過 TEACCH 的結果分析顯示，十三個技能類別中有十二個在課堂中出現正面改變，而且錄像回顧也指出孩童的獨立性普遍增強，同時降低了對於教師的言語提示的需求。工作人員特別提到，這個療程增加對於個人而非團體的關注，而課堂似乎因此而運作得「更順利」。

TEACCH 在 HCWA 的資格等級 = EE

若想獲知更多 TEACCH 的相關資訊，請至 www.teacch.com。

雖然 TEACCH 部門並沒有在澳洲或紐西蘭設置任何中心，但是許多在地的療程，例如疊積木（Building Blocks®）等，都已經採用這種結構化教學法來作為更廣泛或是折衷療程的一部分。昆士蘭州的 AEIOU 基金會各個中心（譯註：此指澳洲的 AEIOU 自閉兒基金會〔AEIOU Foundation for Children with Autism〕，創立於二〇〇五年，旨為二歲至六歲的自閉兒提供專職自閉症早期介入療程）也使用了視覺輔助和結構化活動來提高孩子的獨立性，可是其以中心為主的密集療程主要是強調遊戲技能和社交技能的發展，故而 TEACCH 的方法只是其療程的一個環節而已。

亞當和戴蒙在二〇一〇年被診斷罹患了 ASD。我到處找資料研究，帶著這對雙胞胎去接受私人治療，也在家施用治療技巧，可是這一切著實讓人難以承受──「搞定它」的壓力如排山倒海湧來，成了我一早醒來想到的第一件事，也是我入睡前想的最後一件事。

我後來就找到了 AEIOU。亞當和戴蒙是在兩歲半的時候開始了在中心的第一天療程，送他們到中心之後，我在離開時頓感輕鬆許多而且有了希望，而那也是第一次，當我送亞當到照護中心展開一天時，他沒有在我離開時尖叫哭泣。

在那個時候，戴蒙不會說話溝通，亞當則是能說「走」和「鞋」這樣的字，可是他們倆人現在已經都可以正常地與人溝通。不到六個月，他們開始會叫我媽媽，而且馬特（Matt）也因為被喊爸爸而感到開心。不過，我注意到的第一件事是，他們比較懂得聆聽，這使得事情變得比較容易完成，像是要讓他們洗澡或上車等等。他們對於自己及周遭的環境變得更有自信了，因此快樂多了。

他們每天都學了些新字才回家。兩個人會用視覺時間表，也發現到自己可以請求幫助或提出自己需要的東西，並且都可以獲得回應。當我去接他們的時候，他們會跑來擁抱我。

兩年過去了，亞當現在等著去就讀學前學校，戴蒙則會繼續留在 AEIOU 六個月。我的家人仍在與自閉症共處的初期階段。我們還是有艱難的時日，而且我們實在不知道未來會是怎麼樣子，可是他們兩人至少現在都受到了妥善照料。

亞當和戴蒙的母親　珊．卡勒（Sam Kahler）

SCERTS 綜合教育模式（THE SCERTS® MODEL）

（譯注：SCERTS 是 Social Communication、Emotional Regulation、Transactional Support 三詞的字首縮寫，意即社會溝通、情緒調控和人際網絡支援）

SCERTS 綜合教育模式不是一種教學法，而是一種教學理念，其會按照個別孩童的長處與需求的評估，再使用所需的發展介入療法（地板時間和 RDI）及 ABA 療法（核心反應訓練）。

SCERTS 模式是由美國自閉症專家貝瑞．普瑞桑（Barry Prizant）、艾米．威瑟比（Amy Wetherby）、艾蜜莉．羅賓（Emily Rubin）、艾米．羅蘭（Amy Laurent）和派屈克．萊德爾（Patrick Rydell）共同發展而成，而這個綜合教育療程具有三個相輔相成的治療目標：（註二十三）

1. **社交溝通**：發展自發的功能性溝通，並與同輩和成人建立安穩互信的關係。
2. **情緒調控**：培養平穩情緒狀態的能力來面對日常的壓力，並讓情緒盡可能處於足以應付學習和與人互動的狀態。
3. **人際網絡支援**：支援孩童、他們的家人和專業人員，以便在家庭、學校和社區等場所盡量創造最正面的社交經驗。後者可能包含了**人際支援**（訓練家長、教師和照顧者以最佳方式與孩童溝通）、圖畫溝通、書面時間表和感官輔助等**教育支援**，以及家庭支援，家庭成員即可受到更好的培訓而能夠應付養育自閉兒的挑戰。

SCERTS 模式偏愛讓自閉兒向正常發展的孩子學習，因此會鼓勵要盡量融入。雖然 SCERTS 手冊主要是為學前教育與小學低年級的孩童而設計，但是作者宣稱這個模式可以調整而適用於年紀較大的孩童，以及滿足不同能力的孩童的需求。手冊內容有這個模式的詳細解說，同時也有以課程為主的評估、數據收集和療程計畫的表格。

澳洲各地都有為專業人士所舉辦的 SCERTS 模式的培訓課程，而澳洲的一些服務機構也有提供（或是正在試驗）這種介入模式；紐西蘭教育部在二〇〇六年就已經把 SCERTS 納入零歲到六歲兒童的早期介入療程之中。

SCERTS 模式的證據

儘管 SCERTS 模式的許多單獨環節都有科學研究的佐證，可是我們還在等待檢驗其整體成效的隨機分派研究的結果。不過，這是可以理解的，畢竟這個模式算是比較新的介入療法。

「自閉症之聲」已經資助了一項早期介入研究，參與研究的家長會接受如何在家實施

SCERTS 模式的定期培訓課程，或者是每月兩次受邀參與一個資訊、教育和支持團體。參與家庭在孩子滿十八個月的時候會被隨機分派到兩個群組的其中一個，等到孩子二十七個月大的時候會換成接受另外一種介入療程，孩子總計要接受十八個月的介入療程，之後根據孩子的溝通、發展和自閉症徵狀來比較這兩種介入療程的效用。

對於年紀較大的兒童，美國佛州與加州則正在進行「課堂 SCERTS 介入」（Classroom SCERTS Intervention）計畫。此份研究聚焦在幼兒園到小學二年級的課堂，研究分了兩個群組，即 SCERTS 課程組與普通照護組（通常是使用一體適用的方式），四十所參與的學校將會被隨機分派到其中一個群組，評估方式也包含了課堂觀察和錄像分析。

SCERTS 模式在 HCWA 的資格等級 = EE

若想索取 SCERTS® 手冊和療程的其他相關訊息，請至 www.scerts.com。

以上扼要說明了早期介入療程（至少涵蓋了一些較知名的療程）。有些人可能會偏愛 ABA 的技能和語言重點，而有些人則會傾向於關係本位的發展介入治療；有些人可能喜歡居家療程的想法，而有些人則可能會認為學前學校療程才是理想的選擇。請記得，沒有一項療法可以適用於每個孩子或每個家庭。

在本章結束之前，有兩點值得一提：

首先，儘管我們已經個別討論了這些模式，可是實際情況卻通常較為複雜。有些介入療程提供者會主要使用一種模式，但是可能還會汲取其他模式的成功方法（例如，如廁訓練幾乎都是使用行為〔ABA〕教學法）。

再者，儘管有些模式的理念看似相當不同，但是骨子裡都有一個基本的共通點。人類學家羅伊·葛林可（Roy Grinker）是一位自閉兒的爸爸，他在二〇〇八年由圖標圖書（Icon Books）所出版的著作《不奇怪的心靈》（*Unstrange Minds*）中就對此做了最好的表達：

> 我和喬伊絲（Joyce）的結論是，近年來所構思出來的ABA、地板時間……以及許多其他名稱的療法，它們其實有著一個共通的基本策略，我們可以簡單地稱之為「與孩子正面衝突」。意思是說，你不要讓你的孩子很長時間地退縮，你要盡可能地吸引他的注意力，就算他會抗拒，也要強迫他跟你互動。

這解釋了早期密集介入治療的「密集」二字，以及為何這對你的孩子是如此重要。

澳洲育兒網絡網站有關ASD部分的網址是www.raisingchildren.net.au/autism，上頭提供了一份很好的自閉症療法綜合指南，上述的療法都涵括其中。我們推薦讀者不妨前往看看。此外，網站還提供了一份極好的早期介入療程注意事項的檢查表可供列印。我們建議要與療程提供者討論的時候，可以攜帶這份檢查表加以參照。

1. Myers SM and Plauché Johnson C. (2007). Management of children with autism spectrum disorders. Pediatrics, 120, 1162-1182.
2. Ministries of Health and Education. (2008). New Zealand Autism Spectrum Disorder Guideline. Wellington: Ministry of Health.
3. Perry A and Condillac R. (2003). Evidence-Based Practices for Children and Adolescents with Autism Spectrum Disorders: Review of the Literature and Practice Guide. Toronto, Ontario, Canada: Children's Mental Health Ontario.
4. National Initiative for Autism: Screening and Assessment. (2003). National Autism Plan for Children (NAPC). London: The National Autistic Society.
5. Prior M, Roberts JMA, Rodger S, Williams K and Sutherland R. (2011). A review of the research to identify the most effective models of practice in early intervention of children with autism spectrum disorders. Canberra: Australian Government Department of Families, Housing, Community Services and Indigenous Affairs.
6. National Research Council. (2001). Educating Children with Autism. Washington: National Academy Press.
7. National Autism Center. (2009). National Standards Report - Addressing the need for evidence-based practice guidelines for Autism Spectrum Disorders. Massachusetts: National Autism Center.
8. Warren Z, et al. (2011). Therapies for Children with Autism Spectrum Disorders. Comparative Effectiveness Review No 26. Agency for Healthcare Research and Quality. www.effectivehealthcare.ahrq.gov/reports/final.cfm. (Accessed 24 July 2012).
9. Roberts JMA and Prior M. (2006). A Review of the Research to Identify the Most Effective Models of Practice in Early Intervention for Children with Autism Spectrum Disorders. Canberra: Australian Government Department of Health and Ageing.
10. Harris SL and Handleman JS. (2000). Age and IQ at intake as predictors of placement for young children with autism: a four-to six-year follow-up. Journal of Autism and Developmental Disorders, 30, 2, 137-142.
11. Fountain C, Winter AS and Bearman PS. (2012). Six developmental trajectories characterize children with autism. Pediatrics 129, e1112-e1120.
12. Lovaas OI. (1987). Behavioral treatment and normal educational and intellectual functioning in young autistic children. Journal of Consulting and Clinical Psychology, 55,1,3-9.
13. Sallows GO and Graupner TD. (2005). Intensive behavioral treatment for children with autism: four-year outcome and

predictors. American Journal on Mental Retardation, 110, 6, 417-438.
14. Casenhiser DM, Shanker SG and Stieben J. (2011) Learning through interaction in children with autism: Preliminary data from a social-communication-based intervention. Autism. Published online 26 September (Assessed 24 July 2012).
15. Solomon R, Necheles J, Ferch C and Bruckman D. (2007) Pilot study of a parent training program for young children with autism. Autism, 11, 205-224.
16. Solomon R, Van Egeren L, Mahoney J, et al. (2014) PLAY Project Home Consultation Intervention Program for Young Children with Autism Spectrum Disorders: A Randomized Controlled Trial. Journal of Developmental & Behavioral Pediatrics, 35, 8, 475-485.
17. Gustein SE. (2009). Empowering families through Relationship Development Intervention: An important part of the biopsychosocial management of autism spectrum disorders. Annals of Clinical Psychiatry, 21, 174-182.
18. Gustein SE, Burges A and Montfort K. (2007) Evaluation of the Relationship Development Intervention Program. Autism, 11, 5, 397-411.
19. Wallis C. (2009) New Evidence That Early Therapy Helps Autistic Kids. Time Health. www.time.com/time/health/article/0,8599,1943512,00.html#ixzz230hyS9Cg. (Accessed 13 August 2012).
20. Dawson G, Rogers S, Munson J, et al. (2010). Randomized, controlled trial of an intervention for toddlers with autism: The Early Start Denver Model. Pediatrics, 125, e17-e23.
21. Panerai S, Zingale M, Trubia G, et al. (2009). Special education versus inclusive education: the role of the TEACCH program. Journal of Autism and Developmental Disorders, 39, 874-882.
22. Kilham C and Williams M. (2011). An independent outcome study of a 'Treatment and Education of Autistic and related Communication-handicapped Children' (TEACCH) intervention for children with autism. An Autism Spectrum Australia (Aspect) model class pilot project. Aspect Research Insights, Issue 4.
23. Prizant BM, Wetherby AM, Rubin E and Laurent AC. (2003). The SCERTS Model. A transactional, family-centered approach to enhancing communication and socioemotional abilities of children with autism spectrum disorder. Infants and Young Children, 16, 4, 296-316.

6．其他有益的自閉兒介入療程

這麼說吧，我已經好多了，先前的其他同班同學也好多了……我們之所以能如此，那是因為我們都接觸了自我經驗範疇以外的世界……我們個別的自閉症症狀減輕了，當然，這都是包括我們的父母、朋友和師長在內等他人的緣故。

《送白癡上學》（*Send in the Idiots*），康藍．納吉爾（Kamran Nazeer）著
布魯姆斯伯里出版社（Bloomsbury）於二〇〇六年出版

如果你的運氣夠好而能夠讓小孩加入一個優質的早期介入療程，這對小孩面對發展上會遇到的困難將會有深遠的助益，只是有許多小孩還需要額外的幫助。

我們在這一章會評介有益的 ASD 介入療程，而這些都是聚焦於溝通、動作技能與感官，以及社交技能等三大問題領域的療法。我們並不會一一討論每一個被推廣的 ASD 療法，而就只是著重在發展較健全的療方。在接續的治療旅程中，你可能會發現自己的小孩會因為音樂治療、藝術治療，或者甚至是馬術治療（騎馬）而茁壯成長，可是就早期階段而言，打好基礎是很重要的事。

溝通的介入治療

口語和語言治療

由於溝通和建立人際關係的困難是ASD的核心特徵，因此即使在這個範疇僅有微小的改善，孩子的生活也會因而變得極為不同。

對於年幼自閉兒的雙親來說，他們的一個共通課題就是極度渴望讓孩子開口說話。當然，當小孩能夠說話之後，那並不代表每個人的問題就通通解決了，例如，每當喬指著一名男子大喊著「他的肚子裡有小寶寶」，或者指著一位女士說「她的臉上有皺紋」，這讓我偶爾會恨不得他能夠少說點話，可是能夠與人溝通畢竟是人的基本需求。若是沒有表達思想和慾望的能力，自閉兒會變得焦慮和沮喪，而這使得許多自閉兒會出現挑釁行為，但是我們怎麼能夠為此而責怪他們呢？

好消息就是大多數的自閉兒都可以經由介入治療而學會講話。不過，所謂的溝通絕對不只是會講話而已；溝通是涉及了以下要素的複雜過程，而自閉兒可能在這些要素上有受損的情況。

接受性溝通——接受並了解他人的訊息。

自閉兒有連結文字和字義的困難，同時也可能無法了解他人的表情、肢體語言和手勢。遵循不明確的指示或超過一個步驟的指示（「去拿你的涼鞋並且穿上」），這對自閉兒通常會是個挑戰。他們也經常會因為身處環境的其他事物而分心（如噪音、走動或旁人），故而要讓他們注意並專心是一件相當困難的事。

表達性溝通——向他人傳達資訊或訊息。

自閉症患者有引起他人注意力的困難（例如，無法用手指示）；他們不知道如何使用正確的字彙或符號來表達自己想要的東西；他們不會使用語言或手勢來得到自己想要的事物；他們（或許）無法理解溝通的社會性和實用性規則。有些人可能真的罹患了口語失用症（verbal apraxia），這是一種口語運動性問題，會導致患者在生理上難以清楚發聲和說話。

實用性語言技能——語言的社會成規。

對於依據不同情境調整聲量、理解身體語言、詢問和回答問題、發表意見、開玩笑，以及了解語言規則等等，自閉兒可能在這些方面都有問題。他們通常無法掌握對話的規則，例如話輪轉換、不偏離話題、被誤解時要懂得換句話說，以及向不熟悉話題的聽者提供背景。較年長的自閉兒通常會對俚語或習語（如「下著傾盆大雨」〔raining cats and dogs〕）等象徵性語言有理解上的問題。他們與人對話時，往往會重複且是單方面地「向」別人說話，而不是真的與人交流。就本質而言，他們並沒有學會要如何透過溝通與他人產生連結。

正因如此，言語和語言治療應該要處理所有的這些問題，而不該只是聚焦在要讓小孩開口說話而已。誠如美國言語及語言病理學家喬登・山德勒（Jordan Sadler）所言，對於缺乏共享式注意力、眼神凝視和手勢的基礎技巧的孩子，想要讓他學會較高階的口語技能，如使用代名詞和句子建構，那就像是沒有打地基就開始蓋房子：「房子蓋到二樓或三樓時就會開始傾頹，無非是因為那樣的房子是絕對不紮實的緣故」。（註一）沒錯，這個問題對於高功能自閉症的孩童（和成人）更是確實如此，他們其中有許多人學會了流暢說話，但是卻沒有適切地發展這些基礎技能，例如，亞斯伯格症的成年患者可能能夠對於自己偏愛的話題滔滔不絕地講上好幾個小時，可是卻完全無視自己的談話對象已經無聊到沒有感覺了。

言語和語言治療需要由言語病理師（以往素稱為言語治療師）來執行；言語病理師在大學完成學位，其內容涵蓋了所有溝通面向，包括了口語、書寫、閱讀、手語、符號和手勢。

言語病理學家首先該做的是利用各種正式（標準化）和非正式的評估方法，評鑑出孩子既有的語言和溝通技能。一旦確定了孩子確實的溝通技能之後，言語病理師就可以開始針對孩子開發出專屬的介入療程。

初步目標可能包括了掌控口語、學習非口語溝通技能，或者是學習一種**擴大性**和**替代性**的溝通方法，如 PECs（請參見下文的討論）。如果孩子有**模仿言語**的情況，言語病理師可能能夠善加利用來幫助孩子建立語言技能。

等到具備基礎技能之後，治療焦點就可以轉移至改善語言的理解力、增加口語的複雜度，或者是矯正關於發音清晰度或**語調**的問題（自閉兒可能會有扁平、單調或高頻率的聲音）。在就學的階段，言語病理師可以繼續協助孩子的學業表現（例如，撰寫故事和學校報告）、對話技能和社交技能。

重要的是要理解到，每週一小時的言語治療並不會解決孩子的溝通問題，可是言語病理師可以幫助父母和與孩子共同生活和共事的人，確保大家使用有效且一貫的策略來鼓勵和改善孩子的口語和理解能力。另外一件要事就是，孩子所學習到的技能絕對不是僅只是診間的練習，而是為了要能夠擴及到真實生活的情境（家庭和學校），正是這種日常不間斷的實踐方法才能夠為長期發展產生最大的效用。

言語病理師可以受雇於早期介入服務單位和學校，也可以是在政府服務機構或私人執業單位。澳洲有多種管道可以讓家長取得言語病理師的服務：

- 透過由 HCWA 或是 NDIS 所資助的早期介入服務。
- 有些言語病理師是任職於澳洲州政府成立的健康和失能服務單位。你可能有資格去免費取得一些政府資助的言語治療服務。遺憾的是，這些免費服務可能要等上很長的時間地才能取得，而且因為需求眾多，每個人僅能分配到一段短期服務。
- 許多言語病理師是在私人執業單位服務，這意味著你必須要自費取得服務。如果你負擔得起的話，這絕對是值得的投資，你的孩子將因此取得需要的長期專屬介入治療（即使喬已經十一歲了，依然每週會與他的治療師會診一次）。

以下是一些補償花費的方法：

- 由於 HCWA 醫療保險項目特別涵蓋了年幼自閉兒的診斷和早期介入治療服務，包括言語病理師在內的聯合專業人士因而能夠為孩子進行評估（最多四次），而且每個孩子一生可以取得至多二十次由這些專業人士所提供的服務。孩子的小兒科醫師或是兒童精神科醫師需要為孩子出具一份治療和管理計畫書，如此一來，孩子才有資格取得前述所有的服務，而且需要在十五歲生日以前提出申請。
- 每個家庭都可以向公共醫療保險申請退款，透過聯合醫療慢性疾病管理計畫（Allied Health Chronic Disease Management Plan），每年可以最多申請五次言語病理治療服務的退款。你的家庭醫生可以為你安排這一切。
- 如果你的私人健康保險有購買「加保」服務的話，你可能可以申請理賠言語治療的費用（每一年有固定的最高使用金額）。

紐西蘭的情況就沒有這麼複雜，透過紐西蘭教育部的各種免費服務，該國的自閉兒都有資格免費接受言語和語言治療。不過，一些家長可能會選擇以私人療程來補強政府資助的治療。

由於治療自閉兒需要特別的技能，你因此必須要找到關注這個領域且有經驗的言語病理師。遺憾的是這些專業人士通常都是極為搶手，你因此可能需要四處搜尋才找得到適合的人。一位好的言語病理師會盡量透過玩耍的方式來讓孩子學習，讓師長、學生和焦慮的家長都能夠愉快地完成療程！

若想搜尋關注自閉症的言語治療師的話，請參見網站：www.speechpathologyaustralia.org.au（澳洲）或www.speechpathology.org.nz（紐西蘭）。

擴大性和替代性溝通

擴大性和替代性溝通是指使用手語、照片、圖像溝通符號，或語音產生裝置來取代或增強言語。

擴大性溝通介入可以輔助表達性溝通和接受性溝通，而其中最普遍使用的是那些採用視覺符號（照片、圖像和書寫文字）的方式。

許多自閉症患者對於視覺呈現的方式會有最佳的反應，正因如此，利用時間表和決策板等視覺輔助可以幫助理解和鼓勵語言發展，即使是會講話的孩子也可因此受益。經過一段時間之後，你就會學會自己動手做這些視覺輔助工具，而孩子的言語病理師（或者是早期介入治療師）應該能夠在一開始的時候為你提出建議。有些人可能偏愛購買商業生產的現成視覺輔助工具（「伊娜卡」〔Inekards®〕是很棒的澳洲產品品牌，譯註：這是專為有自閉症和語言發展障礙的兒童所開發的一套抽認卡，可用於言語治療、特殊教育、學前班、ABA療法、職能治療以及學校之中，澳洲 FaHCSIA 可以提供補助購買伊娜卡。網站：www.inekards.com.au），可是網路上其實有很多免費資源，你也可以使用自己拍攝的數位照片。

「自閉症之聲」已經出版了《視覺輔助》（*Visual Supports*）和《自閉症光譜障礙工具包》（*Autism Spectrum Disorder Tool Kit*），提供了循序漸進且易於理解的視覺輔助介紹。請至網站 www.autismspeaks.org，搜尋「工具包」（Tool Kits）選單下載相關檔案。

對於還不能講話的小孩，或是表達性語言仍有困難的較年長孩童或青少年，這些視覺輔助則是更為重要。圖像符號可以用來替代言語，讓這些孩子以功能性的方式去提出請求和進行溝通。

最知名的視覺擴大性溝通系統大概是**圖片交換溝通系統**（Picture Exchange Communication System），或簡稱 PECS。PECS 是由安祖・邦帝博士（Dr Andrew Bondy）和蘿莉・佛洛斯特（Lori Frost）於一九八五年發展完成，這套系統首先會教導學生以一張自己心儀的物品的圖片跟老師進行交換，老師隨即會拿出該件物品做為**強化物**或獎賞。孩子隨著療程慢慢進步，可以學會如何建構出簡單的「句子」、評論和回答問題。PECS 被認為是對自閉兒有用且有效的方法，足以與許多教育課程互補使用。

若想要取得 PECs 的相關資訊，包括即將舉行的培訓工作坊和 PECs 手機應用程式等等，請前往網站 www.pecsaustralia.com。

還有其他類型的擴大性溝通系統。首先要提到的類型是「手部動作」（手語）。支持使用手語的人主張這種方式可以讓自閉兒的溝通「視覺化」，並且可能增強促進口語的發展。（註二）

最知名的手語系統大概是**關鍵字手語**（Key Word Sign，也就是素為人知的默啟通）。關鍵字手語的詞彙是由關鍵字符號和自然手勢所組合而成，最初是在一九七〇年代的英國所發展出來。這個系統借用了聽障社群使用的手語系統的一些特徵，可是其設計是專門針對聽力無礙但有溝通困難的孩童和成人。使用關鍵字手語時，言語和手勢會同時運用：關鍵字會以手勢表達，但是整個（文法無誤的）句子會以口語說出。身體語言、臉部表情、手勢和圖像符號也都可以用來輔助溝通。

雖然研究顯示手語能夠讓孩童加速學習接受性語言和表達性語言，可是有些小孩使用手語的成效比其他人要來高。（註三）言語病理師可以評估建議手語是否適合你的孩子使用。

「澳洲關鍵字手語」組織位於澳洲紐卡索大學（University of Newcastle），若想要取得更多相關資訊，請至網站 www.newcastle.edu.au/research-centre/specialeducation/key-word-sign-australia/。紐西蘭的相關網站則為 www.makaton. org.nz。

語音產生裝置（Speech generating devices）正日漸受到歡迎。這些都是可攜式的電子裝置，使用者只須按下按鈕或按鍵就可以播送預先錄製的字彙或短語。更加精心設計的裝置還附加了軟體，允許使用者自行創造和組合字彙，並且能夠以電腦語音合成的形式來造句。許多自閉兒都因為語音產生裝置的激勵而開始與人溝通，而且有份研究也認為這些裝置可以協助理解和提出請求，增加自閉兒與成人和同儕之間的互動。（註二）

誠如你所預期，智慧型手機和「平板電腦」也為這項技術帶來了一些重大進展。現在市面上已有幾種商業性的語音產生應用程式，然而品質不盡相同，而其中一個似乎受到高度推薦的應用程式是 Proloquo2Go。對於許多自閉兒來說，語音產生裝置並不適用，也不是絕對必要，因此，除非是在這個領域有經驗的言語病理師的建議之下，你才可能需要考慮使用。

當言語病理師建議使用擴大性和替代性溝通方式來輔助孩子的表達性溝通時，許多家長的惱怒都是可以理解的，這是因為他們會覺得自己好像「放棄了」讓孩子講話的目標。事實上，研究顯示擴大性溝通並不會延遲小孩學習開口說話，PECS 或手語的使用其實反而可能刺激孩子的言語發展。

不過，即使你的小孩繼續有著口語表達的困難，孩子至少會因為擴大性和替代性溝通而擁有「聲音」，可以作為與你和外在世界的一種有效的溝通手段。

HCWA 的最新資訊

包含語音產生裝置、PECS 和手語在內的擴大性和替代性溝通介入，現在都可以申請 HCWA 的資助金。就每個孩子可以獲得的早期介入補助（由澳洲的家庭、住宅及社群服務暨原住民事務部所提供），最多可以使用百分之三十五的資助金來購買相關資源，也就是每個財政年度最多使用兩千一百澳元，或是全部使用四千兩百澳元。使用的資源必須經過早期介入服務提供小組（Early Intervention Service Panel Provider）的評估，以便整合為孩童治療的一部分。

漢能課程（THE HANEN PROGRAM®）之「不只是文字」課程（MORE THAN WORDS™）

由加拿大多倫多的漢能中心（Hanen Centre）所開發的「不只是文字」，是專為學齡前自閉兒的家長所設計而以家庭為中心的課程。此課程脫胎自該中心針對「兩個人才能說話」課程（It Takes Two to Talk™），後者的對象是有表達性和（或）接受性語言障礙的幼童的家庭，兩個課程擁有許多共通的特點。「不只是文字」奠基於語言發展的社會實用理論；該理論力陳孩童的溝通發展是來自於他們和生命中的重要成人之間的互動語境。

「不只是文字」的目標是要讓家長有能力成為孩子的溝通和語言發展的主要誘導者，因此會鼓勵家長主動掌控孩子每日生活中可以進行溝通的機會，像是玩耍時、洗澡時間或共進午餐的時光。透過「不只是文字」培訓課程，家長會學習到如何對孩子的嘗試溝通有更敏捷的反應，營造環境來提高溝通和互動的誘因。

在漢能中心的家長培訓工作坊中，家長會參與八次到十次的小組課程，並有個人專屬的居家學習影帶和輔導課程，而這些都是由漢能中心認證的言語病理師所監督進行。課程資料包括一本關於課程內容的插畫指南。家長教育和社會輔助也是此課程的重要特色。

根據一份針對有語言延遲和疑似患有ASD的學齡前孩童的英國研究結果，相較於作為對照組的延後參與「不只是文字」課程的家長的小孩，完成該課程的家長的小孩，在課程後的七個月的追蹤研究期間學習了較多的詞彙。（註四）一份較為近期的學步兒的研究則是呈現褒貶不一的結果，不過此研究確實發現到該課程對比較不玩玩具的小孩有所助益，推測是因為這些孩子的家長都學習過如何吸引孩子參與遊戲的技巧。（註五）然而，這兩個研究中的孩童都有接受額外的介入治療，而這可能影響了整體的研究結果。

「不只是文字」的目的並不是要取代其他的密集自閉兒介入療程，而是設計要讓家長擁有技巧，以便輔助孩子一生中可能會接受的其他治療。

澳洲和紐西蘭都有一些開設漢能課程的機構。即使你居住的地區沒有漢能的課程，你依舊可以購買《不只是文字指南》（*More Than Words Guidebook*）和隨附 DVD，而這些都是有助於促進你和孩子間的溝通的極佳資源。

漢能中心現在還推出了一個新課程：「談話參與性——具口語能力的自閉症光譜障礙兒童的漢能課程」（TalkAbility™—The Hanen Program for Parents of Verbal Children on the Autism Spectrum）。「談話參與性」的設計對象是有口語能力的高功能自閉兒（包含亞斯伯格症和其他社交溝通困難的孩童）的家長，藉由課程向家長展示了如何使用孩子的獨特興趣來協助強化他們的社交技能、了解其他人的觀點，以及更容易結交朋友。

漢能的「不只是文字」課程符合澳洲 HCWA 的申請補助資格。若想要獲知「漢能課程」的更多資訊，包括協助搜尋你的居住地區的漢能認證言語病理師，請造訪網站 www.hanen.org。

動作技能與感官的介入治療

職能治療

職能治療師（occupational therapists，簡稱 OTs）會與自閉兒和所屬家庭一起合作，為的是要改善孩子參與日常生活、遊戲和學校活動的能力。

一般來說，儘管自閉兒的動作技能要比其溝通和社交技能所受到的損害來得小，可是有些自閉兒還是在這一方面有顯著的困難。

- **粗大動作技能**（Gross motor skills）是指個人為了走路、跑步、坐下和其他活動所需的身體大肌肉的控制力。
- **精細動作技能**（Fine motor skills）則一般是指手、腕、手指、雙腳、腳趾、嘴唇和舌頭等身體部位的細小動作。

ASD可能會延遲這兩個技能的發展，進而影響到孩子的控球技能、平衡、模仿、動筆寫字、使用剪刀，以及節奏感等活動。有些孩童可能會有低肌肉張力、口腔運動問題（前文提過這會影響到言語能力），以及動作計畫（motor planning，係指計畫和執行一系列動作的能力）問題，而這些也稱為**運用障礙**（dyspraxia）。

如果你的孩子確實有粗大動作技能和（或）精細動作技能發展遲緩的情況，職能治療師可以與他們一同改善以下技能：

日常生活技能——使用餐具、穿上鞋襪和用杯子喝水。

手部技能——拿起小物品、書寫和繪畫，以及使用剪刀和漿糊。

遊戲技能——使用玩具、接球或參與運動。

不過，現代的職能治療師已經擴展了自己的看家本領，用以改進孩子的注意力和專注力與社交技能等更多的能力。在一堂典型的課程中，職能治療師可能會使用健身球、攀岩館和障礙訓練場等設備來幫助孩子建立肌力和協調性，同時也會訓練書寫和繪畫等精細動作技能。職能治療師會諮詢學校和其他介入治療提供者，建議相關調整，例如，為有精細動作困難的孩子提供特製的滑鼠等等。許多職能治療師都會成為管理「感覺處理」問題的專家（請見下文說明），而且有些還會另外提供地板時間療法（請參見第一二四頁）。職能治療師會盡可能經由遊戲來教導孩子，因此孩子應該會很享受課程。

喬有低肌肉張力和動作計畫困難；然而，他的兒科物理治療師和職能治療師都很棒，拜他們倆人的努力所賜，喬學會了游泳、騎腳踏車、踢足球、並且能夠完美握住鉛筆寫字；未來的他可能還是需要鍵盤來打文章和完成作業，可是現在的他至少有足夠書寫能力來應付課業。

請為了安全讓孩子上游泳課

令人感到哀痛的是，溺死是自閉兒的一個常見死因。許多較大型的泳池都會提供「特殊需求」游泳課程，因此，倘若你覺得孩子需要專門游泳教學的話，請留意這樣的課程。由於喬上過幾年的一對一的游泳課（價格與團體課程相同），所以現在可是個泳技不錯的泳士。

如果你決定要諮詢職能治療師的話，尋找在 ASD 上有經驗的專業人士很重要；對方應該要了解感官問題以及溝通困難如何會對人的行為產生衝擊。初始評估應該著重在孩子的動作和自理技能，以及孩子可能出現的感官問題，再運用這些資訊來發展出專屬孩子的療程。

在澳洲，你的孩子可以透過核准的早期介入機構來取得職能治療師的服務。政府的健康和失能服務機關也有雇用職能治療師，你的孩子可能符合資格申請免費諮詢；不過，免費服務的需求人數通常都相當多。

私營的職能治療師的服務需要付費，但是你或許可以從澳洲公共醫療保險的聯合醫療慢性疾病管理計畫、ASD 專屬的公共醫療保險款項或私人健康保險貼補部分花費。公共醫療保險的心理保健服務更普及計畫（Better Access to Mental Health Care program）亦可能提供有限的心理健康相關的職能治療師服務。

在紐西蘭，大多數有職能治療需求的孩童都能夠透過衛生部的「兒童發展服務」（Child Development Services）獲取相關服務。

管理感官處理問題

儘管姍姍來遲，相信自閉症患者和他們的家人都會很樂意見到，感官問題（定義為「對感官輸入（sensory input）有高反應性（hyper-reactivity）或低反應性（hypo-reactivity），或者是對環境的感官面向有著不尋常的興趣」）隨著納入 DSM-5 的新診斷標準而被認可為自閉症的一個病徵。

已有研究報告指出，百分之九十到百分之百的自閉兒都會經驗到感官問題。（註六）不過，如同幾乎是所有與 ASD 有關的事物，每個孩子的感官問題病徵的嚴重程度都不盡相同，甚至同一個小孩也會隨著時間而有不同的變化。在過去，只要我要在喬的周遭使用吸塵器，他就一定會抓狂，可是現在他卻可以在適合的情況下快樂地忽視這種侵入情況的發生。

至於 ASD 的感官處理問題，指的是對感官刺激物會表現出過少（**低度**）反應或過度（**高度**）反應，並且會影響到一般感官以及平衡與運動（前庭系統〔the vestibular system〕）和（或）來自肌肉與關節的訊息（此稱為**本體感覺**〔proprioception〕）。〈表一〉羅列了一些例子。乍看之下，部分例子可能看似相互矛盾，可是這其實說明了每個孩童的感官處理問題都不盡相同。列舉的這些模式甚至可能在同一個小孩身上會有不規律的情況，例如，一個孩子可能對某些聲音呈現高反應性，可是觸覺反應卻是低反應性。

感官處理問題會深深地影響到行為、學習，甚至是社會關係的建立。我們很容易可以想像一

〈表一〉：舉例說明自閉兒的異常感官處理問題

感官系統	孩子身上可能見到的行為
視覺（視力）	可能會因為強烈陽光或螢光燈而遮眼或瞇眼。 可能會以不尋常的角度看東西（如用眼角餘光）。 可能會極為注意書本中的視覺細節之處等等。
聽覺（聽力）	可能會因為吸塵器或除草機等發出的巨大噪音而惱怒。 可能會因為他人聽不到的聲音（如電腦或電扇的聲音）而分心，或者是為了遮蓋不想聽見的噪音而發出低沉的嗡嗡聲。 可能會表現出選擇性失聰的情況。
觸覺（觸摸）	可能會避免他人的觸摸，尤其是輕觸，而且會因為某種衣服或食物而發怒。 可能會拒絕梳頭髮或剪頭髮。 可能會避免玩凌亂的遊戲。 可能會對疼痛、熱或冷沒有反應。
前庭覺（空間中的身體運動）	可能會暈車。 可能會避免攀爬設備和體育運動，並且在樓梯上很不自在。 可能會很喜愛打轉，但卻沒有昏眩的跡象。 可能會完全停不下來。
本體感覺（某個身體部位的位置及其移動的方式）	可能把東西握得太鬆或太緊。 可能會很喜歡強而有力的觸碰或按摩。 可能會喜歡粗暴打鬧的遊戲。 可能有穿衣的困難。
嗅覺（嗅聞與味覺）	可能會不喜歡強烈的氣味和味道。 可能會有非常狹窄的飲食，或是只吃平淡無味的食物。 可能會食用非食物的物品。

個過度反應的孩子會有怎樣的專注問題，可能會因為椅子磨地的聲音、燈具發出的低沉嗡嗡聲和（或）螢光燈的強光而分心。有一些小孩則有尋求感官輸入的需求，故而會無時無刻都在活動，要讓他們停下來一段時間來好好學習可是一件很困難的事。反之，有些孩子則是對於感官刺激物會有低度反應的情形，故而可能會表現出疲憊、懶散或分心的樣子。我們的挑戰就是要激發（或警惕）這些孩子表現出最佳水準，以便讓他們能夠專注學習。

感官統合治療（Sensory integration therapy）的目標是要幫助孩童能夠適切地反應感官資訊，並且專攻其前庭覺、觸覺和本體感覺。一般來說都是由職能治療師來執行這個療法，內容可能包含在吊床中擺盪、在波波池中玩耍、走走平衡木以及刷身體或擊打東西。治療師會依據每個小孩的獨特「感覺處理能力剖析量表」（sensory profile）來選擇活動。

儘管感官統合治療廣泛被人使用與接受，現在卻還欠優質的研究來證明此療法足以改善自閉兒的行為和學習。這並非必然表示感官統合治療無效，只不過是至今為止所進行的研究都還沒有系統化地觀察這個問題。（註七和註八）因此，感官統合治療目前尚未符合申請 HCWA 補助的資格。一般來說，專家建議只把感官為主的職能治療視為更全面的治療計畫的一部分。

不過，重要的是要把感官統合治療與 ASD 相關的感官困難的日常管理區分開來。一位好的職能治療師能夠建議你（和孩子的老師）如何去緩和任何限制了孩子日常生活的感官問題。例如，倘若孩子因為教室裡的巨大噪音而苦惱的話，到了要放學的時候，老師可以讓孩子比其他同學提早準備回家。或者，如果孩子因為羊毛衣物而感到不舒服的話，應該允許他們可以穿其他衣料的衣服。經常的情況是一個極輕微的環境改變，就有助於孩子更能夠適應學校或托兒所，連帶也降低了發生問題行為的機會。

「澳洲職能治療」（The Occupational Therapy Australia）官網提供了全澳洲執業的職能治療師名錄，請至網站 www.ausot.com. au/。「紐西蘭職能治療」（The Occupational Therapy New Zealand）的官網（www. otnz.co.nz）也列有該國類似的名錄。

社交技能的介入治療

「社交互動」障礙是自閉症的明確特徵之一。不論罹患 ASD 的所有孩童的智商和整體功能的水準為何，他們都有社交困難。

美國影星達斯汀．霍夫曼（Dustin Hoffman）扮演的「雨人」（*Rainman*）是大眾對自閉症患者的印象，那是一個封閉在自己世界而對他人的接近都不感興趣的人，可是真實情況卻遠比這個形象來得更加複雜。研究人員現在已經在自閉兒之中確切地辨識出了三個截然不同的社會群體：

- 「**疏離**」的孩童會試圖完全逃避其他孩童。
- 另外一個「**被動**」的群體幾乎不會主動開啟社交接觸，但是當旁人主動要跟他們接觸時，他們則會欣然接受。

• 第三個群體的孩童事實上是喜歡人群，可是因為他們會有「奇怪」的表現（使用奇怪的語言、沉迷於費解的話題，以及不會注意到社交線索），他們通常會有結交朋友和維持友誼的問題。

雖然這三個群體截然不同，但是並不表示其界限必然是恆久不變，許多孩童往往會隨著年紀增長而從「疏離」變成「被動」或「奇怪」的群體一員。（註九）

自閉兒在奠定成功人際關係的基礎上許多部分都會出現問題：分享式注意力、分享與合作、身體語言的使用與理解、模仿和運用想像力的遊戲。此外，他們通常無法了解和重視他人的感覺或觀點；你有時會聽到這在**心智理論**（theory of mind）中被稱為是一種障礙。對於正常的孩子來說，「閱讀」他人心思是極早就會發展的能力，大約是在五歲的時候。自閉症患者並非必然就無法理解他人的心思，只是他們「讀心思」的能力卻是相當晚才發展，並且或許比其他正常的同儕不諳世故。

因為這些問題的緣故，許多自閉症介入治療都是針對建立社會關係的問題也就不足為奇：如同前一章討論的發展介入，其首要的焦點就是社會人際關係，此外，還有其他介入治療也能對此有所助益。

社交技能訓練

社交技能訓練是是一個總稱，用以描述一對一社交技能治療、社交技能團體、同儕示範和影片（下文會針對影像治療做進一步說明）等技能。訓練的進行可以是由心理師、行為治療師、言語病理師或特殊教育老師來輔佐完成。

社交技能訓練永遠稱不上是精確的科學，而這是因為社會互動永遠不會遵循事先決定的劇碼來進行。然而，我們還是有可能教導孩子許多幫助他們融入社會的社會成規：例如，如何向他人問候、在超市要懂得排隊，以及不要觸碰他人物品的重要性等等。

證據顯示社交技能訓練最有效的情況就要發生在自然的環境（如居家或學校），並且是在規律的日常例行事務和活動之中，而不是發生在人工的「臨床」情境。（註十）

在一對一的訓練中，孩子和治療師會一起訓練某個特定技巧，如向人問候或參與課堂例行活動。一般來說，會透過教授、角色扮演和討論來讓孩子學習技巧，然後給予回饋並且重複練習。對於比較年幼的孩童來說，社交技能訓練可能會以遊戲技巧為中心，像是輪流和分享或參與簡單的遊戲。

有高功能自閉症的較年長的孩童和青少年經常會缺少對話技巧、有理解幽默和嘲諷的困難、並且無法捕捉到許多社交線索，而這也意味著他們有維持友誼的困難。令人遺憾的是，持續的社交失敗可能會引發焦慮和憂鬱。

對於這一個群體來說，社交技能團體可以有所助益。這些孩子透過討論、活動參與和角色扮演，可以學習到身體語言、辨識情緒、對話技巧、擇友、適當地使用幽默感和理解他人的心思。在美國加州，加州大學洛杉磯分校的「友來友往」（UCLA Peers）是個新的社交技能訓練課程，展現了非常令人振奮成果與持續的效益，其成功的關鍵看來是有家長的投入：獲得家長的協助，以便讓自己青春期的孩子把教學課程所習得的技巧普及到個人的日常生活之中。（註十一）

同儕示範是由一位受過培訓的成年人擔任遊戲課程的推動者，課程中會有一個正常的孩子作為自閉兒的行為榜樣，擔任分享、幫助和對話的領袖角色；對於幼童來說，「遊戲日」可能涉及了玩簡單的桌遊、用積木堆疊塔樓和一起聽故事。在成效最好的課程中，同儕會學習到如何鼓勵玩遊戲和社會互動的特定訓練。同儕示範也已經落實到校園之中，至少在海外是如此，藉此幫助自閉兒學習學校的規定和日常事務。

許多自閉兒苦苦掙扎於**隱性課程**（hidden curriculum），也就是被描述為「每個人都知道但無人教導的重要社交技能」的東西。（註十二）例子可能包括：「要尊敬權威人士」、「每個老師不會有相同的規定」，或是「人並不總是要把自己的想法說出口」。家長可以當個社交教練來輔佐孩子：例如，跟孩子一起撰寫「規則手冊」、進行「正確」和「錯誤」行為的角色扮演，以及解釋社會行為的「種種原因」。

你可能為了自己的孩子而希望向心理師學家諮詢社交技能訓練的課題。在澳洲，公共醫療保險會退還私人心理師學家服務的部分款項，退款管道包括了聯合醫療慢性疾病管理計畫、ASD

專屬公共醫療保險項目，以及心理保健服務更普及計畫。如果你有投保「額外」的私人保險項目的話，你可能能夠獲得理賠課程費用。

澳洲和紐西蘭兩國的心理學會都提供了讓你搜尋專精自閉症的心理師和專家的工具，請參訪網站 www.psychology.org.au 或是紐西蘭的 www.psychology.org.nz/。

你所屬的自閉症協也或許能夠引介你居住地區的社交技能訓練課程。

社會性故事（SOCIAL STORIES™）

「社會性故事」是由凱羅・葛瑞（Carol Gray）於一九〇〇年初期發展而成，以小故事來幫助孩童學習如何適當地反應特定的社會情境。基本的社會性故事會用第一人稱的角度來書寫，涵括**描述**句（解釋情境的「人、事、時、地、物和原因」）、**觀點**句（解釋情境如何影響他人）和**指示**句（建議在社交上的適當回應）。故事通常會搭配圖像和照片。社會性故事的優點在於幾乎任何人都可以撰寫故事（只要撰寫人確實了解所需技巧），並且可以依據每個孩子的個別需求來量身打造。

對於一些孩子來說，同樣由葛瑞創造出來的**連環漫畫式對話**事實證明相當有用。連環漫畫式對話使用連環漫畫形式的簡單線條圖畫來加以說明，例如：對話中會實際說出的事物、人們的可能感受（想法泡泡）與意圖。以視覺再現的方式來表現一段對話的不同要素，可以讓社會溝通的一些比較抽象的面向變得較為「具體明確」，可能就會比較容易理解。

根據一份近年研究的**整合分析**（meta-analysis）結論，社會性故事可能比改善社交技能更能有效減少不適當行為。當把社會性故事應用於社交技能訓練的時候，似乎只針對改善單一行為的成效最好。整體而言，社會性故事最好是能夠與其他介入療法一起使用，如社交技能訓練和影片（請見下文說明）。（註十三）

若想獲得更多社會性故事和連環漫畫式對話的資訊，請參訪網站 www.thegraycenter.org/socialstories.cfm。

以下是本章的最後部分，《自閉症完全手冊》第一版共同作者香娜・史密斯在此簡短現身與讀者分享她對此的智慧。

影片

嗨，我是香娜，我是影片示範的頭號粉絲。我的熱情源自兩個方面：在我還是娛樂界喜歡賣弄的人的歲月裡，我是英國國家廣播頻道（BBC）和澳洲第九頻道（Channel 9）的電視製作人，另外一個原因是我的孩子湯姆從一歲起就是一個不折不扣的電視迷。

簡單的說，**影片**就是使用影片來教導孩童特定技巧。

國際研究人員研究了影片對於自閉兒的效用，得到的是正面的結果。二〇〇〇年的一份研究發現，教導自閉兒不同的技能時，影像示範比現場示範來得有效，很重要的是影片能夠促使這些任務普及至不同的人、情景和刺激，而這是現場示範所達不到的。（註十四）其中透露的訊息似乎是，有些時候自閉兒從影片學東西要比（從老師或同儕的）現場示範來得容易。箇中原因可能是孩童覺得自己比較容易專注在小螢幕，其不帶有其他感官或社交分心事物。

研究也顯示影片示範是教導語言、社交技能、自理技能和遊戲技巧的有效方式，也可以用來幫助孩子對新的情境和活動先做準備。

以下是家長和老師可以如何使用影片的例子：

- 錄製新的托兒所或學校的影片來讓孩子觀看，將此作為過渡過程的一部分。
- 錄製孩子的兄弟姊妹或朋友剪頭髮或看牙醫的影片；錄製前往醫生或治療師的診間的影片，讓小孩了解自己要前往的地方。
- 錄製孩子摯愛的朋友或家族成員使用孩子的玩具的一段簡短演出。
- 錄製其他小孩玩派對遊戲的影片。
- 錄製適合孩子程度的簡單語言概念的影片（例如：「我接到球了」，或是在前面和在後面）。

示範影片的品質並不需要很好，孩子似乎並不在乎拍攝時搖晃和失焦的特寫鏡頭。影片的概念是拍攝一小段影片（一分鐘到兩分鐘），再讓孩子反覆觀看幾次。

自我影片示範（Video self-modelling，簡稱 VSM）包含了錄製孩子做某件事情的過程，剪輯掉拍攝不好的部分，再讓孩子觀看其餘的影像。這個方法可以用來改善孩子的社交技能、運動技巧、遊戲技巧，甚至是粗大動作技能。

許多自閉兒都是視覺學習者。如果你的孩子喜愛看電視，並且似乎對螢幕比對人更加專注的話，這就很值得嘗試一些影片示範。如果孩子已經會模仿電視裡看到的東西的話，影片示範絕對就是你該採用的方式。

現在可以取得一些專門為自閉兒所錄製的現成影片的 DVD。雖然這些 DVD 的效用還沒有經過研究，但是會聽聞到它們對於一些孩子相當有效的傳聞報導，像是《湯姆學會自己上廁所了》（*Tom's Toilet Triumph*，順道一提，並不是我的兒子湯姆）就是極為受歡迎的影片。

在湯姆接受早期介入治療的期間，我們錄製了許多示範影片，而這些影片對他非常有效，我認識的許多家庭也都覺得影片示範是教導孩子的快速、有效的方式。

因此，拍掉攝影機的灰塵開始進行吧，同時也開始煩擾為你的孩子進行早期介入的專業人士，要是對方還沒有使用影片示範的話，告訴對方要開始使用！

入門須知：

- 閱讀維基百科（Wikipedia）上有關影片示範的說明。

- YouTube 上有家長和老師所錄製的一大堆影片的範例和點子。
- 「自閉症影片示範」（The Video Modeling For Autism）的網站提供了自閉症患者現成影片的公司名冊，網址是 www.videomodelingforautism.org。
- 探索最新的自閉症應用程式，有些會提供示範影片。

《眼見為憑：自閉症患者和其他發展障礙人士的自我影片示範》（*Seeing is Believing - Self-Modeling for People With Autism and Other Developmental Disabilities*）是湯姆・巴基博士（Tom Buggey PhD）的著作，於二〇〇九年由伍德拜恩出版社（Woodbine House）出版。這是一本適合闔家閱讀的書籍，確實解釋了什麼是自我影片示範，也詳細描述了家人和老師如何製作這種類型的示範影片。本書推薦。

二〇〇六年問世的《影片示範與行為分析》（*Video Modelling and Behaviour Analysis*，出版商為潔西卡・金斯利出版社〔Jessica Kingsley Publishers〕）是克里斯托斯・尼可普羅斯（Christos Nikopolous）和米奇・金南（Mickey Keenan）的著作，其從學術角度檢驗了影片示範的使用。儘管這本書並不是我們理想中的友善家長的書籍，可是我們還是推薦給家庭、老師和其他專業人士。

可惜的是，影片技術可能還是有其缺點。自閉兒經常會逐漸熱愛電視、電腦、DVD 和電子遊戲。雖然允許孩子有一些「螢幕時間」（screen-time）並無大礙（家長時常會以此作為孩子表現出良好行為的獎賞），但是對此設下明智的限制才是較好的做法。當孩子坐在電子螢幕之前的時間越長，他們發展生存於這個更具挑戰但最終回饋更多的人世間的必要能力的時間就越少。

處理自閉症的社交問題可以說是自閉兒的家長最為頭痛的部分，因此請盡可能地尋求任何可得的協助。如果是剛拿到診斷書之際，你可能會想要孤立保護自己，遠離親朋好友以及他們讓自己不悅的煩人「正常」小孩，可是請記得親朋好友同時能夠為你和你的孩子提供重要的人的接觸。尋找自己最為良善寬容的朋友，與他們和他們的小孩一起相處，你或許會發現對方的幼兒其實相當能容忍你孩子的小小怪癖。

我們期盼你找到一些富有同情心的專業人士，在你面臨需要小心處理的複雜社交問題時給予指引，但是請留心那些能夠提供你相關意見的資源，讓你得以順利安排時間度假、去商店買東西以及與孩子上館子用餐（英國國家自閉症協會〔British National Autistic Society〕的網址為 www.nas.org.uk）。「自閉症之聲」也提供了一些免費的工具包，教你如何帶孩子去看牙醫和剪頭髮，畢竟這對自閉兒的家長來說可是非常危險的「冒險之旅」。

家有自閉兒並非必然意味著你的人生已經終結，可是得要有更多的一些準備和計畫才能讓自己成功面對。

1. Sadler J. (2011). What a great speech-language pathologist can do for your child with autism. Thinking Person's Guide to Autism, Redwood City, CA: Deadwood City Publishing.
2. Roberts JMA and Prior M. (2006). A Review of the Research to Identify the Most Effective Models of Practice in Early Intervention for Children with Autism Spectrum Disorders. Canberra: Australian Government Department of Health and Ageing.
3. Howlin P. (1998). Practitioner review: psychological and educational treatments for autism. Journal of Child Psychology and Psychiatry, 39, 3, 307-322.
4. McConachie H, Randle V, Hammal D and Le Couteur A. (2005). A controlled trial of a training course for parents of children with suspected autism spectrum disorder. Journal of Pediatrics, 14 7, 335-340.
5. Carter AS, Messinger DS, Stone W, et. al. (2011). A randomized controlled trial of Hanen's 'More Than Words' in toddlers with early autism symptoms. Journal of Child Psychology and Psychiatry, 52, 741-752.
6. Wing L, Gould J and Gillberg C. (2011). Autism spectrum disorders in the DSM-V: Better or worse than the DSM-IV? Research in Developmental Disabilities, 32, 768-773.
7. Section on Complementary and Integrative Medicine and Council on Children with Disabilities. (2012). Policy Statement: Sensory integration therapies for children with developmental and behavioural disorders. Pediatrics. www.pediatrics.org/cgVdoV10.1542/peds.2012-0876. (Accessed 29 May 2012).
8. Prior M, Roberts JMA, Rodger S, Williams K and Sutherland R. (2011). A review of the research to identify the most effective models of practice in early intervention of children with autism spectrum disorders. Canberra: Australian Government Department of Families, Housing, Community Services and Indigenous Affairs.
9. Frith U. (2003). Autism: Explaining the enigma. 2nd Ed, Malden, MA: Blackwell Publishing.
10. Rao PA, Beidel DC and Murray MJ. (2008). Social skills interventions for children with Asperger's syndrome or high-functioning autism: A review and recommendations. Journal of Autism and Developmental Disorders, 38, 353-361.
11. Laugeson EA, Frankel F, Gantman A, et. al. (2012). Evidence-based social skills training for adolescents with autism spectrum disorders: The UCLA PEERS Program. Journal of Autism and Developmental Disorders, 42, 1025-1036.
12. Smith Myles B. (2006). Making Sense of the Hidden Curriculum. www.education.com/ reference/article/hidden-curriculum-school-asperger. (Accessed 30 October 2012).

13. Kokina A and Kem L. (2010). Social Story interventions for students with autism spectrum disorders: a meta-analysis. Journal of Autism and Developmental Disorders, 40, 812-826.
14. Charlop-Christy MH, Loc Le and Freeman KA. (2000). A comparison of video modeling with in vivo modeling for teaching children with autism. Journal of Autism and Developmental Disorders, 30, 6, 537-552.

7．醫學迷宮

我不認為把孩子珍視為獨立個人的重要性是可以被低估的；我曾經遇見過一些令人驚嘆的小孩子，他們的好品性透過自身的自閉症而顯露出來，而當他們與愛他們且接受他們的家人在一起的時候更是顯而易見。苦苦追尋著治癒自閉症的方法，我不確定是否這樣就可以挽救我們的孩子。

澳洲昆士蘭格里菲斯大學自閉症卓越中心的創始主任（Inaugural Chair of Autism, Autism Centre of Excellence, Griffith University, Queensland）

賈桂琳．羅伯茲教授（Professor Jacqueline Roberts）

想像一下這樣的情景：聽到自己的孩子罹患自閉症之後，你恍恍惚惚地走出了小兒科醫師的診間，回家後上網Google了「自閉症」，然後就被一波又一波的資訊所掩沒。「官方」網站都寫著像這樣的話：「自閉症是終身的障礙，現在並沒有已知的治癒方法。」可是又有提供治療的網站，無不宣稱能夠「治癒」或「徹底改變」自閉症。到底是怎麼一回事啊？我們可以相信這些聲明嗎？到底哪一方才是對的呢？

令人遺憾的是，官方觀點是較為貼近事實的說法。現在並沒有治癒自閉症的奇蹟療法，而現存的各式各樣的眾多療法則見證了此一事實。誠如喬的小兒科醫師言簡意賅的說法：「如果自閉症真有有效療法的話，那就只會有一種而已。」以下引言大概算是對自閉症的當前處境作出了最佳總結：

> 當你有許多醫療方法的時候，彼此之間經常是矛盾的，且有兩種可能性，其中之一是某個病症的正確治療還沒有被找出來，醫學史充滿著這樣的事件，在該病症的單一有效療法尚未發現之前，往往會有多元但都不讓人滿意的治療；第二個可能性就是根本沒有單一的醫學療法，這是因為自閉症畢竟不是單一疾病而是一種症候群，是許許多多病症的最終共同途徑，而每一個病症都需要採用個別醫療，在這種情況下，治療之前必須要先有準確的診斷。（註一）

我們必須說自閉症越來越趨近於第二種可能性。

但是我們大可不必氣餒。根據近來的報告發現，以到二〇一〇年為止的三十年之間，科學期刊刊登有關自閉症的文章篇數驚人地增加了十二倍之多，其中多數都是聚焦於生物學和成因、治療和介入療程，這表示有許多研究人員都在尋找方法來幫助我們的孩子。比起距今不過十年到十五年之前被診斷出有自閉症的小孩，我們今日被診斷有自閉症的子女的未來就顯得有希望多了。儘管並沒有可能的快速療法，但是現在確實有許多方法可以幫助自己的孩子。

請謹記ASD是一種光譜，其涵蓋了有著顯著失能的人，以及只需一點或跟不需任何幫助就能在這個世界適應良好的極高功能的人。我們可以看到許多自閉症患者的成人生活相當美滿的例子，儘管自閉症可能是一輩子的狀況，許多自閉症患者偏好將它視為一種差異而非是一種失能。

現在的介入目標都是要減輕孩子的徵狀和賦予他們新能力：至少減輕孩子失能的程度，而最好是讓孩子有機會過著接近正常的生活。這樣的目標絕非是一蹴可幾的，而可能要度過一段漫長的艱困過程，期間可能需要多管齊下的早期介入、言語和（或）職能治療和藥物治療，有些人則可能還需要改變飲食和接受輔助治療。

透過這種方式，極少數的幸運兒將能大幅改善到脫離ASD的診斷標準。或許你的孩子會是少數的幸運兒之一，可是大多數的自閉兒都無法如此。不管是怎樣的結果，當你在追求復原的「聖杯」之際，千萬不要忘記孩子真的已經進步和學習很多，而且變得「更有能力而不再是失能者」。

我們可以幫助孩子的最佳方法就是通過早期介入——這是我們再怎麼強調也不嫌多的。不過，我們在這一章會談論如何能夠使用醫學來控制一些較嚴重的自閉症病徵和相關狀況，接著再深入探究較爭議較大的輔助和另類治療的領域，也就是所謂的生物醫療法（biomedical approach）。不過，首先，什麼是**實證本位的治療**（evidence-based treatments）？你要如何使用這些治療來讓孩子的介入療程發揮最大效用呢？

什麼是實證本位的治療？

現在請想像另一個情景。你諮詢一位備受敬重的小兒科醫師，對方是自己所處領域的專家。當你問到某個 ASD 輔助治療時，對方回道：「這種療法的使用缺乏證據支持。」儘管如此，你還是前去拜訪了一位生物醫療的治療師，對方卻說有「許多研究」支持這種治療。這一次誰才是對的呢？這樣說吧，嚴格來說，你可能會想知道的是其實兩方可能都是對的，而這有賴於你如何詮釋何謂**證據**了。

儘管坊間有著數量十分驚人的自閉症相關研究，可是若是就治療有效性的證據而言，並不是所有的研究都有相同的價值。所有的研究都在試圖建立原因和效應。證據的價值分級則可以從最弱、傳聞、排到最強——隨機分派對照試驗的系統性文獻回顧。

自閉症的問題則是，對於家長來說最富有情感力量的故事經常是尚待驗證的傳聞。傳聞之所以很棒，原因就在於它們能夠把各種介入治療的故事加以個人化，可是在實證上是相當不足的。

舉例來說，你讀到了一個母親的故事，她的孩子採用無麩質和無酪蛋白（gluten-free casein-free，簡稱 GFCF）的飲食（進一步討論請見第二〇二頁）之後就開口說話了。你可能很心動而想要趕快衝去健康食品店，希望同樣的事情也會發生在自己的孩子身上。不過，因為 B（孩子開始說話）是在 A（採用 GFCF 飲食）之後，但並不絕對表示是 A 導致了 B；這可能表示了可能性，但是卻無法加以**證實**，箇中原因不外乎是因為我們並沒有控制所有的變數。那可能不過是孩子正好要開口說話（許多自閉兒都不需要介入治療就能學習開口說話），或者可能是孩子的其他教育介入和（或）言語治療終於開花結果的成效。何者為是，我們實在是無法確定。

因此，當一位專家說「沒有證據」，他們實際上是指沒有高品質的證據能夠真正地建立原因和效應。我們接下來就來檢視一下**隨機分派測試**、**雙盲測試**、**安慰劑對照測試**和**臨床測試**的不同組成，藉此了解為何這些試驗會是我們擁有的最強力研究工具。

臨床試驗是在病患身上進行研究，測試某個藥物或其他介入療法以便評估其效用和安全性。這是一個重要的差異。許多有關自閉症的出版研究實際上不是採用臨床試驗的形式，而是以實驗室或動物研究等較低的證據層級的方式。這種研究對我們了解 ASD 絕對是很重要的，但是與我們的孩子並沒有什麼直接關聯；其是產生理論的一種手段，於未來進行臨床和其他研究測試。

令人遺憾的是，媒體經常不加批判地報導這種研究，給予了超過其所應得的重要性（思考一下你聽過的所有的「癌症重大突破」，可是我們至今依舊無法根除癌症）。就這些個別研究而言，每一個都是巨大謎團的一小部分，都為增進我們對 ASD 的理解推進了一小步，但它們絕對不是「答案」。

對照臨床試驗是測試特定藥物或其他治療的研究，包含了有著相同病症或狀況的兩組（或更多組別）的病患。其中一組（實驗組）會得到積極治療（接受測試），而另一組（對照組）則是接受其他治療、安慰劑或不給予治療。

需要有對照組是為了要決定介入治療是否真的造成了觀察到的改變，藉此排除其他的可能解釋。例如，有一組接受X介入治療而改善了，你可能會斷論X介入治療是有效的。但是如果對照組（沒有接受X介入治療）也出現了相同程度的改善，那就是X介入治療之外的東西才造成了這樣的結果。

隨機分派是類似拋銅板任意將病患分派到不同的治療群組；銅板擲出「正面」就接受積極治療，反面的話則是對照組（真實情況通常是由電腦程式隨機分派）。在隨機分派對照試驗中，每個人有相同的機率接受積極治療，如此即可避免試驗中產生的**選樣偏差**（selection bias）。所謂選樣偏差是指治療人員可能（無意識地）想要讓他們覺得最可能受益於治療的人接受真正的治療（或者就自閉兒而言，研究人員會想選擇的是有著看起來最有可能謹慎遵從治療規定的家長的自閉兒）。

再者，若是參與研究的人數夠多的話，隨機分派應該要確保實驗組和對照組的其他因素都極為一致，像是年齡和智商等可能影響試驗結果的因素。

安慰劑是給予對照組一種仿真治療或無效治療，並且必定要酷似接受測試的治療而難以分辨。讓對照組接受安慰劑，可以確保我們觀察到的治療群組的任何變化並非只是參與者的信念或期望的結果，或者是他們因為參與研究而額外注意，又或是其他不可解釋的變數。

品質最佳的是**雙盲試驗**，意指在所有研究結果都採集且分析完畢之前，不論是病患（如在自閉症試驗是自閉兒和他們的家人）或研究人員都不會知道病患被分派到哪一個治療群組（在**單盲**試驗中，只有一個群組（通常是負責該群組的研究人員）不會知道病患接受的是哪一種介入治療）。盲法是很重要的，即使有客觀的**成效評估**（outcome measure）也是如此（如使用降膽固醇藥物而降低血液中的膽固醇濃度），可是ASD試驗則要找出行為改變等的主觀成效，盲法因而就顯得益形重要。

盲法為何這麼重要呢？這是因為當人們參與研究時，他們抱持治療有用的信念和期望可能會顯著影響到研究的結果，這就是一般所謂的安慰效應。即便執行試驗的研究人員也會受到安慰效應之害，然而描述他們這種情況的正確說法是**觀察者偏誤**（observer bias）。這並不意味著研究人員從一開始就故意對報告結果有偏誤的想法，這之所以合理乃是在於你若是對研究投入了極大的情感和金錢，因而更容易相信自己看到了治療的成效。

因此，在隨機分派安慰劑對照的雙盲試驗（簡稱RCT）中，實驗組和對照組的唯一差異是個別接受的治療形式。如果兩組的結果呈現出極大差異，我們就可以合理斷定這個差異是治療所造成的結果——原因和效應。

實際上，人們已經發現非盲式（或稱**開放式**〔open label〕）研究會高估治療效應約百分之十七。隨機分派的影響則更大；分析顯示非隨機分派的研究可能會高估療效至多百分之四十！（註二）正因如此，按理說，一份非隨機分派的開放式研究可能會高估百分之五十以上的治療效果，而這就足以讓無效的治療看似有效。

富有意義的成效評估：閱讀臨床試驗的結果時，請仔細檢視研究人員實際上評估的是什麼。治療造成行為量表上出現一個或兩個評估上的小變化，並不會為你的孩子在現實世界中帶來任何改變。

RCT依舊偶爾可能會得出偽陽性的結果（將無效的治療呈現為有效），亦或是假陰性的結果（將有效的治療呈現為無效），而在參與試驗的病患人數不多的時候尤其可能出現假陰性的結果。大多數ASD臨床試驗的困惱就是參與人數往往相當少，而這就是為什麼我們需要試驗結果能夠**複製**（或重製）於超過一個的試驗之中，而且最好是包括了不同年齡和不同病徵程度的病患，如此一來才能夠讓我們了解某項治療是否對較大的自閉症患者群族也有效果。如果一個試驗結果能夠在不同的研究中被複製幾次，並且這些研究都曾刊登於聲譽卓著的**同儕評閱**的期刊，你就有把握自己見到的是真正的療效（或是不然，下文討論的胰泌素〔secretin〕即是一例）。

為了克服臨床試驗的病患人數少的問題，研究人員有時會進行**系統性文獻回顧**或**整合分析**，而這兩個做法絕對是屬於證據層級的頂端。做整合分析時，會集中數份RCTsRCT資料並分析其結果。有了較多的病患人數，這意味著你可能能夠發掘出個別小型試驗看不出來的治療效應。整合分析應該只納入優質的RCTsRCT，否則的話，結果就毫無意義了。

生產系統性文獻回顧的著名組織之一是「考科藍合作」（Cochrane Collaboration），該組織已經做過幾個ASD治療的系統性文獻回顧，你可以自行到考科藍圖書館（The Cochrane Library）查看，網址是www.thecochranelibrary.com。儘管這些都是相當專門的文件，但是每份文獻回顧都有直白的英文摘要。

因此，當某位專家說「沒有證據」佐證特定治療，那並不必然意味著沒有針對其所做的研究，而是表示我們還沒有關於其效應的任何證明。之所以會如此，可能是還沒有進行臨床研究，或者大概是已完成的研究發現該療法沒有效用。

胰泌素的故事：一份實證本位的健康保健案例研究

胰泌素是一種胃腸道激素，是掌管調節食物消化的激素之一。胰泌素在一九九八年成為眾人焦點所在，原因是美國馬里蘭大學（University of Maryland）出版了一份有關三個自閉兒的報告，他們在進行內視鏡檢查時注射了胰泌素，結果自閉症的病徵就改善了。消息公諸於世之後，數幾千名自閉兒接受了胰泌素靜脈注射，造成了國際間胰泌素一時短缺的現象。

人們開始臆測起了胰泌素何以能夠影響自閉症病徵的原因。有人認為胰泌素可能是起了神經肽（neuropeptide，大腦中的一種化學信號）的作用。目前已經在動物的中樞神經系統中發現了胰泌素及其受體，但是胰泌素在人類大腦中到底扮演怎樣的角色則不甚清楚。

因此，我們有胰泌素有其效用的傳聞型報告，同時也有表明其理論上的作用機轉的動物研究。

然而，當研究人員開始對自閉兒進行胰泌素 RCT 之際，但事他們卻無法展示胰泌素對自閉症病徵的效應。總而言之，在進行了七百多名孩童參與其中的十二份研究之中，沒有任何一份顯示胰泌素比安慰劑更有效。

有份考科藍系統性文獻回顧的結論是，胰泌素「現在還不應該被推薦或用於自閉症的治療之中」。（註三）在二〇一一年的時候，醫學期刊《小兒科》（*Pediatrics*）有一篇系統性文獻回顧也做出完全一致的結論。（註四）

儘管如此，參與過這些試驗的一些家長還是選擇繼續施行胰泌素治療，即便所有的客觀評估都告訴他們，自己的孩子對治療並沒有反應，這其實闡明了安慰劑效應的力量。時至今日，胰泌素依舊被推崇為治療自閉症的一種方法。

令人遺憾，胰泌素終究不是我們人人期盼的「治癒之方」。不過，科學家至今依然繼續研究神經肽對 ASD 的作用。

我們為何需要實證本位的治療？

就社會性的層面，政府之所以喜歡實證本位的醫療，原因不外乎是可以讓政府更具成本效益地分配健康支出。對於公共醫療保險和健保藥品輔助計畫（Pharmaceutical Benefits Scheme）所補助的療程和藥物，澳洲政府會確保都有安全性、臨床療效和成本效益的證據為其背書。（註五）而這本來就應該如此，我很確定身為納稅人的你，寧可繳納的寶貴稅金沒有被浪費在如糖尿病或癌症等未經驗證的治療上。

ASD治療自然也適用同樣的原則。HCWA的早期介入補助只能夠用在有充分證據為其背書的治療，而這意味著一些受歡迎的介入治療都沒有資格申請該計畫的補助，如聽覺綜合治療（auditory integration therapy）和生物醫學治療（biomedical treatments）。除非等到這些療法的倡導者能夠有品質良好的臨床試驗來為其效應背書，這樣的情況大概會持續下去。

就個人的層面而言，你可能想要使用實證本位原則來幫助自己決定孩子該接受哪一個療法，尤其是在你自己的財務資源有限的情況之下。這並不是說你應該完全不考慮沒有良好證據的療法，只是我們會建議你優先考量有較好品質研究為其背書的介入治療。

什麼是實證本位方法的不利一面？

關於這一部分，首先是我們不可能總是進行實證實務所要求的最高品質的臨床試驗。我們可以進行安慰劑對照試驗來檢測ASD的（不論是傳統型或輔助型）藥物的效用，但是因為顯而易見的原因，我們是不可能就教育介入來進行安慰劑對照試驗的。不過，我們可以有對照組（一組接受另類介入的孩子；現今時日，一個小組完全沒有接受介入治療是一件不合乎道德的事），而且一些有關早期介入的近來研究甚至都承認使用隨機分派對照試驗方法的重要性。

此外，進行優質的研究需要花費大量的時間與金錢，尤其是我們還需要複製好幾次研究試驗。許多家長都說道：「可是我們承擔不起等候著證據的到來」，而這確實是合理的看法。正因如此，如果你決定讓自己的孩子接受非實證本位治療的話，以下是你投入治療前可能應該考量的一些問題：

- 潛在的副作用或風險有哪些？
- 就我們對自閉症的了解，建議施行的治療的背後理論是否合理呢？
- 該療法是否會針對孩子的行為和病徵而打造專屬療程呢？
- 是否會檢控劑量和強度的有效性（依據資料）和變化？
- 施行治療需要那些訓練和監督？
- 費用是多少呢？

自閉症的處方藥物

雖然我們還沒有找到能夠「治癒」自閉症的藥物，但是有些時候藥物確實有助於減輕病徵和管理相關狀態，如ADHD、焦慮（進一步的討論請見第二七一頁），或睡眠障礙。〈表一〉討論了自閉症患者的一些處方藥物*。這些藥物呈現出的效用是透過改變大腦中的重要神經傳遞質（血清素〔serotonin〕、多巴胺〔dopamine〕和正腎上腺素〔noradrenaline〕）的濃度或是反應。

我們的確不應該讓藥物變成了處理一些症狀的「方便選項」，尤其是使用抗精神性藥物（antipsychotics）來處理棘手的行為，這是低功能自閉症患者較容易出現的問題。這些藥物可能

〈表一〉可用於治療 ASD 的一些藥物（註六至註十一）

藥物	適應症	潛在副作用
選擇性血清素再吸收抑制劑（SSRIs）例如：氟西汀（fluoxetine）和舍曲林（sertraline）。	雖然 ASD 的試驗無法顯示選擇性血清素再吸收抑制劑能夠減少自閉兒的重複性和強迫性行為，但是這些藥物可能有助於紓解有時與 ASD 相關的焦慮症和憂鬱症。	噁心、鎮靜、睡眠障礙、過動和躁動；用此藥物來治療年輕人的憂鬱症狀時會增強其自殺念頭。
興奮劑：派醋甲酯和右旋安非他命（dexamphetamine）。 其他藥物：康你寧（clonidine）和阿托莫西汀（atomoxetine）。	注意力不足過動症（AHDH）的症狀。	社會退縮和易怒；食慾不振、失眠。心臟有問題的人應該避免使用。阿托莫西汀會造成肝臟問題。康你寧可能會壓抑睡眠的快速動眼期（REM）。
褪黑激素；偶爾會使用的其他鎮靜劑，包括：抗組織胺藥（antihistamines，如異丙嗪 [promethazine]）和替馬西泮（temazepam，只可短期使用）。	睡眠障礙	日間嗜睡，昏眩、頭痛。長期使用替馬西泮會有藥物依賴和耐藥性的風險。
抗精神性藥物——利培酮和阿立哌唑。**	可能能夠減輕與自閉症相關的躁動、問題行為、過動和重複性（自我刺激）行為。	體重增加是常見現象而且很顯著；嗜睡和發抖；催乳素（prolactin）濃度增加、流口水。

* 雖然癲癇（epilepsy，又稱癲癇發作 [seizure disorder]）是常見會與自閉症同時發生的病症，但是癲癇的藥物治療很複雜，故而不列於此表之中。

** 阿立哌唑現在並未正式列為ASD用藥，但是美國食品藥物管理局（Food & Drug Agency）已經認可其此適應症。

有明顯的副作用，特別是體重增加，因此除非是行為評估和環境輔助（如 PECs 或其他視覺輔助方法）都沒有辦法有效控制患者的行為問題，此時再考慮使用這類藥物。

然而，在其他情況之下，藥物可能有助於減輕過動、焦慮或憂鬱等問題，而這些問題會妨礙孩子的學業成就或減緩其他介入治療的進程。面對這些情況時，使用經過謹慎監督試驗的藥物可能就有其道理。喬目前使用的藥物是派醋甲酯（methylphenidate，商品名為利長能〔Ritalin LA〕）；儘管我剛開始是不情願走上這條道路，可是這個藥物為他帶來的好處（注意力的改善讓他在學業上的表現更好）確實似乎多過了負面作用（輕微焦慮與便祕）。

就所有用於 ASD 的藥物來說，抗精神性藥物利培酮（risperidone）和阿立哌唑（aripiprazole）具有效用最佳的證據，可是同時也有優質的 RCT 來支持 ADHD 藥物的使用。針對自閉兒所進行的選擇性血清素再吸收抑制劑（selective serotonin reuptake inhibitors，簡稱 SSRIs）的臨床試驗則呈現比較不一致的結果，但是這些藥物有時適用於治療併發病症，像是焦慮症、強迫症和憂鬱症。還有更多研究尚在進行之中，其中就有幾項研究正在觀察所謂「愛的激素」的催產素（oxytocin）是否能夠用來治療社交和溝通困難。不過，我們確實需要更多有關長期安全性方面的研究。

自閉兒經常會有睡眠很少或斷斷續續的情況，而這都會對家人帶來壓力。雖然簡單的行為策略能有極大的助益（澳洲育兒網絡的 ASD 網站和「自閉症之聲」都對此提供了極佳資訊），有些自閉兒可能需要額外的協助。褪黑激素（melatonin）對於治療 ASD 的睡眠障礙確實展現了一些療效，但尚待對照試驗加以證實。不過，請勿馬上出門前往健康食品店；褪黑激素應該要在醫師的監督之下才能夠施用於你的孩子身上。

藥物總是應該要從最低劑量開始使用，增量的速度也要相當緩慢，並且謹慎監看孩子的反應和潛在副作用。

醫師在診治 ASD 中所扮演的角色

我們真的很幸運，能夠找到一位讓我們可以很快前往諮詢的小兒科醫師。她善解人意、有同理心且務實，實在是很棒。她至今依舊是我們在自閉症的道路上的「試金石」，而且我們每半年就會讓她審視兒子的進展。

許多家長都認為在收到診斷之後，醫師在處理自閉兒方面就沒有什麼作用了，然而，自閉兒跟沒有失能的孩子一樣有著相同的健康需求。醫師可以協助以下的醫療問題：睡眠障礙、如廁問題、便祕、營養和體重增加。此外，當你的孩子長大之後，醫師也可以對於性化行為和其他性問題（如女孩的經期衛生）給予建議。

對於 ADHD、焦慮症和憂鬱症等隨著自閉症所併發的病症，醫師在診斷和處理方面扮演著吃重的角色，若是沒有給予適當關注的話，就可能阻礙孩子的進展。此外，依據個人的專業程度，醫師可以定期審視孩子的進展，並能提供比專科治療師還要更全面的方法來處理孩子的問題。醫師博學多聞，也能夠隨時告知家人值得信賴的突破性研究發展。

醫師可以在倡議服務上扮演強大的角色，幫助家庭取得政府資助的援助，如照顧者津貼（澳洲）或兒童失能津貼（紐西蘭）。依據澳洲 HCWA 計畫，小兒科醫師和兒童精神科醫師也能夠準備治療和處理計畫，你因而能夠向公共醫療保險申請聯合醫療服務的有限看診次數的退費。

不久以前，家庭醫師並不會接受自閉症的正式訓練，因此其中有許多人對這個病症所知甚少。好消息是現在重要的家庭醫師組織都會提供辨識與處理 ASD 的相關培訓課程，情況終於開始有所改變。

即便如此，有些醫師還是比其他醫師來得更有幫助，你就必須四處尋找才能找到自己覺得能夠充分了解孩子和家人需求的醫師。

自閉症和腸道問題

自閉兒是否更常有腸道問題呢？答案端視你查閱的研究而定，根據所研究的整體對象，其公布的 ASD 的胃腸道症狀的盛行率可以從百分之九到百分之七十不等。（註十二）美國梅約診所（Mayo Clinic）近年的一份良好的研究指出，（相較於健康的對照組而言）雖然自閉症患者出現胃腸道症狀的整體發生率並沒有比較高，便祕和餵食問題（或食物選擇性）的狀況則顯然更常見於自閉兒身上。（註十三）

我們決定詢問專家的意見。理查・庫柏醫師（Dr Richard Couper）是居住於澳洲阿德萊德

（Adelaide）的小兒腸胃病學家，而且是家有自閉兒的一位家長。他在以下談論了自閉兒和腸道問題。

為何家長會相信可能是腸道問題造成了孩子的自閉症？

符合自閉症光譜障礙的孩童似乎常在排便習慣上有所改變，光譜嚴重端的一些孩子可能會出現嚴重腹瀉的狀況。人們常會請教小兒科醫師和小兒腸胃病學家這類病症，家長想要弄明白到底是孩子的自閉症引發了這些問題，還是這些問題造成了自閉症，這並非是不合理的想法。

在小兒科醫師和小兒腸胃病學家的評估之下，自閉兒的腸道有哪些問題呢？

自閉兒通常因為腹瀉而有**自制力**（continence，控制排便）的問題，這可能直接影響到孩子的如廁訓練和自制素養。有些孩童會有便祕以及糞便滯留與外溢的情況，而這可能也會直接影響自制力，並且干擾學習。

自閉兒對飲食很挑剔或迷戀的情況是很常見的，可是令人意外的是，微量營養素（維生素和微量金屬）不足的情況卻很罕見。有些孩子對食物的質地的問題大到會避食某些食物，這種感官迴避的情況可能導致發育不良，而且有著餓死的極端案例。有些孩子可能會攝食紙張、泥土或其他不可食用的物質，這種異常攝食情況被稱為異食癖（pica）。雖然缺乏鐵質也會造成這種情況，但是大多數的自閉兒都是出於感覺尋求行為。

為何腸道問題可能會造成自閉症？

這大概最好是從我們在流行病學方面所知道的自閉症來加以檢驗，接著再叩問腸道健康與流行病學之間的聯繫的可能解釋是什麼。首先，ASD的診斷似乎有全球性增加的趨勢，而這種增加的某部分情況可能是真實的。再者，相較於有著相同種族文化背景並成長於母國社會的孩童來說，自閉症更常出現在移民到西方國家的孩子身上，像是移民至北美的非洲索馬利亞兒童。

為何會有這樣的情況呢？西方社會與低度開發社會之間存在著怎樣的差異呢？首先就是飲食可能非常不同。母乳餵食的攝取和持續性可能是不一樣的。孩童可能接觸到較多的加工食品，食物的分量可能也相當不同。雖然如此，飲食介入（例如，無麩質和無酪蛋白飲食，以及吡哆醇〔pyridoxine，又名維生素B6〕等維生素）的試驗結果顯示並沒有任何益處。

當我們檢視還有什麼是西方社會逐漸增加的東西，我們也能夠找到一些逗弄人心的線索；例如，肥胖、糖尿病和發炎性腸道疾病都明顯地越來越普遍。這些都是促炎性狀態，因此讓人不禁提出這樣的問題：自閉症是一種促炎性狀態嗎？肥胖和糖尿病可歸因於食物豐盛的結果，發炎性腸道疾病則是因為腸道菌群（也就是**微生物群系**〔microbiome〕）的改變。這些病症乍看之下似乎彼此無關，但是其實有著驚人的相似之處。

除了飲食和餵食母乳的差異之外，近幾十年來的其他社會性變化之一就是隨意使用抗生素來治療嬰幼兒的上呼吸道感染。儘管有些時候這是適當的做法，但是這些往往是病毒感染，使用抗生素是不合理的。這也代表了西方社會和低度開發社會之間的另一個差異點。微生物群系可能會因此而有了重大的變化，並且通常不能回復到原初的狀態。

家長偶爾會把孩子自閉症的發作歸咎於感染和有事實根據的抗生素使用，這導致了美國芝加哥的一位母親出現了「羅倫佐的油」（Lorenzo's Oil，譯注：這是真人實事，羅倫佐・奧登〔Lorenzo Odone〕）為罕見疾病腎上腺腦白質失養症患者，他的父母在他發病之後，焦急如焚，試遍了所有可能的治療方法，終於找出了一種有爭議的特殊配方油來延緩兒子的病情，即是「羅倫佐的油」，作者以此例來比喻這位母親的用心良苦）的時刻，她注意到自閉症的兒子的糞便中有困難梭狀芽孢桿菌（Clostridium difficile），因而想弄明白是不是跟兒子的自閉症有關，並提出萬古黴素（vancomycin）的治療建議。她兒子的自閉症病徵確實有了一些改善，但是卻無法持續。有個小型試驗證實了這個結果，然而這個療法終究還是讓人失望。梭狀芽孢桿菌物種會生產孢子，需要長期使用萬古黴素才能去除。這個抗生素的價值（對付抗藥性的「葡萄球菌」感染）會妨礙其使用於這個目的，而且很容易發展出抗萬古黴素的微生物。

人們已經注意到動物模式的腸道菌群的改變會影響行為，而這些改變可能是因為已改變的**神經肽**（neuropeptide）傳達出信號或釋放出發炎分子，也就是所知的細胞激素（cytokines），或者是其某種組合。改變的腸道菌群已顯示會導致動物腦部發炎的情況；然而，必須在此強調的是，現在尚欠缺這種情況也發生在自閉症的證據。

如果微生物群系出現了變化，這些改變極可能在不同的自閉兒身上會因人而異，這就可以解釋何以各種介入治療都沒有一致性的效益，或者是導向要為特定兒童量身訂製個別療程。它們可能是益生原（pre-biotic），也就是母乳寡醣或是各式各樣的必需脂肪酸，而這些都已經顯示會改變腸道的微生物生態；它們可能是鼓勵正常菌群再度拓殖的益生菌。

若想讓這些發生效用的話，那就亟需給它們一段很長的時間，而且很可能在人生初期開啟一扇機會之窗，畢竟之後若要重建胃道菌群會是相當困難的事。其中要投入可觀的成本，而且現今可用的最複雜的益生菌 VSL#3 則有取得的困擾。我們也可以使用糞便移植，但是道德和美學的原因使得採行這個方法有其困難，而且要重複進行療法也真的不是很實際。

微生物群系可以統合有關食物、環境、抗生素、發炎變化、腸漏症和神經肽等各種理論，故而有引導出治療的潛能。

有證據證明自閉症與腸道損壞有關嗎？

許多自閉兒看似都有腸漏症。就這種狀況，如果我們檢測一般腸道表面上皮細胞不會吸收的標誌物，我們就可以證明它們已經穿透腸道而進入血流之中；在口服乳果糖（lactulose）和鼠李糖（rhamnose）等不可吸收的糖標誌物之後，我們可以在尿液中發現它們的蹤跡。

為何會有這樣的情況呢？接受檢測的群體通常是經過嚴格挑選——如果出現了症狀，就很有可能接受這項檢測。這可能表示孩童出現了以下情況：潛在發炎、亞臨床性過敏、微量金屬，以及維生素和必需脂肪酸缺乏症。

就腸漏的這一事實是不容忽視的，而且或許為所謂的自閉症腹瀉提供了解釋的理由，然而是否能夠轉化成療方則是另外一回事了。至於飲食或維生素本位的治療是否有助於自閉症或自閉症患者的腸道，並沒有令人信服的證據以資證明，大多數的這類介入治療都尚未經過充分檢驗。

我們是否能夠對治療自閉症腹瀉或日增的腸道通透性抱持著一絲希望呢？是有可能的——現在有理論證據顯示乳酸桿菌 GG（lactobacillus GG）等益生菌菌株有助改善腸漏狀況。我們也有證據顯示一種名為解連蛋白（zonulin）的蛋白質會引發腸漏，若這證明會發生在自閉兒身上的話，解連蛋白抑制劑就能帶來好處。不過，這麼做是否對於個別孩子的自閉症腹瀉或是發展有所幫助就有待商榷了。

為了你的自閉症孩子、其營養和腸道健康，你的醫師可以為你做些什麼？

我們可以評估飲食是否充足，並且因此得到實際好處。自閉兒通常在飲食上相當狹隘，但是他們極少患有微量金屬或維生素缺乏症。不過，如果你缺乏鐵或鋅，補充品可以提高食用食物的攝取量與多樣性。同樣的道理，像是乳牛牛奶等造成的攝取量不足的情況即可改善（乳牛牛奶缺少了鐵，會促使腸道出現極微失血的情況）。嚴重偏食的兒童接受行為治療可以救他一命。

前文已經提過，施用益生菌可能對自閉症腹瀉有潛在益處，而且看似是安全的做法。如廁行為會獲得解決。便祕或漏便可能會引起拿穢物塗抹等不可取的行為，而對此的關注可以改善孩子在學校和家庭中的行為。

我們可以用傳統方式來治療真正的便祕。Osmolax 潤腸通劑已經證實對自閉兒的治療實是一大福音，其沒有味道可言，可以加到孩子的選用飲品之中。

只要持久並有耐心，即可貫徹可接受的養生之道。

我們現在對自閉症患者的腸道有著怎樣的了解？

我們對這方面的理解才在初步的階段。我們雖然已經辨識出一些異常狀況，但是現今仍不知道這些狀況對整體或個人意味著什麼。因此，其與自閉症可以看到的神經行為改變的關聯性則尚待觀察。

療法最好是以個人的明確病徵來加以設計，不該因為某種理論偏見或未經證實的猜想而逕行採用。現今還欠缺針對自閉症腸問題所進行的優質實證本位療法，應該始終謹慎檢視這些療法的證據，秉持「首要之務是不可傷害」的操作原則。

那些認為「從石頭榨出血來」是艱苦差工作的人，大概從來沒有替自閉兒抽血的經驗。「自閉症之聲」提供的《自閉症治療網絡暨自閉症生理健康介入研究網絡抽血工具包》（*Autism Speaks ATN-AIR-P Blood Draw Tool Kit*），可以協助家庭度過這個壓力大但卻必要的醫療程序，其網址為 www.autismspeaks.com。

輔助與另類療法——「生物醫學」途徑

在ASD治療之中，有一種更具爭議的領域就是使用輔助與另類療法（complementary and alternative medicines，簡稱CAM），而這通常是指生物醫學療法。這些療法並沒有獲得多數小兒科醫師和自閉症官方組織的背書，但是卻在網路上被大力推崇，並且受到許多家長和小部分專業人士的喜愛。

生物醫學的擁護者相信ASD並不只是腦部疾病，反而是主張自閉症是一種會影響全身的疾病的神經方面表現；舉例來說，他們指出大部分的自閉症患者也同時有腸胃問題，如胃食道逆流、腹瀉和便祕。生物醫療想要做的是改變會導致自閉症症狀的身體處理過程。大多數的生物醫療確實傾向為「輔助」類型（維生素和補充品、限制性飲食等等），但是並非全部如此；例如，有時會使用抗真菌處方藥來醫治「真菌過度增生」。

現階段的問題是，這些療法大多欠缺良好的效用證據的支持，而若缺少這樣的證據，這些療法是不可能獲得廣泛的認可。缺少良好的臨床試驗證據，醫師也無法確定這些療法是完全無害。

當要使用輔助療法來治療自閉症時，你可能要面對「我們之於他們」的態度，可是這道鴻溝並沒有看起來那麼大。主流科學社群已經準備好要嚴肅看待其中的一些療法，並且投入了許多研究費用來探究它們。你可以自行到網站www.clinicaltrials.gov查看其羅列的自閉症試驗。我們也推薦你至本書附錄，查閱黛博・金恩博士（Dr Deb Keen）就在地研究環境的審查。這類輔助療法中有些很可能後來證實是對有些孩子確實有幫助，但是對有些孩子則效果不佳。

本書沒有足夠的篇幅來一一討論各式的輔助療法，但會在下文討論最受歡迎的介入治療：無麩質和無酪蛋白飲食法。

無麩質和無酪蛋白飲食法的故事

無麩質和無酪蛋白飲食法涉及了去除飲食中含有麩質（小麥、燕麥、大麥和黑麥）和酪蛋白（所有乳製品）的一切食物。

這種飲食法的基本原理所依據的理論是有些自閉兒有「會滲漏」的腸道，因此無法完全分解如麩質和酪蛋白等特定蛋白質，結果使得肽（peptides）被吸收到體內，進而與腦部的類鴉片受器（opioid receptors）結合而影響到行為和注意力。不論這是真是假仍尚待商榷，根據倫敦的大奧蒙德街兒童醫院（Great Ormond St Children's Hospital）的一份新近研究，使用了精密的分析技術，但是卻無法在自閉兒的尿液中檢測到類鴉片肽（opioid peptides），也無法確實注意到自閉兒和作為對照組的無自閉症的健康兒童之間有任何差異。（註十四）

不過，終究到底，比起無麩質和無酪蛋白飲食法到底有沒有效用的問題，這種飲食法的基本原理其實並不是那麼重要。二〇〇七年的考科藍文獻回顧做出了這樣的結論：

……得到鑑定的兩個隨機分派對照試驗……第一個試驗的每一部分有十位參與者，第二個試驗則是每部分十五人……第一個研究的結果顯示不含麩質和酪蛋白的綜合飲食能夠減輕自閉症的病徵，可是第二個研究卻顯示採用此飲食法的小組和對照組的成效測量並沒有顯著差異。這是重

要的觀察領域，而我們需要大規模且品質良好的隨機分派對照試驗。（註十五）

自此之後，又有兩項研究完成，但是還是沒有一致的結果。在第一項小型雙盲RCT中，十四位孩童嚴格採行了四個星期的無麩質和無酪蛋白飲食法，之後再吃含有酪蛋白（奶粉）或麩質（麥粉）的點心，或者是安慰劑。但是就小組採用這種飲食法的結果，研究並沒有檢測到對注意力、睡眠或排便品質有任何有利的效用，也沒有發現麩質或酪蛋白的考驗對孩子有任何負面影響。（註十六）第二項試驗是為期兩年的較大型單盲研究，結果檢測到採用無麩質和無酪蛋白飲食法的一些孩童的社交行為和注意力或過動的情況有了些微改善。然而，研究中百分之三十採用該飲食法的孩童在第一年就退出了試驗，而參與家庭提出了維持該飲食法的困難，或是缺乏效用來做為退出的理由。（註十七）

日漸清楚的情況就是，有些孩童可能會對無麩質和無酪蛋白飲食法有正面反應，但是許多兒童則不是如此。如果你決定走上這條道路的話，重要的就是要先諮詢醫師或是營養師，這是因為研究發現，如果沒有謹慎監控孩童的營養的話，他們（反正就是那些經常有限制性飲食習慣的小孩）可能會罹患蛋白質和鈣質缺乏症。如果做完合適的試驗之後，你沒有發現任何改善，即可移轉注意力到其他可能更有效用的介入療程。

面對生物醫學療法的明智作法

為人父母很難不會多少被生物醫學療法的吸引力所誘惑。根據美國調查發現，百分之五十到超過百分之九十的自閉症人口都會使用輔助與另類療法。（註十八）

若是家長選擇採用生物醫學療法的話，醫學界的確意識到要給予他們支持的需求。以下取自《澳洲家庭醫師》期刊（*Australian Family Physician*）的引述為這種處境做出了很好的總結：

> 滿懷希望的家長通常都是在對看來無能幫助孩子的健保系統感到幻滅之後，就會轉而採行輔助飲食療法。坦白且心懷同理心地討論另類療法是很重要的事。雖然人們需要認知到任何介入治療對情緒、時間和財務的衝擊，可是倘若這些療法不會對孩子造成傷害的話，或許能夠為孩子帶來微妙好處，尤其是當這些療法融合於某個密集行為和（或）教育介入治療之中。不過，現在尚未進行大型的 RCT 來檢驗其中許多的介入治療的效用。（註十九）

然而，倘若你正在思忖是否要走上這一條路的話，請留心以下數句警語。

輔助療法是可行的；另類療法則不然

輔助療法嚴格說來是與傳統醫療**併用**的療法，相反的，另類療法則是用來**取代**傳統醫療的療法。如果你是引入適切的生物醫學療法來輔助早期介入療程的話，醫師應該一般都會支持你的做法。

使用生物醫療來替代早期介入療程是不好的做法。請記得，這些療法有許多都只有一點點或根本沒有任何證據來為其背書，可是我們知道早期介入療法是有助於孩子的學習和溝通。

謹記醫師誓詞——「首要之務是不可傷害」

有些人傾向把「天然」產品與安全性串聯在一起，彷若這兩者會主動配對一般。事實上，我們今日使用的一些最具毒性的處方藥都來自於天然植物資源，例如取自毛地黃（foxglove）的心臟病藥物地高辛（digoxin）和取自罌粟的嗎啡。天然產品並不必然安全無虞，連有些維生素和補充品也是如此，只要使用劑量不對且使用時間過長即可能引發副作用。

有些時候並不是你給了孩子什麼，而是孩子沒有得到的東西，例如，如果採行了限制性飲食，孩子可能因而缺少的必需營養素。我們從中獲得這樣的訊息：你若選擇採行生物醫學療法的話，請務必要有人監督，而對方需要有適當的醫學訓練，並且會密切關注是否出現任何有害和有益的效應。

以下是兩位聰明和堅定的母親的故事，她們描述了生物醫學療法所帶來的歡愉和陷阱。

這裡並沒有所謂的奇蹟。這是終身的疾病，而且往往在你在一處有突破的時候，另外一處就出現了問題。有些時候，我覺得自己有點像米開朗基羅（Michelangelo），逐漸敲開了囚困女兒七年多的大理石塊，她逐漸顯現出來，只是我永遠也不會知道現在的她跟約在兩歲時似乎消失不見的她是不是同一個女孩。

可是這對我已經不再重要了。自閉症不只是改變了你的孩子，同時也改變了為人父母的你以及你考慮的優先次序。我首先做的是與女兒葛瑞絲重建融洽的關係，這是因為只要你們有了關係之後，真正的學習才會展開。我們現在的關係很好。我的下一步就是要讓九歲的葛瑞絲能夠擁有一個快樂而充實的生活。

葛瑞絲在快要過四歲生日的時候，終於被診斷出罹患PDD-NOS，而那已經是經過了「再觀察一會兒」、「可能是她的聽力有問題」和「我們認為是言語發展遲緩」等令人沮喪且不斷重複的兩年歲月。除了自閉症之外，葛瑞絲還有一些特殊問題。她有慢性便祕而且害怕排便，害怕到把雙腿像鐵環般鎖住來制止自己排便。我們的家庭醫師建議使用瀉劑，但是這只能短暫舒緩情況罷了，問題很快又會再次出現。這樣的狀況持續了兩年多。她的免疫系統也受損了，因此常常感冒。她的食慾很差，會不斷要求喝奶瓶（是的，她到了三歲還是要喝奶瓶）和吃任何像麵包的東西（如果超想吃的話，她連黏土都會吃！）她吃得極少，儘管我們努力讓她多吃一點都沒有用。葛瑞絲看起來蒼白而且有黑眼圈。

早在自閉症的診斷出來之前，就是這些問題促使我讀了娜塔莎．坎貝爾—麥克布萊德醫師（Dr Natasha CampbellMcBride）的著作《腸道與心理症候群》（*Gut and Psychology Syndrome*）。我必須說明我並不是崇尚另類醫學的人，真的不是，可是我卻發現那本書的論述前提相當有說服力，基本上，這本書主張有毒的身體可能對發展中的年幼大腦有些影響，而我可以親眼看到那樣的影響就發生在我女兒身上。

在我們都還沒有跟生物醫學醫師接觸之前，這本書就引領我們踏上了生物醫學之路。我們首先處理的是葛瑞絲的飲食。我們不讓她食用麩質和乳製品（在不知道這也是一種自閉症的處置方法的情況之下），當時我們對於她幾乎像是上癮般地渴望它們的情形感到憂心忡忡，而且我認為這麼一來或許可以改善她的便祕情形。結果確實有效（不過，真正的突破其實是來自於每天飲用溶於水中的簡單一小匙纖維粉）。我也開始在她的蘋果汁裡添加魚油，這是因為我讀到有關omega-3對神經的益處，就想這可能可以改善她的言語發展遲緩的情況。我們同時開始進行言語治療和遊戲治療，葛瑞絲的情況似乎一點一點地改善了。

當我們終於得到葛瑞絲診斷出罹患PDD-NOS的時候，我天真地以為會拿到一份適當的行動計畫。我可以不用再當個臨時的醫學系學生，不需要在夜晚搜尋網路以便在白天時把女兒當天竺鼠來試驗。然而，我們沒有拿到任何計畫，離開時就只有零碎紙張，上頭列了一些可以聯絡的地方，以及等待名單很長的毫無幫助的警語。難道沒有人理解到這是緊急狀況嗎？會不會沒有人受理我們的病例呢？我們做的是正確的事情嗎？我們感覺到孤立無援，完全被所有的醫學專業所拋棄。

我後來在雪梨偶然發現了一位專精發展遲緩和自閉症的生物醫學醫師。在我抵達他的診間的那時候，葛瑞絲已經是完全不吃無麩質和乳製品，每天都會食用魚油、維生素補充品和益生菌。雖然那位醫師告訴我所做的一切都是正確的，但是卻要我們停止讓她攝取這些補充品，等到她的體內系統都沒有這些東西之後，再做血液檢測來看看她到底怎麼了，她缺乏的是什麼東西。這是第一次有醫師建議我們做血液檢測。除此之外，他也是第一位醫師向我說：「我不知道結果會怎麼樣，但是我想我可以幫助妳，我也想要幫助妳，而我們就這麼開始吧」。我們終於有了一位盟友，對方是個小兒科醫師，而且已經有了一個計畫。

除了無麩質和乳製品的飲食之外，葛瑞絲開始了一套生物醫學補充品療程，其中包含了新陳代謝引子（metabolic primer）、三甲甘胺酸（trimethylglycine，簡稱 TMG）搭配醛葉酸（folinic acid）和維生素 B-12、γ - 胺基丁酸（gammaaminobutyric acid，簡稱 GABA）、甲鈷胺（methyl-B12，即維生素 B12）注射液，以及鈣搭配維生素 D。這些補充品並不是同時使用，而是由她的醫師在五年的療程中慢慢地一個、一個引導使用。我們發現這些補充品都對葛瑞絲有助益，尤其是甲鈷胺注射液對她的思想流動和語言有巨大影響，GABA 也有助緩和她的焦慮症。

葛瑞絲有了驚人的轉變。現年九歲的她上的是主流學校，不太需要協助，而且有著自己的朋友圈。她還是有自閉症，只是現在似乎已經碎裂成小部分的行為（如對玩具系列的收集狂熱）。她已經停用了所有補充品（除了減緩焦慮症的 GABA 與鈣，她的飲食大致仍是不含麩質和乳製品）。

我們很難說生物醫學補充品對葛瑞絲的改善到底是起了多大的作用，它們終究總是與其他療法（言語治療、職能治療、音樂治療、地板時間模式和 RDI）一起使用。就葛瑞絲的案例來看，很可能是這一切東西緊密合作的結果。我們很幸運負擔得起這樣的療法，畢竟這些治療都很昂貴且需要長期投入。自閉症沒有快速解決之道。若要從我們經驗來加以選擇，其中療效出色的如下：

- 生物醫療——甲鈷胺注射液
- 介入治療——早期階段教會我們如何進入她的世界的地板時間；後期階段：RDI（關係發展介入）完全轉變了我們與葛瑞絲及我們其他孩子相處的方式。這個方法強調耐心和非口語溝通，因而引導了我們彼此建立出雙向的關係，並且能夠與葛瑞絲產生真正的交流。

露易絲．威廉絲（Louise Williams）

我的兒子麥克斯在兩歲時被診斷患有自閉症。我從他大約十四個月大的時候就注意到一些早期的警訊，他不會用手指東西或揮手、對自己的名字沒有反應、在興奮時會甩手、並且連僅會的幾個單字都不再說了。他神祕地變得沉默不語。

當小兒科醫師診斷出他有自閉症的時候，我沿路哭著回家。隔天早上，我的體內的某個東西就轉換成行動模式。不到兩個星期，我們就開始了ABA的居家療程。這絕非易事，可是我確信這是正確的道路：所有的研究都指出早期密集行為介入可以幫助我的兒子。

然而，我還是不斷質疑自己：「我做的夠多了嗎？」我認識了一位家有自閉兒的母親。她那時正遵循一套限制性飲食，並且向我大力讚揚她的兒子因為那樣而「好多了」。怎麼都沒有醫師跟我提起治療自閉症的飲食呢？我買了有關排除飲食法（elimination diets）的書，並在一夕之間就開始了無麩質和乳製品的飲食。生活中開始有著飢餓的日子以及用餐時間的戰爭，可是所謂「我的孩子採行這種飲食法才三天就開口說話了」的承諾實在太誘人而讓我無法忽視。唉，只是奇蹟並沒有降臨在我的兒子身上。

我並沒有因此而氣餒。我加入了網路上的e化小組和部落格，仔細閱讀遵循該飲食法的其他家長的建議，結果才發現需要有進一步的限制：必須都是有機食品，而且不食含有玉米、大豆、酵母、糖、防腐劑、水楊酸（salicylates）、胺類（amines）和麩胺酸鹽（glutamates）的食品。限制的名單一長串，而可接受的食物選擇則越來越少。我把所有空閒的時間都用來烹調怪異但美妙的食物，衷心相信這些食物會讓麥克斯脫離自閉症的枷鎖。有些日子我會在廚房裡恐慌發作，那是因為我想像著廚房裡的每種食物都含有某種引發自閉症的毒素。我把不沾烹飪用具都換成玻璃製品、不再使用微波爐，甚至在水龍頭加裝了過昂貴的濾器來去除髒東西。

我做的還不只如此。為了找出麥可斯的問題根源，我們帶他做了血液檢測來找出他缺乏的東西，才可以用維生素療程來加以處理。我送了糞便樣本到美國，也送了尿液樣本到法國。我打從心底認為必然有著何以自閉症會主宰寶貝兒子的生活的線索，而且一定有方法可以把他矯正回來。如果我能夠治好他，我就能夠把我和他的想像未來恢復原狀。

我從世界各地訂購維生素和益生菌。每當小盒裝的「希望粉末」送達的時候，一邊打開包裝、一邊想著手頭的東西可能是答案，我就會感到一陣興奮激動。我開車到雪梨的偏遠角落去髒亂的藥房採購維生素B 12注射液，每次我按照處方簽領藥時，那些藥房都會神祕地有所變化。不論是大劑量維生素、益生菌、酶、發酵蔬菜、椰汁克菲爾（coconut kefir）、順勢療法、顱骶骨治療法（cranial osteopathy），或消除過敏法，只要是你說得出口的，我都試了。我買過最怪異的物品是亞洲的足貼，宣稱可透過腳底來清熱解毒。我最昂貴的實驗則是一套高壓氧治療療程，承諾能夠為大腦提供超級濃縮氧氣。要麥克斯跟著我進入三公尺×一公尺的拉封圓柱型帳篷，並進行高壓氧「潛水」（dive）的解壓療程，若說他只是很不情願，那算是輕描淡寫了。我都是抱著興奮之情開始每一個新的生物醫學療法，可是等到證明無效之後，就只得勉強地將之放棄。我通常很慢才意識到自己可以停止某個療法，因此經常就只是把新的療法加到原本就已經很複雜且是東拼西湊的康復療程之中。

我從來沒有停止研究、調查，以及與任何可諮詢的自閉症專家會面。終於這樣過了幾年之後的一次諮詢會面，一位醫師向我說道：「或許妳的孩子就是對生物醫學療法沒有反應的人。」這真是致命一擊。我的天啊，我可是在找法子治癒兒子的自閉症呢！不過，現在回想起來，或許就是那一次的諮詢讓我得以從自己賦予自己的不可能任務中解脫出來。

我加倍為兒子的居家治療計畫而努力。我們實行了改變一生的圖片交換溝通系統（PECS）。儘管不是用文字，麥克斯終於可以表達自己。諷刺的是，他用PECS堅持要交換的第一個東西竟然是「蘋果」。蘋果是家裡的禁果，是我們施行食物排除療法時很早就剔除的東西，而且因為蘋果內含水楊酸，所以我後來就不敢再讓他食用。我感到相當困惑，我到底應該以此獎賞他的溝通進展或加以拒絕呢？我在那天決定大膽一試而且之後就不再回頭了。我現在還有那個時刻的影像片段，當麥克斯學習到溝通可以換來報酬，而且是極大的獎賞。他真的就是興高采烈地拿著一片蘋果手舞足蹈。麥克斯的溝通意圖增強了，他的接收性字彙增多了，如此治療幾年之後，儘管我不再追求生物醫學療法，他終於開口說話了。

我現在可以明白是持續的治療才教會他以下的每件事：服從、模仿和配對技巧、口腔動作控制、接受性字彙、溝通意圖，以及最終的表達性語言，使得他從非口語溝通進步到擁有口語能力。我很幸運有著一個盡心盡力的治療團隊，歷經過程中的起起伏伏，而且從不曾放棄過我和麥克斯。

我由衷希望自己有個生物醫學的奇蹟故事來與人分享，可惜並非如此。我是如此努力且努力了那麼多年，相信許多人都會認為我值得有個奇蹟故事！現在回想起乍聽到麥克斯的診斷的那個時候，我明白當時的自己極為容易輕信所有承諾康復的主張。我不斷嘗試用生物醫學介入來幫助他，但卻無能療癒他，幸好那些治療並沒有對他造成太多傷害。麥克斯現在已經十一歲了，健康且快樂；他能夠說話、閱讀、並喜愛玩電腦，而且他依然喜歡吃蘋果！

莎拉．史多瑞（SARAH STOREY）

如何實行有效的介入療程並保持理智

做好一些事情，而不是搞砸一大堆事情

有些家長在知道孩子的診斷之後的頭幾個月，往往會驚慌失措，而在「這不會有害」的信念之下想要嘗試一切方法，麻煩的是那可能會帶來傷害。

請記得許多治療並非只是出席約定的會面而已，你還需要在療程之外的時間鍛鍊孩子已經學到的技能。倘若孩子只要是清醒的時刻都排滿了活動的話，你是不可能這麼做的。對大家都好的情況是你只選擇一些介入治療，顯然其中應該包含一項早期介入療程，以便讓一切都能充分發揮作用。

如果你在白天都在帶著孩子到處跑來跑去，然後再把整晚的時間花在烹調無麩質和無酪蛋白的飲食和製作抽認卡，你可會把自己弄得筋疲力竭，而這對所有人都不是一件好事，總是要讓自己有些許休息放鬆的時間。

每次只進行一項介入治療

請記得沒有自閉兒是一模一樣的，這意味著每一個孩子對於ASD介入治療的反應都不一樣，對某個孩子有著神效的療法可能對你的孩子則毫無作用。

為了避免浪費寶貴的時間和金錢，請每次只啟動一項介入治療。如果你一口氣開始了一大堆療程，你之後會無法確定哪些有效、哪些無效或甚至是有害的。啟動某個介入治療之後要給予適當的觀察期（一般建議為三個月），然後再決定是否要進行另外一個療程。

當心「神奇療法」

當你為孩子探究介入療法時，你大概會見到浮誇的網站，允諾有對自閉症的快速「治癒療方」，這些網站通常有著熱情讚揚的家長推薦文的背書，但是卻沒有真正的證據，尤其若是遇到要求你預繳大量金額的治療，請心生警惕。如果聽起來好到難以置信，那大概不是真的。

請留心安慰劑效應

請記得**安慰劑**效應的作用——即是當你開始一項新療法時，因為你心中期待著有所改善，故而開始相信自己看到改善的跡象。遺憾的是，這樣的安慰劑效應偶爾會引導你繼續進行對孩子無效的介入治療，因而沒有尋求其他可能幫助較大的療法。ASD 是種神祕的病症，其病徵時隱時現，而且其發展可能出現停滯期，然後再發生驟變，可是卻沒有明顯的成因。倘若你的孩子在有段期間狀況良好，你不禁會把這個情況歸功於新的療法，而這兩件事情事實上可能毫不相干。使得情況更為複雜的事實是，大多數的自閉兒都會同時接受一種以上的介入治療。正因如此，你如何辨別某一介入療法真的發揮了效用呢？採取以下更科學的方式有助於面對這樣的情形：

- 一次只啟動一項介入治療，並在開始前設定孩子狀況的基線評量準則，接下來持續客觀評量孩子的進展。你可以用攝影機拍下孩子的進展——請記得攝影鏡頭是不會說謊的。
- 對孩子的一些師長或治療師「隱瞞」新的介入治療之事。如果他們不知道你的孩子正在進行新療法，他們就不會受到任何預期心理的影響——在你引入使用新的藥物或補充品時，這會特別有幫助（不過，你可能需要告訴一些關鍵人士，如孩子就讀學校的校長，以防新的介入療法產生了一些不好的影響）。

如果你遵循這些指導原則，希望你能夠順利分辨出某一介入療法有效與否。若是數月之後仍未見到效果，即可停用該療法，並另尋對孩子更有效的方法。

---

1. Coleman M. Ed. (2005). The Neurology of Autism. New York: Oxford University Press, P x.
2. Bandolier - Evidence-Based Health Care. (2001). Bandolier Bias Guide. www.jr2.ox.ac.uk/ bandolier/Extraforbando/Bias.pdf. (Accessed 3 October 2012).
3. Williams K, Wray JA and Wheeler OM. (2012). Intravenous secretin for autism spectrum disorders (ASD). Cochrane Database of Systematic Reviews, Issue 4. Art. No.: CD003495 DOI: 10.1002/14651858.CD003495.pub3.
4. Krishnaswami S, McPheeters ML and Veenstra-VanderWeele J. (2011). A Systematic Review of Secretin for Children with Autism Spectrum Disorders. Pediatrics, 127, e1312-e1321.
5. Australian Government Department of Health and Ageing. Background to the establishment of the Medical Services Advisory Committee (MSAC). www.msac.gov.au. (Accessed 3 October 2012).
6. Jesner OS, Aref-Adib M and Coren E. (2007). Risperidone for autism spectrum disorder. Cochrane Database of Systematic Reviews, Issue 1. Art. No.: CD005040. DOI: 10.1002/14651858.CD005040.pub2.
7. Ching H and Pringsheim T. (2012). Aripiprazole for autism spectrum disorders (ASD). Cochrane Database of Systematic Reviews, Issue 5. Art. No.: CD009043. DOI: 10.1002/14651858.CD009043.pub2.

8. Williams K, Wheeler DM, Silove N and Hazell P. (2010). Selective serotonin reuptake inhibitors (SSRIs) for autism spectrum disorders (ASD). Cochrane Database of Systematic Reviews, Issue 8. Art. No.: CD004677. DOI: 10.1002/14651858.CD004677.pub2.
9. Research Units on Pediatric Psychopharmacology (RUPP) Autism Network, (2005). Randomized, controlled, crossover trial of methylphenidate in pervasive developmental disorders with hyperactivity. Archives of General Psychiatry, 62, 1266-1274.
10. McPheeters M, Warren Z, Sathe N, et al. (2011). A systematic review of medical treatments for children with autism spectrum disorders. Pediatrics, 127, e1312--e1321.
11. Andersen IM, Kaczmarska J, McGrew S and Malow BA. (2008). Melatonin for insomnia in children with autism spectrum disorders. Journal of Child Neurology, 23, 482-485.
12. Buie T, Campbell D, Fuchs GJ, et al. (2010). Evaluation, diagnosis and treatment of gastrointestinal disorders in individuals with ASDs. Pediatrics, 125, S1-S18.
13. Ibrahim SH, Voigt RG, Katusic SK, et al. (2009). Incidence of gastrointestinal symptoms in children with autism: A population-based study. Pediatrics, 124, 680-686.
14. Cass H, Gringas P, March J, et al. (2008). Absence of urinary opioid peptides in children with autism. Archives of Disease in Childhood, 93, 745-750.
15. Millward C, Ferriter M, Calver S and Connell-Jones G. (2008). Gluten- and casein-free diets for autistic spectrum disorder. Cochrane Database of Systematic Reviews, Issue 2. Art. No.: CD003498. DOI: 10.1002/14651858.CD003498.pub3.
16. Hyman S, Smith S, Foley J, et al. (2010). The gluten-free and casein-free (GFCF) diet: A double-blind, placebo-controlled challenge study. International Meeting for Autism Research, Philadelphia, 22 May.
17. Whiteley P, Haracopos D, Knivsberg A-M, et al. (2010). The ScanBrit randomised, controlled, single-blind study of a gluten- and casein-free dietary intervention for children with autism spectrum disorders. Nutritional Neuroscience, 13, 87-100.
18. Schechtman MA. (2007). Scientifically unsupported therapies in the treatment of young children with autism spectrum disorders. Pediatric Annals, 36, 497-505.
19. Mangley M, Semple M, Hewton C, Paterson F and McKinnon R. (2007). Children and autism. Part 2- Management with complementary medicines and dietary interventions. Australian Family Physician, 36, 10, 827-830.

8．選擇正確的學校

不要照著別人的意見走，因為他們的意見只適合他們的孩子。不管你的孩子有沒有自閉症，最了解他的人是你。

傑克的媽媽　貝琳達．湯普生（Belinda Thompson）

如果你的孩子才剛獲得診斷結果，就算不是你腦海中最想不到的事情，學校可能還是相當遙遠的事。為自閉兒選擇學校是家長需要面對最為困難的事情之一。我們很難知道才兩歲或三歲的孩子會如何發展，也不太可能知道孩子成長到五歲或六歲時會有怎樣的能力。幸好並沒有法律會禁止你為孩子同時申請數間學校，等到接近就學年齡時再做決定。你越早這麼做，日後的選擇越多，之後若要改變方向也幾乎不會有阻礙。

有許多給予自閉兒的選擇，包括了特殊教育、附設輔助班的主流學校、銜接教育、主流教育、在家自學和遠距教育。公立、天主教和私立等教育系統也提供其他選擇。

輔助班和特殊教育有較高的師生比。

在新南威爾斯州（New South Wales，簡稱 NSW），Aspect 興辦了自閉症特殊教育學校和附屬班（satellite classes），對許多學生而言，附屬課程的目標是為了讓孩童稍後可以銜接主流課程。

首先，我們要介紹現在可得的選項；接著再談論選擇學校時可能需要考量的因素；家庭在孩子的教育中所扮演的角色；最後則會談及孩童的權利。

評估所有選項

到底是主流學校還是特殊學校是自閉兒的最佳選擇的討論之中，以下是對於課堂重要事項的廣泛共識。

提供每個學生個別輔助

每個自閉症學生都有自己的技能與需求，並且需要個別的輔助。輔助的形式包括一份學校的社會規則清單、擴大性溝通，或者是可以在緊張受壓時逃避的「安全地點」。專家們也建議老師應把某個孩子特別沉迷的事物（不管是鳥類、火車或其他的東西）融入到學習活動中，以便激發孩子的學習動機與興趣。

環境與課程調整

環境調整可能包括允許孩子在室內時戴帽子，藉以減輕因為對日光燈燈光敏感所引起的痛苦，或者是讓孩子待在圖書館而不是參加鬧哄哄的社交遊戲。課程調整可以包括教學準備（教學前預習所要教授的資訊）、提供實作學習活動來教導抽象概念，或者是讓孩子完成比較簡短、困難度較低的作業。

結構化的學習環境

這可能意味著有個整齊的教室，並清楚畫分其內的工作領域。結構也可以是透過持續一致的課程規畫（如總是在早上上數學課等等），圖像式的作息時間表和輔助來幫助學生銜接作息活動。

系統化教學

這涉及了確立教育目標、勾勒出達到目標所需要的教學方法、評估使用方法的效用，並且依據資料加以調整。有效教學方法包括了納入選項、示範做事的正確方式（同時也為需要追求完美的孩童提供不正確的方式）、任務的預先依序演練（pre-task sequencing，先讓孩子進行一系列簡短、簡單的任務來加強動機，接著再進行比較困難的任務）。

改善問題行為的功能性方法

這個部分在〈早期介入〉章節中已有討論，其中涉及了自我管理，教導學生辨識和監控自己的問題行為（如在不當的情況下離開自己的座位），這也有助於減少孩子的棘手行為。

其他的有益因素包括：

- 教育者之間的良好團隊協調配合
- 密切的家校合作
- 可在需要時獲得受過訓練的教師輔助
- 提供教師與助手自閉症的相關在職訓練
- 課業學習技能與社交技能的同儕教學
- 較小的班級規模
- 社交技能的訓練與輔助
- 定期評估進展
- 正面看待融合

少有學校的環境可以提供所有學生以上的所有條件。雖然特殊教育的環境大概符合更多以上的標準，但是大多數的自閉兒可能最後還是會進入一般的教育環境之中，箇中原因乃在於最大多數的自閉兒是落於光譜的高功能／亞斯伯格症的一端，而在定義上並無智能障礙的情況。

特殊學校與輔助班

特殊學校可能是公立機構、天主教機構或私人機構，設置目的都是為了滿足有一種或多種障礙的學生需求。

這些學校有較高的師生比例，以及高度結構化的例行作息。這些學校中只有一小部分是專為自閉兒所設置；一般來說，有各式障礙的孩子都會在一起分小組學習，授課老師都有受過特殊教育的訓練，同時有助教從旁輔助。特殊學校的學生通常都有一種以上的障礙，需要密集輔助。

在新南威爾斯州，除了Aspect所經營的自閉症專門學校之外，麥考瑞大學特殊教育中心（Macquarie University Special Education Centre，簡稱MUSEC）、伍德柏利自閉症教育與研究（Woodbury Autism Education and Research）和巨步（Giant Steps）等私人機構也收自閉兒。巨步在塔斯馬尼亞州也有設置分校。昆士蘭自閉症協會（Autism Queensland）在布里斯本（Brisbane）有兩間特殊學校。在維多利亞州（Victoria），特殊學校包括了讓智商低於五十五的孩童就讀的特殊發展學校、智商介於五十五到七〇的孩童就讀的特殊學校，以及讓得到自閉兒診斷的孩童就讀的自閉症專門學校。維多利亞州的Amaze（前身為維多利亞自閉症協會〔Autism Victoria〕）提供了極佳的線上資料清單，可至其網站www.amaze. org.au查閱，該網站也有更詳盡的資訊。

輔助班位於主流學校的校園。這些班級的規模較小，通常都會分派受過特殊教育培訓的老師，再加上課堂助教的輔助。一般來說，自閉兒會與喜憨兒混班就讀。輔助班的學童通常會與學校的其他學生一起共用操場，並且有時會將其納入主流班級之中。

特殊學校：盧卡斯的故事

蒂昂·盧阿（Dionne Lua）走進了雪梨北部的 Aspect 文恩巴奈特學校（Aspect Vern Barnett School），可是離開時就哭了。「我絕對不會讓盧卡斯到那裡上學，就是覺得難以承受。」她回想著。「五歲的盧卡斯有輕度智識障礙，也是口語技能有限的自閉兒。「我的先生卻堅決要選那所學校。他認為那裡的結構化學習對盧卡斯有好處，而他說得沒錯。」

事後證明蒂昂的先生是正確的——文恩巴奈特學校是個讓人喜出望外的地方。「就我們看到的，文恩巴奈特學校對盧卡斯來說很不錯；那是一所自閉症專門學校，尤其滿足了他的感官需求和自助能力的需要，」蒂昂說道，「盧卡斯現在更獨立了。他的班級有五、六個孩子，而他們的綜合技能旗鼓相當。他的老師莉蒂亞·格里菲斯（Lydia Griffiths）相當和藹，很關心班上的每一個孩子，每天都會跟我們溝通盧卡斯的進展。」

蒂昂把這一切歸功於校長拉拉·錢尼（Lara Cheney）的支持，以及學校願意與盧卡斯的校外治療師一起合作。

「麥考瑞大學特殊教育中心是我們考慮的另一個地方。」蒂昂說著，「因為那裡教導學生的方式，所以成功率很高。我們並沒有提出申請，因為當我跟學校聯絡時，對方告訴我他們大多數的學生都能開口說話。加上那裡相當注重學業表現，可是盧卡斯根本還不到那個程度。」

「盧卡斯在文恩巴奈特讀得很快樂，社交技能越來越好。他有一個在另一班上課的朋友，這個高功能自閉兒很喜歡盧卡斯。他每天早上都會帶一張畫給盧卡斯，真的是很善良的孩子。這一年來，我們知道學校很照顧自己的孩子。即使他不是時時刻刻都可以表達自己，但是他一直在聆聽和吸收。」

為盧卡斯選學校的時候，蒂昂接受了兒子的 ABA 提供者的建議。「她說文恩巴奈特學校很適合盧卡斯，學校遵循了特定的 ABA 做法。伍德柏利是理想的選擇，可是費用就……。」未來會怎麼做呢？「我們很想讓盧卡斯去上附屬班。我們希望盧卡斯可以去那裡上課，但是我想先增強他說話的能力。我們不想把他安置在一個他要使勁奮戰的主流環境之中。」

附屬班

在新南威爾斯州，Aspect 有自己經營的附屬班，就位於州立學校和天主教學校之內，這些附屬班的目的通常是為了讓學生能夠銜接就讀主流班級。

銜接就讀附屬班：傑克的故事

傑克．湯普生現年九歲，患有輕微自閉症，居住在雪梨，他的學前教育旅程肇始於生活起點機構（Lifestart）「入學就緒課程」（School Readiness Program）。他後來進入天主教特殊學校就讀 K-2 階段，包括了兩年的「正確開始」（Start Right）課程，並且順利銜接一間主流小學的三年級 Aspect 附屬班。傑克是雙胞胎，這個事實使得他的處境變得複雜。他的母親貝琳達說道：「儘管聖露西（St Lucy's，特殊學校）很好，可是要拜現在這個學校所賜才讓他有了現在的進展，我需要控制較少的地方。他現在讀的是他的兄弟姊妹就讀的一間小型天主教學校的附屬班。這是我夢寐以求的，我從來沒有想過他們上同一間學校的美夢可以成真。」

傑克讀的班級有十個孩子、兩位老師和一位助教。「他們用視覺的方式學習，而這正是他們需要的學習方式，沒有在主流班上會出現如賓漢般（譯注：這裡是指一八九九年改編自小說的劇作《賓漢：基督的故事》〔*Ben Hur: A Tale of Christ*〕，其無論是在軍隊人數、海戰場面或是海戰車比賽等的壯觀場面，令人嘆為觀止）的奢華排場。」她希望自己的一對雙胞胎男孩將來可以一起去上主流學校。「我們正在考慮的中學設有特別需求的單位，但是並沒有特殊需求的班級。學校會安排一位助教隨班協助那些有需求的學生。以傑克目前的狀況來看，我想他應該可以應付得來。」

貝琳達提到家庭作業是其中關鍵：而她的意思是指家長的家庭作業。「我們有試算表和評分標準，會評斷每間學校做得到和做不到的東西。開始的時候，我們大概看了八間學校。當我拜訪了一間學校之後，我回到車上就哭了。那間學校糟透了，就像是間監獄。我心中想著：『這就是他以後要過的生活嗎？』學生像是被關進了一個個小籠子裡頭。當我後來到聖露西參觀的時候，看到的是明亮繽紛的環境，對我來說那才是傑克需要的地方。」

不過，那並不意味著每個孩子都適合像是聖露西的特殊學校設置或是地方學校的銜接班級。「好好研究所有的學校，」貝琳達說，「不要照著別人的意見走，因為他們的意見只適合他們的孩子。不管你的孩子有沒有自閉症，最了解他的人是你。」

主流學校

主流學校存於公立、天主教和私立等教育系統之中，許多自閉症學生都是完全被納入普通班就讀。在許多學校裡，學生和老師都有一名助教輔助，也會尋求專精自閉症或特殊需求的老師在有需要時到校提供協助。一般而言，天主教學校和私立學校的輔助財源比較少，但是私立學校往往有較小型的班級。

幾乎沒有人會讚同就讀主流班級的自閉兒獲得的輔助是足夠的。儘管許多家長和孩童都算滿意自身的學校處境，但是大多數都注意到，大量增加資源會對於孩子的教育和社交結果帶來極大的助益。

詹姆士．莫頓醫師（Dr James Morton）是澳洲昆士蘭州的 AEIOU 的創立人，他提到該州的孩童受惠於前勞工黨政府所制定的較佳補助規定。

我認為關於這個州的學校的一件事情，那就是政府提供了不錯的資源，因此就輔助的量來看，這個部分做的很棒，在這裡抱怨昆士蘭州的輔助量的問題實在有失公允。輔助的質才是局限所在，而質的方面也反映了一件事實，那就是擁有教師學位的老師都沒有接受過有關自閉症的訓練，甚至連特教老師也是如此，自閉症只不過是一個選修科目。

可是情況已有改善：昆士蘭州政府現在每年資助了三十名教師攻讀自閉症而取得學位。

尼爾・瓦第（Neale Waddy）是澳洲新南威爾斯州教育部的學習輔助與發展局（Learning Support and Development）的主管，他提到師資教育是該州的重點業務之一。他說道：

> 話說更多錢就能解決問題，但我並不覺得情況是這麼黑白分明。給予教師援助的方式還有許多尚待加強的地方，其中許多涉及專業學習，而且可以說可能需要在這方面投入更多的金錢。我們正在努力的重要部分就是，要確保學校的教職員有適當程度的支援來輔助孩子。我們與Aspect緊密合作來落實「正面夥伴關係」計畫（Positive Partnerships，請見下文）。現在已經有一些學校參與了「正面夥伴關係」計畫，並且在過去幾年已有相當多的老師完成了線上訓練課程，這是為他們提供的聚焦於自閉症和行為與語言的課程。

關懷自閉症聯盟（Autism Awareness）製作了一支名為《你在做些什麼？》（*What Are You Doing?*）的短片，並在二〇一二年分送給各個學校，藉此幫助一般的孩童了解他們的自閉症同學。你也可以在關懷自閉症聯盟的網站上購買這個DVD，其網址為www. autismawareness.com.au。

開始上主流班：哈利的故事

哈利．帕克－羅瑟林頓的母親羅娜（Lorna）說到，哈利就讀吉朗市（Geelong）主流學校的旅程並不是開始地很順遂。因此，等他讀完幼兒園之後，全家就用車打包好家當搬到了昆士蘭州。現年九歲的哈利是四年級生，患有亞斯伯格症，可是當他抵達昆士蘭的時候才六歲，而且在閱讀方面有很大的困難。

「我本來以為自己找到了一間對亞斯伯格兒友善的學校，校方正準備接納他，」羅娜說，「可是我後來收到新標準，需要有個提供閱讀介入治療的地方，才發現已經幫哈利註冊的那間學校卻沒有這方面的服務。有人告訴我，要在昆士蘭找到可以給哈利閱讀輔助的學校沒那麼容易。」

於是又開始了找學校的過程。「有一間學校是我原先不考慮的，可是我後來看了學校網站，而在絕對僥倖的情況下讀到網站上有專頁大幅介紹學校所提供的閱讀、寫作和數學的介入療程。因此，我在開學三天前跑到那所學校詢問校長：『真的有像學校網站上說得那麼棒嗎？』她則回我說：『如果言不符實的話，妳再來跟我說』。」

這並不僅是喬遷到另外一州而已。對於哈利一家人來說，這是到了一個全新的世界。「在第一個星期裡，我讓學校的融合老師（inclusion teacher）和指導人員替他做了評估，」羅娜說著，「儘管有人事先告訴我他的狀況還好，但是他的語言能力嚴重受損。他需要言語治療，而學校馬上讓他開始了早期輔助學習課程，為的是補強他的閱讀和計算能力，以及他所需要的東西。」如此過了四年，儘管哈利的計算能力依舊有困難，可是就如同其他四年級生一樣，也是《葛瑞的囧日記》（*Diary of A Wimpy Kid*）的狂熱書迷。

羅娜說到自己從來沒有考慮過要讓哈利去讀特殊學校。雖然她理解到事情不對勁，但是卻花了許多年才確知他的診斷結果，等到他就讀吉朗的學校的時候，心理師才終於有辦法指出他的困難所在。他就是那些「診斷的漏網之魚」的其中一位。

在吉朗的時候，羅娜對哈利得不到任何補助金的情況感到沮喪。那所學校有很多有特殊需求的孩童，而哈利的情況「比較不嚴重」。「學校已經預設他不會得到補助金，所以根本連試都不試，」她說道，「校方覺得從他們的豐富經驗來看，我是在要求哈利不需要的東西。他就是得不到應得的幫助。」

羅娜並沒有預期在昆士蘭的情況就必然有所不同。「就讀了幾個月之後，我問學校哈利的輔助金有沒有發下來，而那位融合老師彷彿我是個怪人般地看著我。她回道：『他早有補助了，從第一個星期就有了』。」

而且並不只有在學校的情況好轉。「當我告訴我們在吉朗的心理師，我們一家人要搬到昆士蘭的時候，對方告訴我，每次她去參加會議時，昆士蘭似乎總是有其他州沒有的東西。」

羅娜建議家長要「盡己可能地參與孩子的學校事務。我每天都會跟老師交談，只要你願意幫忙學校，學校就會更願意幫助你。這會讓你產生信心，這表示學校是關心的」。她也建議家長可以的話，等孩子滿六歲再去上主流學校。

「哈利的學校擁有你在許多主流學校找不到的東西，我也是意外發現到這所學校的。」

在哈利的學校校長請求下，我們在此不公開該校的校名。不過，她也同時指出，昆士蘭的所有公立學校一定要遵守為失能的孩子提供服務的嚴格規範。

遠距教育與在家自學

在家自學有時被認為是家庭萬不得已的最後手段，或是許多家長害怕在家自學會讓孩子在社交技能上毫無進展，這兩個說法其實都是謬論。在家自學是自閉兒的有效選項之一，儘管採用這個方式將會為家長帶來龐大的壓力，但是這也允許了孩子能夠與其他在家自學的孩童有社會互動。在家自學的登記和評估的過程是十分嚴格的。

在家自學需要家長巧妙構思出符合各州課綱的重點學習領域的學習計畫，像是昆士蘭等一些州則允許患有自閉症的學生註冊遠距教育，兩者之間的差異在於，遠距教育會為家長備妥課程和評分的工作。

關於新南威爾斯州的更多資訊，請至該州學習委員會（Board of Studies）的官方網站：www.boardofstudies.nsw.edu.au/parents/homeschooling.html。（譯註：從一九九〇年到二〇一三年，學習委員會專司為該州幼兒園到小學階段的孩童發展課綱。二〇一四年，此單位已與該州教師協會〔Institute of Teachers〕合併為學習、教學與教育標準委員會〔Board of Studies, Teaching and Educational Standards，簡稱為 BOSTES。」）

居家教育協會（Home Education Association）的網站 www.hea.edu.au 提供了有關在家自學的資訊，至於維多利亞州的在家自學的更多資訊，請造訪官網 www.home-ed. vic.edu.au/。

澳洲主要城市之外的遠距教育是由各地方的教育部門所運作。

遠距教育：喬爾的故事

當喬爾·提彼特開始在塔斯馬尼亞州西部的斯特拉恩（Strahan）念中學的時候，每天都很害怕要去公車站等車並且搭一小時的車去上學。「他怕極了那些在公車站和公車上的孩子們，」他的母親安娜·克洛克（Anna Crocker）說道，「他們找他的碴，罵他是笨蛋。這些年以來，他受了很多苦，一直被人侮辱和找碴。」

十八歲的喬爾有高功能自閉症，擁有學習駕照和一個女朋友。可是如果讓他自己考慮的話，他寧願去打電腦而不是到學校上課。儘管安娜從他還是個學前班的孩子時就向臨床醫生表達不同的想法，可是他卻等到十四歲的時候才獲得了診斷。

因此，在要開始上八年級的時候，安娜就不再讓喬爾去學校上課，而是幫他註冊了遠距教育。那可以說是他教育最成功的一段時期。

「他在電腦上進行遠距教育，而我認為那是他更有自信的學習方式。在沒有其他孩子的壓力下，他在家裡的學習表現實在是好太多了。」

老師會透過電腦或電話指導他，而且會在有任何問題的時候聯絡安娜。

「唯一的問題是他沒有交作業的時候，老師會聯絡我們，而我們就會盯著他把作業做完，」安娜說，「我們就是沒有辦法讓他做有些作業，因為他無法了解那些作業有什麼用。」

每一天，喬爾會花三個小時在電腦上學習，剩下的時間則是做書面作業。

可是安娜很關心兒子的溝通問題，才會讓他註冊一所中學去讀十年級到十二年級（years 10-12，譯注：相當於台灣的高中）。「從我們住的地方去那裡要兩個小時，」她說，「他想去那裡讀書，可是在每週的上學日就得住在那裡。他於是搬到那裡開始念書，只是我到頭來還是讓他休學，因為他都不去上課。」

她後來把他送去住在自己的母親位於昆士蘭州的家；二〇一二年六月，當全家搬到塔斯馬尼亞州北部的伯尼市（Burnie）的時候，他才搬回家住。

「而他整天就是躺在床上玩電玩，完全足不出戶，我們只好又讓他到學校就讀，」安娜說著，「我們告訴他要做點什麼事情，他因此開始去學校上課。他的成績很嚇人。不過，話說如此，我們更在意的是他能夠走出房門去做點事情。我們很擔心他變得意志消沉。若是他可以改善英文和說話能力，那跟其他人在一起又會是件令人愉快的事。那也是我們送他去上學的主要原因。他就這樣去上了一個月的課，可是後來居然逃家跑去跟女友同居。」

喬爾的早年主流小學教育經驗只留給安娜冷冰冰的感受。「很荒謬，」她說道，「他什麼都不懂。他從來沒有得到應該有的額外幫助。他有時應該要留級，那是因為他比較適合跟年齡較小的孩子在一塊。我想他活在另外一個世界，就好像是很多時候有人用不同的語言跟他說話一樣。」

在家自學：比利的故事

比利．賈德是高功能自閉兒，當他讀完一年級的時候，幾乎還不會寫自己的名字和排序數字。然而，現年八歲的他卻展現了同學齡兒童的學習成果，而這是他的母親薇樂莉．佛莉（Valerie Foley）留他在家自學並擔負起教學角色之後的結果。

「比利很會說話，但是感官卻異常敏感，他的聽覺特別因此而受到影響。他的狀況相當嚴重，而這正是我們現在在家自學的原因。他在教室裡完全無法運作。他是個很聽話、冷靜和舉止良好的孩子，可是就是無法專心而沒有辦法吸收任何資訊。雖然學校對他在社交方面是非常好的地方，但是對他的學業卻很糟。我們因此面臨了進退兩難的情況，不知道應該怎麼做才好。」

比利也有醫療問題，影響到他上全日班學制的能力，因此，當在學校發生一次不愉快的經驗之後，薇樂莉決定是到了適可而止的時候了。

「我心想：『是的，我們都到了需要暫停休息的時候了』，」她說道，「我是個受過訓練的老師，可是我能夠勝任這個工作嗎？我這麼做是對的嗎？我們接下來就是與雪梨遠距教育小學（Sydney Distance Education Primary School）聯繫，而對方同意讓他入學。」

「對我們而言，那簡直是一個奇蹟。學校會寄來所有的教材，而當你完成之後寄回去，他們會幫你打分數。很像是就讀於一所正規小學，可是學生只會在錄像視頻上見到老師。現在有越來越多的事情都是透過網路，因此一切進行得很順利。對於落在自閉症光譜之內的孩子來說，現在有許多相當吸引人的學習介面。」

在新南威爾斯州，取得遠距教育資格需要有路程問題或醫療狀況。自閉症並不符合以醫療狀況申請資格，可是比利的根本問題讓他得以參加，不然，自閉兒僅適用於純粹的在家自學方案。

薇樂莉每天花四個小時來指導比利學習。他們並不是採取制式的固定作息。「你可以照自己想法來分配時間，這麼做的極大好處就是讓我們能夠善用時間。有些時日，我們九點才會開始上課。在他需要看診和治療的日子裡，我們可以適時調整學習時間。」

薇樂莉謹慎地指出，並不是所有的自閉兒都適合在家自學。她說：「如果你的孩子是需要固定日常作息的人，在家自學可能會讓他們很難適應。」

對於需要外出工作的家長來說，這也是不實際的作法。薇樂莉是個作家，因此即使是「在廚房餐桌」也可維生。

可是她相信一切是值得的，她能夠因應比利的需求來調整自己的工作。「這麼做的最大優點是他可以按照自己的方式，而不是以適合班上其他學生的方式來學習。我們花了很多時間了解所有的學習單元，再動腦筋反覆思考，一直到我們找到他可以接受的方式，而等到他進入狀況之後，他就可以自行探索。」

「對我們來說，我們並不知道他未來會有什麼能力，可是如果他能夠至少走完這一段學習旅程，並且從中學到某些能力和學習技能的話，那就會是他的一個優勢。」

子。

薇樂莉費盡心思維持比利的社交圈，甚至為此搬到他之前學校附近一間有個迷人後院的房子。

薇樂莉希望比利在十一歲或十二歲時可以動耳部手術，以便減輕聽覺敏感性的影響。等到那個時候，她就會考慮送他去上中學。

該如何選擇呢？

我們之中有許多人都是別無選擇。考慮到家庭的財務狀況，那可能意味著無法就讀需要自費的私立學校。自閉症的專門學校和班級都相當搶手，想要能夠入學可能是很困難的事。有些時候，要等到學年很晚的時候才會知道是否可以入學，正因如此，家長需要確保自己還有其他的選擇。

拜應用行為分析療程所賜，達西的發展到了三歲時已經追上了，我們因此其他都不考慮，就是要讓他上主流班，盲目地希望他在行為方面有足夠的進步而能夠融入課堂。他大部分都做到了，可是當他對出錯的事情過度反應時，班上的同學有時會覺得他很沒禮貌或是很吵鬧。或者，像是有位聰明的小女孩就曾對他說：「你要是像那個樣子對人吼叫的話，你是交不到朋友的。」我想他的朋友都覺得他有些奇怪。我們選擇不告訴其他家長他的情況，但是我們也沒有刻意隱瞞。

一路上還遇到了其他的一些障礙。不過，其中的關鍵是我們與達西的老師有著良好的關係，而且對方願意使用我們在家使用的行為策略，促使達西嘗試不願意做的事情。迄今，達西遇到的都是比較年輕的老師，可以敞開心胸接受我們有關正面強化的強烈主張。至於經驗更豐富的老師，時間一久就能知道他們是否願意放下自己的觀念來使用我們的想法。達西並沒有在本地的公立學校上學，而是就讀距離住家十三公里遠的學校。雖然本地學校為教導特殊需求的學生做了很好的規畫，可是該校校長似乎過度關心地想知道我們是不是住在該校的招生地區，我們因而卻步了。我確信我們之所以選擇主流學校，是出自於我們希望達西成為的模樣的憧憬，而不是基於對他最好的是什麼，或許是幸運之故，我想我們選對了學校。

尼爾．瓦第言道，就學的選擇始於評估孩子的需求。「有些家長想要讓自己的孩子上普通班，」他說，「他們通常對孩子抱持著相當的願景，並且想要自己的孩子可以有所支援而就讀普通班，這就攸關與家長開啟對話，以便了解他們到底尋尋覓覓的是什麼。當我跟一些家長交談的時候，我感覺到他們正與指引他們往某一方向前進的人士商討，而我認為那是令人遺憾的事。我以為應該給人們所有的選項，如此一來家長就可以做出決定。」

尼爾又說道，若要如此，最佳做法就是與特定學校的校長或是該地區的統籌人交談。並非所有的自閉兒都需要相同程度的支援，而家人通常是最有能力來辨識孩子的需求的人。「我們花了相當多時間來確保學校與家長一起合作；這是因為家長最能夠適切判斷幼兒的學習與輔助需求。」

至於我們的建議呢？請遵循你的服務提供者、教育專業人士，以及其他家長的指引，但是切記要相信自己的直覺。

正面夥伴關係計畫

想要判定某所澳洲學校對於自閉兒教學的承諾，特別是針對主流學校，我們可以問一個簡單的問題：學校是否有加入正面夥伴關係計畫呢？

正面夥伴關係計畫是HCWA方案的一部分，自二〇〇八年起生效。這個計畫是HCWA之中唯一協助學齡兒童的部分，旨在以合作的方式將家長和教師團結起來改善孩童的學習成果。

賈桂琳．羅伯茲教授是昆士蘭自閉症卓越中心自閉症的主持人（Chair of Autism in the Autism Centre of Excellence），她是正面夥伴關係計畫的規畫者之一，她在此描述了這個計畫的背後動機，以及要求學校投入的必要性。她說道：

> 我們的基本動機是要改善自閉兒在學校的學習成果，因為我們知道基於各種原因，他們通常會因為能力的關係而表現不佳。對於其中的夥伴關係，我們有深切的體會。家長、教師和學校並肩合作是很重要的。這兩個計畫都是設計來促進學校和家庭之間的合作關係，而這在過去一直狀況不佳，而且至今依舊是個問題。
>
> 我是一定會詢問學校是否有加入這樣的計畫。關於正面夥伴關係計畫，讓我們莫可奈何的是

無法強諸制執行，但是我們還是可以積極鼓勵。理想的狀況就是學校能夠派遣一位管理人員，最好是由校長來參加。如果學校參與正面夥伴關係計畫的話，才更有可能動員全校師生一起響應。

若想獲知正面夥伴關係計畫的更多資訊，請瀏覽網站 www.autismtraining.com.au。

個別化教育計畫

個人教育計畫（INDIVIDUAL EDUCATION PLANS，簡稱 IEPS）是一份記錄文檔，其應該陳述孩子的強項和弱項，並且解說用以補救弱項的商定措施。最理想的文檔應該包含可評量成果的說明和定期進行的審查，若是成效不彰或者是需要設定新的目標的話，即可藉此確保有所改變。

一般而言，私立學校和特殊教育學校與班級都會使用 IEPS，可是許多身處主流學習環境的孩童就沒有這樣的記錄文檔。

家庭的角色

卡洛琳．麥考連（CAROLINE McCALLUM）

來自西澳大利亞的卡洛琳是位小學老師，也是一個罹患了亞斯伯格症女兒的母親。

不論是家庭成員或班級的一份子，每個人都希望孩子得到最妥善的照顧。若是真的出現了衝突，往往是源於家長只需要關心幾個孩子，可是老師卻要關照整個班級。

我們的孩子只不過是班上的許多學童中的一位，因此請體諒一下老師。老師有他們該做的工作，而且大多數都是為了我們的孩子而盡己所能。你只需要聆聽一下老師是怎麼談論自己的學生，就可以知道他們到底關不關心。此外，請記得老師也是人。請試著記得，當你發現自己的子女有問題以及自己必須為此所學習的一切，在當下是有著怎樣的感受。面對班上的新學生，老師可能湧現跟你當時一樣的領悟和類似憂慮。

為人父母的我們對於自己孩子未來的成就懷抱著期待與希望，可是有些時候，我們的期望卻與學校老師不同，而這時就有賴家長幫助老師找出自己孩子的真正潛力。一路走來，我們可能需要做出一些妥協，但是重要的是堅持守住最終目標。我發現了克服這種潛在衝突和打造出彼此共享願景的方法，即是與學校和課堂老師建立良好的溝通。

為何要建立良好溝通？

與學校有良好溝通可以讓每個人的生活輕鬆許多。家長和老師可以互相幫助。老師越了解孩子，就越能夠為孩子設計出專屬課綱。家長越了解學校發生的情況，就能夠為孩子的功課、計畫、行為和社會發展給予更多支援。不論你做了什麼，問題還是會出現，可是只要與學校和老師建立了良好關係，問題就比較容易處理。

如何與學校溝通？

我首先會詢問老師所喜愛的溝通方式。一些溝通選項包括了在閱讀文件夾放短箋、使用家庭／學校聯絡簿或學校日誌，以及電子郵件等等。我則喜歡使用自己和女兒稱之為我們的「完全記得簿本」。

你有些時候需要與老師當面交談，在這樣的情況下，最好是預訂會面時間，可能的有用方式是讓老師了解你想要會談的主題，老師因此可以事先準備。

兩位家長若能同時出席總是比較好的，這麼一來就不會讓其中一位家長承受要記得所以談話內容的壓力！如果有任何想要詢問的問題，請記下來以資參考。

需要溝通些什麼？

身為老師的我可以這麼說，老師一般想要知道是否有校內或校外的事情影響到了孩子的行為或學習能力，包括了晚睡、生病或是有親人過世等事情。

身為家長，當我為了某種原因而來回傳送聯絡簿，像是鼓勵良好的行為，或是培養對數學或寫作的積極態度等等，我之後必定會盡量多給正面的評論。你大概會發現老師也會投桃報李。重要的是，你也要與孩子溝通，給予稱讚和鼓勵。

我也會告訴老師在遇到特定問題時自己在家中的處理策略。在學校使用一模一樣的策略可能是不切實際的，但是老師或許可以加以變通。

課堂例行事務

我會試著知道課堂的例行事務，這樣一來就能夠始終記得圖書館日、運動日等活動，在晚餐時間也就有與孩子聊天的話題。

家庭作業

倘若我不了解老師對作業有什麼樣的期望，我不會猜測，而是開口詢問。我會確保自己能夠幫助孩子做作業，並且讓老師知道是否在做作業時有困難。如果功課沒有完成，我會附上短箋或是親口向老師解釋原因，否則的話，學校可能因此臆斷我們根本不在乎。

如果孩子老是忘記要帶家庭作業回家的話，你可以詢問老師是否能夠改以傳真或電子郵件的方式交代作業。老師或許會額外派作業給孩子，以便幫助孩子練習在學習上的難點。請盡力完成這些額外作業，不要忘記老師一直努力要幫助你的孩子，一定要讓孩子明白這些作業並不是某一種懲罰的手段。

醫療狀況

不論問題多小，告知老師任何會影響孩子的醫療問題是很重要的事：例如，花粉症的抗過敏藥物可能讓孩子變得比平常來得遲鈍或活潑。

其他訣竅

在學年度開始而學校尚未正式上課之前，帶你的孩子去校園幾趟來為上課做準備。接下來，如果是剛到一間新學校或是有新老師，或者是孩子有更多專門需求的話，可以跟孩子一起動手寫本引介這些的小書。這樣的小書不只提供了資訊，同時可以透過孩子的繪圖和書寫來讓老師對於孩子的程度有些概念。

在學年之中，請定期與老師會面和參加 IEP 例行聚會。如果你的孩子面臨了許多問題，請努力讓目標務實。利用這些聚會來確認目標及其優先順序，不要一次同時想要實現過多的目標。開會時，詢問該如何盡一己之力來支援達成設定好的目標。

幫助求學中的孩子的另外一個方式就是盡量伸出援手；例如，參與校外旅行、課堂導讀、學校餐廳等等。在課堂上幫忙的另外一個原因，就是可以觀察老師的工作模式，學習他們處理不同情況或解釋概念的方法，其有助於你在家幫助自己的孩子。

然而，儘管你盡了最大的努力，事情有時候就是會出了差池，而你可能必須重新安置孩子。這意味著整個過程要重新來過，你若因此找到讚同你對孩子的期許的學校的話，這就是值得的。

我們在孩子讀七年級時就有這樣的經驗，而我女兒在社交方面也因而變得更有自信，之後順利地轉到一所中學就讀八年級，自此就得到她的戲劇老師的指導，這也讓她受邀加入備具聲譽的《動腦大賽》（Tournament of the Minds）的語言和文學團隊去參加州級競賽。她在學校的形象和自我的形象都因此而提升了，並且結交了更多朋友。這一切都要拜融合教育所賜。

孩子的權利

澳洲的兒童擁有就讀在地公立學校的權利。

明訂於二〇〇五年的《教育的失能標準》（The Disability Standards for Education）旨在釐清失能兒童的權利，以及他們的教育人員的相關義務。這些標準值得我們花心思了解（網站連結請見下文）。

《教育的失能標準》解釋了《一九九二年失能歧視法》（Disability Discrimination Act 1992，簡稱DDA）與教育相關的細節。法案的意向是為了讓失能的學生跟所有其他學生一樣享有同等的受教育和培訓機會的權利。他們有權獲得同等服務和設施，而教育提供者在必要時有義務進行「合力調整」，並確保不會發生騷擾和傷害失能學生的情況：「所謂調整係指採用措施和行動，以協助失能學生能夠如同其他的學生在相同基礎上參與教育與培訓。」不過，DDA與《教育的失能標準》都有指明，若是改變會對組織造成「不合理的困難」的話，則無需進行改變。

現今時日，大多數的教師和教育組織都對《教育的失能標準》有所認知，而且知道必須因此做出調整。然而，有多少的專業知識來為學生做出最佳調整，而更重要的可以取得多少額外資金來協助這樣的調整，則是更加棘手的問題。

有關《教育的失能標準》的完整說明，請參閱網站 www.deewr.gov.au/ schooling/programs/pages/disabilitystandardsforeducation.aspx。

紐西蘭的情況相似，許多不同的文件皆規定了有特殊需求的兒童的受教權。《一九八九年教育法》（The Education Act 1989）授予了兒童免費就讀州立學校的權利，主張有特殊需求的兒童享有與一般兒童同等的入學和受教的權利。《一九九三年人權法》（The Human Rights Act 1993）規定，基於失能而排斥學生或是讓學生受到不利待遇是不合法的。紐西蘭已經簽署了聯合國的《身心障礙者權利公約》（Convention on the Rights of Persons with Disabilities，簡稱CRPD），主張身心障礙兒童有權接受融合教育，不能因為其失能而遭到排斥。

不過，紐西蘭政府和學校是否真的貫徹尊重這些權利則一直是個問題，但是由於不斷有人投訴排斥和服務提供不足，有意義的融合才因而成為一個相當公開的議題。

延伸閱讀

正面夥伴關係計畫在其網站的資訊主題單元（Information Topics），為家長提供了名叫「創造正面夥伴關係」（Creating Positive Partnerships）的線上教學模組。你需要註冊才能完成該模組，但是值得一試。網址 www.autismtraining.com.au。

澳洲各州有自己的教育部門，而且每個部門都在各自的網站上提供了相當多的資訊。這是一個很好的起點，一些教育部門提供的出版品都可以線上下載。

蘇・拉奇（Sue Larkey）撰寫了《成功實現》（*Making it a Success*），其目標讀者是在綜合班級中與自閉兒共處的教師。蘇・拉奇的個人網站為 www.suelarkey.com，也為教學專業人士準備了 DVD 和其他資源。

《銜接學校準備手冊》（*Transition to School Manual*）是由蘇珊・達德（Susan Dodd）、莉比・布倫南（Libby Brennan）和梅蘭妮・福萊兒（Melanie Fryer）所共同設計，家庭、學前教育單位、治療師和學校人員都是適用對象。《自閉症學生銜接新的教育環境的有效輔助策略》（*Effective Support Strategies for Students with Autism Spectrum Disorders Transitioning to New Educational Settings*）則是 Aspect 推出的一本較簡短的手冊，其網站為 www.aspect.org.au。

《該選哪一所學校》（*Which School*）是澳洲亞斯伯格症服務機構（Asperger's Services Australia）的五位媽媽共同執筆的書籍，若要購買可至其網站 www. asperger.asn.au/。

《認識自閉症》（*Understanding Autism*）是蘇珊・達德的著作，愛思唯爾（Elsevier）於二〇〇四年出版，書中為家長和教師提供了有用的資訊和策略。

· Harrower JK and Dunlap G. (2001). Including Children with Autism in General Education Classrooms. Behavior Modification, 25, 5, 762-784.
· Iovannone R, Dunlap G, Huber H and Kincaid D. (2003). Effective educational practices for students with autism spectrum disorders. Focus on Autism and Other Developmental Disabilities, 18, 150-165.
· Ministries of Health and Education. (2008). New Zealand Autism Spectrum Disorder Guideline. Wellington: Ministry of Health.
· Roberts JMA and Prior M. (2006). A review of the research to identify the most effective models of practice in early intervention of children with autism spectrum disorders. Australian Government Department of Health and Ageing, Australia. www.health.gov.au/internet/main/publishing.nsf/Content/mental-pubs-r-autrev. (Accessed g December 2012).

9．高功能自閉症的挑戰

即使你的小孩被認定患有高功能自閉症，這依舊是嚴重的失能，可能會限制他們發展人際關係、獨立生活與工作的潛能。請準備學習和改變生活，如此你的孩子才可能擁有最佳機會來創造一個充實的人生。對家長來說，這是個重大的承諾，但卻可換來龐大的回報。

大衛的母親　安妮．利托（Anne Little）

在不久之前，人們還認為自閉症幾乎一定會出現智能障礙，而我們現在了解到了情況並非如此。美國疾病控制與預防中心的一份（以二〇〇八年的資料為基準）的最新報告顯示，年齡八歲的自閉兒之中，百分之三十八都有符合或高於平均值的心智能力，更有百分之二十四的孩童是落在智力的臨界範圍之間（IQ 71-85）。從這份資料來看，我們可以斷定有相當多的自閉兒是落於光譜的高功能一端的範疇。（註一）不過就一個世代的時間，我們已經必須重新徹底思考何謂自閉症。

我們到現在都還在思考之中。直到最近，高功能自閉症（簡稱 HFA）和亞斯伯格症經常出現不同的定義。僅管 HFA 尚無「官方」定義，但一般都是用來描述智識正常但早期語言發展延

遲的兒童；至於亞斯伯格兒，則在定義上是少有或沒有語言延遲的情況。（註二）

現在的一切則都在改變，可是變化並非毫無爭議，先前列為獨立診斷的亞斯柏格症在DSM-5不再如此，而是歸入ASD的單一診斷類別（請參見第三七頁）。根據DSM-5，HFA和亞斯伯格症至少在診斷上會被視為同一病症。大多數研究都支持這個改變——有智能但早期語言發展遲緩的兒童，其與被診斷有亞斯伯格症的兒童之間的差異，會隨著年齡增長而逐漸消失，因而等到進入青年時期之後，這兩個群組幾乎已經無法區分出來。（註三和註四）。

然而，每個有HFA的兒童當然都不相同。對於IQ 85且有早期語言發展遲緩的兒童來說，他們遇到的挑戰極可能相當不同於那些表現出亞斯伯格症的資賦優異的孩子，如ADHD和運用障礙等併發障礙也會影響到整體功能。你可以有把握地做下結論，就如同每個孩子都不相同，你的HFA孩子會與其他HFA孩童大不相同，以下的兩則故事就說明了這一點。

哈利的故事

單用肉眼來看，當一切都照著計畫進行時，哈利是個快樂的學齡前孩子，享受著與家人同住於離雪梨近五小時路程的鄉村生活。

但是對於了解PDD-NOS或亞斯伯格症的人來說，只需稍加仔細觀察或聆聽就可以發現徵兆。她的母親凱莉（Kelly）說道：「我們沒有一天不需要處理因為噪音所引起的崩潰或某個反應。走在街上，他堅持要摀住自己的耳朵。穿脫衣服是件麻煩事，因為他不喜歡溫度有所變化。他不喜歡溼答答的感覺，所以也就不喜歡洗澡。他不喜歡皮膚上貼著OK繃，他不好好吃東西或是吃各式食物，他要做完例行事務才能入睡。每天只要管理這一切就可以讓你筋疲力竭。」

哈利原先的診斷是患有PDD-NOS，他其實有亞斯伯格症和優越的智商。凱莉說：「他跟成人的互動非常好，但是跟同儕就不是那麼一回事了。」

可是對凱莉和其他亞斯伯格兒的家長來說，最令人沮喪的是老師和專業人士往往低估這個病症對孩子的影響。「我認為對亞斯伯格症的污名比自閉症來得少，」凱莉說到，「人們不過就是無法了解這個病症的當代樣式。就連我們家附近的托兒所的主任也不懂，聽到哈利的診斷升級為亞斯伯格症時說的是：『這樣啊，那比較不嚴重了。』事實上，診斷結果是落在比PDD-NOS的量級還要高的等級，可是其中有些診斷項目是更嚴重的。她之後只是一笑置之，還說亢奮的男孩子都是如此，彷彿言下之意是：『你沒有什麼好擔心的。』人們就只是想要假裝沒有這個病症，而我發現這難以理解。對於我們正在經驗的以及哈利承受的事情，一般都欠缺的認知而讓人難以接受。」

哈利擁有許多的優點。他可以跟成人互動良好。「他近來真的已經開始會與他熟悉的孩童接觸和互動，這太棒了。」凱莉語帶些許謹慎地說著，「他會重複他人所說的話，不會表達自己的意見接續對話。」

對於孩子的診斷是在光譜較輕微一端的家長來說，他們所面對的一個重要問題是，是否應該告訴托兒所和學校的其他家長有關自己孩子的診斷。對凱莉來說，決定告知所帶來的結果則是好壞參半。「我們抱持的是相當開放的態度。在某些方面，最好是不要說出去，因為我覺得那幾乎變成了我們的身分認同一樣。我學到的經驗就是，除非有人提起，否則不要主動告知。我有幾個知心好友可以說這件事，可是除此之外，我發現只要一提起或談論它，我就會孤立無援，人們往往會終止對話、逃避我，或者是出於一片好意地要向我保證哈利就跟其他小孩一樣，這都會讓我生氣，我要的真的只是別人能夠理解我們和哈利。」

決定要不要有一位輔助人員或是影子老師則是另外一個難題。現在，哈利在就讀的托兒所有一位輔助人員。「她非常明白哈利的需求，並且非常注意他，可是哈利卻變得很依賴她，反而比較不獨立，跟其他的孩子的互動也變少了，這分寸的拿捏實在很難。就哈利的情況，我擔心的是給他的輔助太多了。」

哈利現在正在 ABA 外展療程的第二年，並且獲得應得的 HCWA 補助金。凱莉說：「我們對此非常感激。」可是也承認補助金只夠支付哈利療程四分之一的費用。

「我對哈利的未來覺得很樂觀。他有優越的智商，沒有認知方面的問題。拿到最初診斷時，你可能幾乎有點被洗腦了一樣，會變得情急拚命地做自己能做的一切，而希望自閉症能夠消失不見。那是絕不會發生的事，他永遠就是會有情緒理解和交流的極大困難，沒有什麼可以將之改變，他也永遠會有感官障礙。讓我現在感到欣慰的是，他可以接受教導並且學習到如何處理這些問題的方式，而我們希望這表示他可以過著很幸福的生活。」

茱麗葉的故事

茱麗葉．考羅是個天才——她在兩歲時就會閱讀。她的母親克莉絲汀（Kristen）卻說道，如果她不是同時有亞斯伯格症的話，那或許會是很棒的派對戲法。

在三歲時得到正式診斷的茱麗葉現在已經七歲了。「我們算是等到孩子上學後才發現這件事的家庭。我認為那對高功能的孩子是個考驗——人們不一定會察覺到所有的問題和挑戰。如果孩子在社交上或學業上都還可以應付過去，那就不會出現任何重大警訊。我們就得到很多『她很好啊』的反應，對我們的擔憂多半是不予理會。」

克莉絲汀發現願意接受孩子有天分但也有自閉症的學校寥寥可數。

「在我們找學校的時候，我們要的是不會把她歸類為某個類別的學校。我們發現許多學校的宗旨都是『這個孩子有特殊需求，所以這就是標準方案』，或者是『你的孩子有天分，而這是我們為資優孩童提供的東西』。」

茱麗葉後來就讀的是雪梨北部的一所聖公會（Anglican）學校。「這個學校願意看待孩子的整體。我們的經驗很罕見。有時候，我會有點罪惡感，我覺得每個孩子都應該得到如同我的孩子現在擁有的這種輔助和接納。事實上，我們做決定的時候並沒有考量是不是私立學校，我們搬到這一區是因為這裡有聲譽卓著的公立學校。我們在找的不是威信。這不是在爭誰好誰壞，而是考慮到茱麗葉的情況。」

兩歲的時候，茱麗葉就懂得大量字彙而且能夠閱讀。然而，她卻不會說「我要果汁」或「抱我一下」等微不足道的用語。

「可是因為她會五百個單字，所以我們的小兒科醫師完全不擔心，」克莉絲汀說著，「那就是我說情況不對勁的時候。」

克莉絲汀的兩位海外友人與她通信，協助她尋求美國專家的診斷。「我的一位女性友人安排我們到芝加哥看診……而那次的經驗改變了我們的生活。」

茱麗葉顯得有些焦慮，她的讀寫能力則是遠遠超越神經系統正常的同儕。「她是個非凡的作家，有極高水準的閱讀能力，以及極佳的理解能力。她的真正天賦是在寫作，標點和拼字完美無瑕。」儘管她在數學方面表現不錯，可是克莉絲汀認為她的表現差了一點。

克莉絲汀選擇告知其他家長有關女兒的患有亞斯伯格症。「我們在課堂安排了輔助人員，我只好讓其他家長知道茱麗葉的狀況。我給課堂上的所有家長發送了短箋，但是只強調了她很像其他孩子的某些方面，以及她感到困難的事物。我要控制傳送出的訊息。」

「我只是想要找出樂於接受的家長，並且要讓他們有更高的接受度，而人們展現的善意實在是讓人驚喜。」

可是並非所有的情況都是如此。「我們有過一次可怕的經驗，茱麗葉更因而退步很多。她在讀幼兒園時，班上有個跟她一樣非常古怪和聰明的小女孩，兩人一拍即合，形影不離，我也很高興看到她能夠有那樣親暱的友誼。她們是最要好的姊妹淘，而那個小女孩的媽媽剛開始也很支持。可是那一年晚些時候，那位媽媽卻認為女兒和茱麗葉的關係妨礙了她在社交上的蓬勃增長，因而在毫無預警之下，那個媽媽跑去跟老師表明：『我不要我的女兒在學校時跟茱麗葉有任何聯繫。』她完全不跟我們溝通。那個局面令人不快，茱麗葉哭著回家，太糟糕了。」

「真的要感謝茱麗葉其他朋友挺身而出。社交方面是她沒有困難的領域，她很受歡迎而且有很好的幽默感。她會開傻里傻氣的玩笑，因為不會一板一眼，男孩子也喜歡她。隨著女孩們的年紀漸長，女孩的友誼會變得比較排外一點，而我想那對她就更難一些。」

至於家長需要知道的最重要訊息（哈利的媽媽和茱麗葉的媽媽對此都瞭然於心），我認為就是絕不要低估了**HFA**（不論是被貼上什麼標籤）的挑戰。雖然有**HFA**的人可能有平均或高於平均的智商，但是大多數的人依舊會在社會互動和溝通方面出現困難。儘管他們的智能為他們開啟（接受主流教育和更易為社會所接納的）可能性，但是卻也因而製造考驗。**HFA**的兒童更有可能意識到自己與同儕的「不同」，而尤其是當這樣的認知伴隨著社交失敗和偶發性霸凌的時候，即可能引發焦慮症和憂鬱症，特別是到了青少年的成長階段（請參見第二七六頁至第二七九頁）。再者是期望所帶來持續負荷：他們外表和談吐都是如此「正常」，可是為什麼就是無法「融入」？

重要的是：有**HFA**的孩子是需要你的幫助、支持和擁護的，還有最重要的是你對他們的愛。

光是聚焦在亞斯伯格症主題的書籍和網站就為數不少，如果你是剛獲知診斷，而亟欲閱讀更多有關**HFA**或亞斯伯格症的特定挑戰的話，不妨從以下開始：

《自閉症之聲——亞斯伯格症與高功能自閉症工具包》（*Autism Speaks - Asperger Syndrome and High Functioning Autism Tool Kit*）。本工具包類似《自閉症之聲——第一個一〇〇天手冊》

的設計，是專為診斷出有亞斯伯格症和 HFA 的兒童的家庭而開發。你可以從「自閉症之聲」的網站下載，網址為 www.autismspeaks.org。

《亞斯伯格症與高功能自閉症的家長指南：如何面對挑戰和幫助孩子茁壯成長》（*A Parent's Guide to Asperger Syndrome & High-Functioning Autism: How to meet Meet the Challenges and Help Your Child Thrive*），作者為莎莉・奧茲諾夫（Sally Ozonoff）、潔拉汀・道森和詹姆士・麥克帕特蘭德（James McPartland），吉爾福德出版社於二〇〇二年出版。這本書由三位美國權威專家所撰寫，容易閱讀且內容詳盡。

《亞斯伯格症完全指南》（*The Complete Guide to Asperger's Syndrome*），作者為東尼・艾伍德（Tony Attwood），由潔西卡・金斯利出版社於二〇〇八年出版。這是一本獻給亞斯伯格兒家長閱讀的非官方「聖經」，本書作者東尼・艾伍德教授是亞斯伯格症的世界級專家。

《亞斯伯格症與女孩們》（*Asperger's and Girls*），作者為東尼・艾伍德等人，未來視界（Future Horizons）於二〇〇六年出版。本書有關患有亞斯伯格症的女孩和婦女的文章合輯。

高功能自閉症與 DSM-5

DSM-5 新診斷標準的改變看起來可能對落於自閉症光譜的「較高」一端的孩童衝擊最大，這一群孩童若在 DSM- IV 的標準之下，通常會確診為亞斯伯格症或「非典型自閉症」（PDD-

NOS）。我們詢問了東尼・艾伍德教授對於這些改變的看法。

請問您對 DSM-5 的新的 ASD 診斷標準有什麼意見？

新的診斷標準是有好有壞。有正面的改變，尤其是其正式承認了感官敏感性是 ASD 的一個病徵，對許多個人來說，這個病症所帶來的最大困擾之一就是感官敏感性的出現，而這也可以讓我們就研究的角度來加以深究。不過，我不能理解為何這會被納入「固著性的興趣與重複性行為」的項目之下，理當被視為獨立的問題才對。除此之外，饒富興味是新的標準把 ASD 當作一個連續光譜，病徵的診斷現在是與臨床一致的從嚴重、中等到輕微的範疇。

然而，診斷標準的文本試圖要以簡短的幾句短語，來概述數十年臨床經驗所教會我們的事情，同時要把一個多重面向的病症窄化成只有兩個面向（社會／溝通缺陷，以及固著性的興趣與重複性行為）。我很擔心經驗不足的診斷醫師可能會以「條文的字面意義」而不是「條文的實質精神」來看待 DSM-5 的標準，也就是把這些標準當作法律文件一樣對待，如此一來就可能會使得許多並不全然符合嚴格診斷標準的自閉兒被摒除在外。

研究顯示，先前（依據 DSM- IV）獲得診斷的自閉兒*，最好的情況只會有百分之九十在 DSM-5 的標準得到 ASD 的診斷。在最糟的情形下，現在獲確診為亞斯伯格症的人之中，百分之七十五將不再符合新標準所規定的 ASD 標準，最糟情況的人數估計也是來自於一個備受敬重的機構，即美國耶魯大學（Yale University）的一份研究。

對於亞斯伯格症不再被列為 DSM-5 的一個診斷類型，您有什麼想法呢？

為了這樣的改變，我們的變通辦法是把診斷寫為「輕微自閉症（亞斯伯格症）」。不過，我確實擔心他們（美國精神醫學學會）沒有適當考量大眾意見就逕自永久廢止了這個名詞。尤其是對許多成年人來說，亞斯伯格症的診斷讓他們得以加入互助團體；擁有一種文化和認同。在社群之中，亞斯伯格症獲得的正面接受程度是輕微自閉症得不到的。美國精神醫學學會還要下很多功夫，才能將大眾眼中的自閉症轉變為正面形象。

許多臨床醫師似乎都支持移除存於 DSM- IV 的診斷子類別*的做法，其理由是亞斯伯格症、高功能自閉症和 PDD-NOS5 之間的界線往往相當模糊。請問您對這個議題有什麼看法？

我很讚許正式認可自閉症是一種光譜；這在臨床上有著極大的價值，只是這個做法並沒有考量到亞斯伯格症診斷的個人價值（誠如前述）。

我認為（改變正式實施之後）可能會有一段令人難受的混亂時期。被診斷為看來罹患「輕微自閉症」的孩子可能會面臨重大的挑戰。如果他們只有一丁點兒或者根本沒有任何支持的話，那可能會出現悲劇性的後果。

* 自閉症、亞斯伯格症，或PDD-NOS

1. Autism and Developmental Disabilities Monitoring Network Surveillance Year 2008 Principal Investigators. (2012). Prevalence of Autism Spectrum Disorders -Autism and Developmental Disabilities Monitoring Network, 14 Sites, United States, 2008 Morbidity and Mortality Weekly Report Surveillance Summaries, 61, 1-19.
2. Ozonoff S, Dawson G and McPartland J. (2002). A Parent's Guide to Asperger Syndrome & High-Functioning Autism: How to meet the Challenges and Help Your Child Thrive. New York: Guildford Press.
3. Howlin P. (2003). Outcome in high-functioning adults with autism with or without early language delays: Implications for differentiation between autism and Asperger syndrome. Journal of Autism and Developmental Disorders, 33, 3-13.
4. Gilchrist A, Green J, Cox A, et al. (2001). Development and current functioning in adolescents with Asperger syndrome: A comparative study. Journal of Child Psychiatry and Psychology, 42, 227-240.

10．長大成人——中學生活與荷爾蒙

在二〇〇八年出版的《澳洲自閉症手冊》的第一版中，我曾經寫道：

當荷爾蒙分泌明顯變化和進入中學生活之後，事情大概會有幾年崎嶇難行的時光。

是的，這樣的時光已經降臨在我的身上。喬現在十一歲了，距離上中學的日子只剩一年，儘管還沒有進入青春期，可是那真的是遲早要發生的事。

這一章主要是設計來輔助像我一樣的家長，家裡有快要進入青少年期的較年長的孩子。如果你的孩子還是個學齡前的兒童，你可以先將本章擱置幾年再讀，因為知道需要的時候可以在本書找到所需的資料而感到安心。可是我們都很確定的是孩子們都會長大，落在自閉症光譜的孩子也不會是例外。

找到適合的中學

為了自己五歲的孩子找合適的小學，過程中滿是惶恐不安，而那好像才不過是昨天剛發生的事情。我們希望你終究找到了適合孩子的教育環境——不論是主流學校、輔助班或是特教學校——而且他們都就此快樂地安頓下來學習和茁壯。若是如此，你大概很想要就讓孩子留在原處一直到十八歲為止吧！遺憾的是，這往往不是個選項。

為孩子選擇適合的中學，你所需要考量的因素跟選擇一所好小學其實並沒有任何不同，儘管其中可能增添了些許需要考慮的挑戰和難題。

即使是一個正常發展的孩子，從小學升到中學讀書原本就是會讓人感到緊張的事。請考量以下大多數孩子必須在這個階段面對的改變：

- 撇下小學的朋友和其帶來的安全感
- 要前往新的地點上課，可能會是第一次需要搭乘校車或大眾交通工具
- 涵蓋許多不同科目並且每日改變的新時間表
- 需要在不同地點的不同教室間移動上課
- 會遇見幾位新老師，可能跟其中一些老師相處得比較愉快
- 幾位新同學，可能跟其中一些同學相處得比較愉快
- 學校的學生多很多

- 會有管理書本、作業、設備和運動器材等增加的責任
- 不同的新的午餐時間和例行運動活動

自閉兒則需要這一切之上考量他們的特定挑戰，包括了社交困難、語言問題、抗拒改變、欠佳的組織技巧，以及處理壓力的困難等等，因此要是沒有謹慎處理銜接過程的話，身為家長的你可能就面臨了一發不可收拾的處境。

要避免或者至少是降低問題的關鍵就是要謹慎規畫。理想的情況是你應該要提早幾年開始找合適的中學，千萬不要等到最後一刻才開始動作，否則的話，在孩子讀小學的最後幾個月的時間一點一點流逝時，你可能會發現自己在慌亂地爭奪可選的中學。

在你為孩子選出要入學的最佳學校之前，你需要了解孩子的強項和需求的最新準確狀況——這就表示要進行綜合認知（有時又稱為**心理量測**〔psychometric〕）評估。

一般是由心理師或學校諮商人員進行心理量測評估，提供了一份關於孩子的認知強項和困難的詳盡概觀。心理師或諮商人員可能還會建議進行額外的測試來評估孩子的學業技能、自理技能，以及情緒與行為發展。你大概會因為尋求診斷的時期的經驗而熟悉其中的一些檢測（請參見第六三頁），可是那大概已經是很久以前的事了，舊時的評估可能已經無法反映出孩子目前的能力。

你可能可以商請孩子的小學來安排這些評估，而另一種方式就是私下尋找心理師來進行評

估。

以喬為例，他接受首次學齡前評估是在一間州立失能服務機構，而其明顯的優點就是費用全免。不過，要做最新評估時，我則是帶他去找一直幫助他提升社交技能的心理師。雖然確實花了一些錢，可是我卻覺得相當值得，因為他在評估的時候感到自在而順從，因而也展現了他的最佳能力。

你可能也會想要在這個時候安排進行一些溝通和職能治療的最新評估。如果你的孩子有手寫方面的困難的話，職能治療評估就顯得相當重要。有了職能治療評估的背書，你應該可以要求學校為孩子做些調整，像是能夠使用電腦來寫作所有的文章作業。

取得了這些評估之後，連帶著學校成績單，你就可以向可能就讀的學校清楚描述自己小孩的個別狀況，而不是他們對自閉兒所抱持的一些先入為主的看法。

因此，到底怎麼樣才能找到適合的中學呢？大半都是靠口耳相傳的方式。這些選項跟你在尋覓小學時所有的並無不同——主流學校、主流學校中的輔助班／附屬班、特殊學校或在家自學，若真的有所不同的話，那就是可能的選擇更加有限。如果你不確定要從哪裡開始的話，請諮詢所在的小學校長、諮商人員或學習輔助教師，或者是聯絡所屬的州教育部的失能服務單位。

有些私立中學現在有為特殊需求的孩童（包括 ASD）提供輔助課程，可是入學名額很搶手而且學費可能相當高昂。最終的選擇還是要看你的孩子——某個符合落於光譜之中的孩子就讀的完美學校，對另外一個自閉兒可能是完全不合適的選擇。請四處打聽，觀察所有適合的學校，並且準備好面對一些令人失望的情形。

我們在去年年底經歷了相當混亂的情形，我自己就有著深層焦慮的失眠夜晚。當時的我覺得根本沒有合適的學校，認為自己要把社交上天真且需要高度導引的兒子送入虎口。對於有額外需求的學生的家長來說，要上中學的時刻可以說是相當難熬，畢竟孩子要離開小學和熟悉的老師所帶來的教養方面的安全、社群和監督，而這讓人感到十分煩亂。

我在這裡特別是指高功能自閉症／亞斯伯格症的小孩，他們並不適合上特殊學校，但是若是沒有輔助的情況下在主流學校上學會很辛苦。

找到一所「好的」（也就是合適的）學校是讓人十分焦慮的事，並且是端看學校的「照料元素」——從校長以降的學校文化和日程計畫。而只有透過與他人交談才能弄清楚這個部分，包括：有孩子已經在該校就讀且滿意孩子的處境的家長，或者你所希望的非常關心且投入的六年級老師積極地參與銜接過程，並與地方中學有所接洽。儘管如此，這還是無法保證能接納你的孩子入學！我們就遇到了受人怒罵和更糟糕的問題。

我們之所以選擇後來就讀的學校，原因乃在於私立學校和對學業有較高要求的學校並不適合我們。我們要的是處於這兩者之間的學校，可是我們受到的待遇卻是南轅北轍。在拜訪一所學校時，只有一位福利官員（就是從前的學生福利單位）來與我們見面，對方看了我的兒子的檔案之後就說道：「老實說——會很辛苦⋯⋯」我和先生心裡明白地對看一眼：沒戲唱了。

我們拜訪了第二所學校找來了兒子的六年級老師、中學七年級的協調人、（很棒的）福利官員，以及區域輔導諮商員。他們說的都是正確的事情，不僅要盡可能地讓我們的兒子有正面的經驗，也會盡己所能地利用可得的補助。學校後來安排我的兒子與另一名接受全額補助的學生在同一班就讀——這就純粹是運氣——班上因此多了一位為了輔助那位學生的全職教員。

令人遺憾的是，現在還沒有真的是為了像我兒子這樣的「中間人」所設置的學校。我們就只能暫且充分利用現階段的資源，並且繼續遊說教育部長處理這個日漸增長的急迫需求。

強納森的媽媽　莎朗（Sharon）

假定你已經為孩子找到了適合的學校並獲准入學（真是謝天謝地！），接下來所面對的顯然不是在新的學年開始的第一天到學校報到這麼簡單的事。自閉症權威專家艾薇兒・布里列頓博士（Dr Avril Brereton）建議各個家庭要籌組一個「銜接中學團隊」，成員包括了家長、目前就讀小學的一位代表，以及要就讀的新中學的一位代表，以便讓孩子的銜接過程盡可能地順遂。（註一）理想的情況是，你的孩子可以在小學階段的最後幾個月的期間到未來的新學校參觀幾次，好讓他們開始熟悉新學校。此時，可以看出許多潛在的阻礙，而希望能夠加以處理。

順利銜接中學的祕訣

英國國家自閉症協會出版了一本小冊子《從小學到中學——如何輔助自閉症學生》（*Moving*

from primary to secondary school - How to support pupils with autism spectrum disorders），給予老師、輔助人員和家有自閉兒的家長有關銜接中學教育的實際建議。內容包括了幫助孩子的學校旅行、時間表、置物櫃、學校的地理環境、組織、社會困難、休息時間和同儕支持的祕訣。你可以到其網站（www.autism.org.uk）下載該文件的 PDF 版（請利用搜尋功能加以搜尋）。

圓滿的中學生活的潛在阻礙——有備無患

學業挑戰

> 大衛現在是就讀於一所男女同校的私立主流學校的八年級生。他並沒有任何智識上的缺陷，可是在學業上依舊很吃力，問題就出在組織能力（如攜帶正確的書、能夠在限期時間完成作業，以及安排準備考試的學習時間表等等）。他無法應付這麼大量的功課，在上課日的晚上頂多只能做三十分鐘左右的功課，但是週末會做得多一點。他不是很有效率，學業上就是勉強應付過去。
>
> 大衛的媽媽　伊莉莎白（Elizabeth）

高功能自閉症的青少年有時會為了不切實際的高學業期望而深受苦惱，就讀於主流中學的人尤其如此。英國專家派翠西亞・霍林概述了困難之處：

對於有良好字彙以及甚至是發展良好的沉迷興趣的孩子們，他們經常會給人的印象是可以達到遠比實際的情況還要高的成就。其他人對於他們的社會和學業潛能的期望往往會高得不切實際，因此若是沒有符合期望，就會覺得這些孩子是負面的、不合作、不積極、無禮和有控制慾。（註二）

高功能自閉症的兒童和青少年呈現出參差不齊的技能形態是很常見的。有些人可能是數學能手但是卻在英文上有困難，而另外一些人的問題則可能是完全相反。東尼·艾伍德教授提醒我們：「學校的期末成績單通常會是顯著不平均的學業成績概況，有些領域很優秀，而有些領域則需要補救性輔助。」（註三）這就是為何家長安排孩子在上中學之前做最新的心理量測評估是一件很重要的事，最好事先發現這些問題，如此一來才能為青少年調整課綱，而不是任由他們經歷失敗，而可能再次打擊他們的自尊心。

許多自閉症的孩童和青少年在學習上有著其他的困難，如注意力不集中，其可能是感官敏感（中學教室可是惡名昭彰的吵雜）以及（或是）ADHD的其他病徵所造成的結果。欠佳的組織能力有時稱為受損的**執行功能**（executive functioning），通常意味著孩子會不記得交代的作業、弄丟了運動用品，或是沒有把做功課要用的正確教科書帶回家。簡單的對策可以是顏色標記各個科目（例如，科學用「紅色」來標記，並且把對應的時間表、書本和其他資源都以相同顏色標記）、家裡準備另一套教科書，以及每天上課給孩子隨身攜帶視覺化的時間表，而這些都可以讓許多家長不再過度操煩到頭髮變白。

不過，受損的執行功能可能牽連更廣。許多高功能自閉症孩童在小學初期可能表現極佳，因為那時的課業主要是記憶事實和數字，可是孩子的成績到了晚期階段可能就會開始滑落，箇中原因是課業逐漸變成自我導向學習，而孩子需要計畫完成交代的作業並以邏輯結構來構想文章。如果對這種處境感到似曾相識的話，請與學校協商要求額外的時間和（或）輔助：例如，允許交代的作業拆解成數個小作業，並且交代的任務要更加「明確」。

家庭作業是自閉症青少年的主要痛苦來源。在學校上了一整天的課之後，他們通常是筋疲力竭，不只是因為要應付學業，還要應付令人困惑的社會規則和儀式的潛在課程，使得他們回家後只想要徹底放鬆和休息。與其讓家庭作業成為戰場，不妨試著跟學校協商出調整過的作業時程，讓孩子只需聚焦在基本的任務上。

另一方面，倘若你的孩子受到自閉症的影響比較嚴重的話，記得不要把他們的中學期望值設定得過低。儘管真正的超乎常人的技能相當罕見（百分之一到百分之十）（註四），可是許多自閉症青少年會在藝術、資訊科技或音樂方面發展出興趣或才能。由於青少年還有很大的成長和學習空間，因此你和學校攜手去發掘和鼓勵他們的優點，並且教導他們獨立生活的技能，就成為了一件相當重要的事。

協助中學生活

「正面夥伴關係」有個叫做「完成工作」（Completing Work）的網路教學課程，內容探索了自閉症孩童和青少年在安排學校生活和完成作業方面所遭遇到的困難。這個課程提供了一套實踐策略來協助孩子，你需要註冊才能瀏覽課程內容，但是絕對值得這麼做，其網址為 www.positivepartnerships. com.au。

南澳州自閉症協會（Autism SA）有販售一個很棒的「組織資料夾」（Organisation Folder），裡頭有範本 CD、練習簿、錢包、量尺、鉛筆盒和一個舒壓玩具。請造訪網站 www.autismsa.org.au/publications。

校園霸凌

> 我知道他有些時候會被他所謂的「朋友」看不起和羞辱。幸運的是他大概不會察覺到所有的微妙含意。而且只要出現了公開的霸凌問題，學校的反應都很快。

在理想的世界裡是見不到霸凌的。令人遺憾的是，我們知道霸凌是存在的，而且太常發生了。家庭現在也不再是安全的避風港——我們也日益需要面對**網路霸凌**的情況，臉書等社交媒體網站和手機都有傷人的發言評論。

自閉症孩童和青少年經常是霸凌的目標對象。一份新近的美國研究就發現到，在過去一年之中，大約有百分之四十六的自閉症青少年都曾告知家長自己被霸凌或找碴，都是發生在學校、上學或是返家途中，相較之下在前一年只有約百分之十的一般兒童有此遭遇。（註五）耐人尋味的是，一些自閉症青少年也日漸成為霸凌的人：據報約有百分之十五的人曾參與霸凌的行為。

相較於有些許口語對話能力的青少年，毫無口語能力的青少年似乎比較不會成為霸凌對象，儘管這可能是這些青少年遭到霸凌的事件沒有受到關注的緣故。不論是透過主流學校的融合或是校外的社交活動而接觸到正在發育的一般青少年，都會增高自閉症青少年遭受霸凌的風險，而這也表明了我們需要在孩子的同儕身上投注更多的心力，教導他們對差異有更多的包容。

對於家有自閉兒的家長來說，讓情況顯得特別困難的原因是，家長更難以發現自己的孩子是否正受到霸凌。首先，孩子可能欠缺口語能力以至於無法告知我們發生了什麼問題。再者，由於孩子通常難以了解他人的意圖，因此可能根本沒有理解到自己正在被霸凌；舉例來說，一個看似是「朋友」的人可能會鼓勵自閉兒去做不當的事情，然後袖手旁觀等著看好戲（另外一個普通的伎倆就是故意刺激自閉兒，直到他爆發崩潰才罷手）。正因如此，明智的做法是留心洩露出事情開始不對勁的一些警訊，包括：

- 不想上學，或者是要求接送上下課
- 餓肚子回家（因為霸凌者拿走了午餐錢）

- 出現睡眠問題、奇怪的酸痛，或是抽動次數增加等生理上的徵兆
- 無法解釋的衣物和學校器具破損或是瘀傷和抓傷
- 出現沉迷或自我刺激行為變多等行為問題
- 在家裡變得退縮或者是易怒和富攻擊性
- 霸凌自己的手足（模仿霸凌的行為）

如果你懷疑有人正在霸凌自己的孩子，首先試圖找出真相（孩子偶爾可能錯把善意的逗弄當成了霸凌），接下來就是要告知孩子的老師和（或）學校校長。大多數的學校都已經訂立霸凌的相關政策。採取團隊合作的方法——囊括了老師、輔助人員、家長和孩子——是制止霸凌的最有效手段。

霸凌的相關資源

「正面夥伴關係」也提供了關於霸凌的有用網路教學課程，內容涵蓋了所需留意的徵兆和處理策略，其網址為 www.positivepartnerships.com.au。

「自閉症之聲」（www.autismspeaks.org）和英國國家自閉症協會（www.autism.org.uk）都提供了一些有用的霸凌相關資源。

「霸凌，門都沒有！」（The Bullying No Way）是澳洲聯邦政府主動創設，解釋了霸凌事件

發生時應該預期學校所該採取的行動，網址為 www.bullyingnoway.gov.au。

你所屬教育部的網站也值得造訪，這些網站都會提供霸凌的相關資訊和政策。

焦慮與憂鬱

焦慮是人面對壓力的正常反應。我們偶爾都會感到焦慮：應徵工作或考試期間，或者甚至是在與可能的新伴侶的浪漫約會之前。不幸的是，焦慮對有些人卻可能變成一種虛弱病症並開始影響到生活的所有層面。

焦慮症是相當常見於自閉症孩童和青少年的狀況，研究就顯示了，比起發展中的一般孩子，自閉兒出現焦慮症的比例要高出四倍之多。（註六）儘管焦慮症可以在發生於任何年齡，但是常在小學後期和中學的艱難歲月清楚浮現，此時的許多青少年開始認識到自己與同儕的「不同」，對於高功能自閉症的青少年更是如此。

為何焦慮症會成為自閉症青少年需要處理的問題呢？或許我們更該問的是這何以**不會**是一個問題。許多有自閉症的青少年都相當自覺到自己的社交困難，自己不像其他同學那麼受人歡迎，以及聽不懂大家都在笑的笑話。學校功課的難度增加了，而這對「完美主義的」孩子可能是另一個壓力來源。此外，還有影響著許多自閉症患者的感官問題，我們因此有了焦慮症的強效組合。

兒科醫生瑞琪・羅賓森（Ricki Robinson）提到：「我時常感覺到自己醫治的多數自閉兒都在用

盡辦法度過每一天，因為他們生活在會讓他們極為驚嚇且引發焦慮的環境。考慮到他們所承受的高度焦慮，看到他們能有這麼好的實際表現實在是了不起。」（註七）

由於孩子並非都可以解釋自己的擔憂，因此務必要觀察孩子的焦慮徵兆。在深受自閉症影響的孩子身上，我們可能會注意到他們出現更多的棘手和自我傷害行為以及**自我刺激行為**。至於高功能自閉症的孩子，會變得更僵持不下、不想上學、負面地自言自語（罵自己是「魯蛇」或「怪胎」），以及（在極端的處境下）無法解釋的崩潰行為都是焦慮的徵兆。

不幸的是，憂鬱症也會發生於自閉患者身上。憂鬱症似乎主要是影響到高功能自閉症的青少年，原因是他們通常過於意識到自己的不同和社交「失敗」，想要變得跟他人一樣但是卻無法做到，似乎就是觸發憂鬱症的主因。

家中的自閉症青少年可能缺乏向你溝通個人情緒的能力，或者甚至無法了解自己的症狀就是憂鬱症。正因如此，請務必留意憂鬱情緒的徵兆（例如，不停地哭泣、社交退縮、睡眠障礙、無助感，以及持續「悲傷」），或者是暗示了事情不對勁的其他改變（例如，更加易怒和更具攻擊性，或者是自我傷害的行為）。在自閉症比較嚴重的孩子身上，憂鬱症可能也表現在技能方面的退化。（註八）

對有些孩童和青少年來說，藥物可能是控制症狀的必要手段，但是還有數個對治焦慮症和憂慮症的有效心理治療方法，其中最為人知的是**認知行為治療**（Cognitive Behavioural Therapy，或簡稱 **CBT**）。

如果你覺得專業協助可以幫助孩子緩和焦慮症和憂鬱症的話，請要求醫生為你準備一份「公共醫療保險心理健康治療計畫」（Medicare Mental Health Treatment Plan）並且轉介一位心理師。

焦慮管理

安妮．查爾芬特博士（Dr Anne〔Annie〕Chalfant）是雪梨安妮中心（Annie's Centre，www.anniescentre.com）的主任。安妮著有《管理自閉症患者的焦慮——家長、教師和心理健康專業人士的治療指南》（*Managing Anxiety in People with Autism—A Treatment Guide for Parents, Teachers and Mental Health Professionals*），並且參與改編 CBT 療程成為自閉症患者適用的《酷孩子®兒童焦慮症療程：自閉症適用課程》（*The Cool Kids® Child Anxiety Program: Autism Spectrum Disorders Adaptation*），此外還出版了童書和家長指南《發愁的小袋鼠沃利遇到討人厭的麻煩事》（*Wally the Worried Wallaby in Dog-Gone Trouble*）。（註六、註九、註十）以下她分享了關於 ASD 的焦慮症及其管理的個人智慧：

自閉症患者特別容易出現焦慮。他們「黑白分明」的思考模式使得他們更容易受到僵化的負面思想的影響，像是「一定要永遠遵守規則，如果我輸了，我就沒救了，如果活動的次序不一樣，一定會發生不好的事，如果我跟其他孩子說的話，他們一定都會笑我」。

焦慮症主要會影響到以下三個方面：

1. 生理方面（身體的焦慮）

這是指會出現包括心跳加速、換氣過度、噁心、流汗、發抖、口腔乾燥等生理反應。

2. 認知方面（焦慮的想法）

在毫無證據證明擔憂是真的情況下，卻產生負面和更悲慘的想法或擔憂，例如：「我要是做錯了該怎麼辦？我的作業要完美無缺，否則就是做得不夠好，這麼一來學校裡的其他孩子會取笑我。」

3. 行為方面（多數是以逃避的方式）

焦慮的人往往傾向於逃避自己害怕的東西。他們相信逃避了害怕的事物或處境，自己會得到保護或感到安全。例子包括了拒絕開始或完成他們可能感到太困難或太龐大的書寫活動，或者是為了避免與校園同儕產生社會互動而在操場上孤身一人或隱退到學校圖書館裡。

管理焦慮需要採取團隊方法，團隊要有家長、專業人士和當事人，以便針對前述的三個方面來逐一加以管理。家長和老師可以透過以下方式來協助管理焦慮：

- 給予更多關注，並且讚賞／獎勵孩子或學生的「勇敢」或自信的行為，例如：「哇！我很喜歡你走到約翰那裡、用這麼有自信的聲音跟他打招呼。」
- 不要太注意如逃避或鬧脾氣等不勇敢的行為。
- 為孩子樹立勇敢行為的榜樣。

- 給予孩子或學生特別的任務或肩負特別的責任，獎勵他們能夠自信地「嘗試」完成任務所展現的獨立，舉例來說，讓他們隔週負責計畫每週的採買清單，並且獎勵他們獨立完成所付出的努力。
- 重新建構課堂的課業任務。設計課業的格式，讓學生能夠明確了解完成活動的步驟，以及需要採取多少步驟，他們因而能夠在完成活動的過程中監看自己的進展，也意味著他們比較不會慌亂失措與逃避任務。
- 幫助孩子或學生把他們害怕的東西拆解成數個小步驟，以克服的難易度從最低排到最高，而且獎賞他們開始每個步驟。例如，把怕狗這件事分成較小的步驟，先從聽別人唸跟狗有關的書，接著觀看狗的相片，然後再從遠距離看狗，以此類推下去，一直到最困難的部分，那就是前往公園撫拍小狗。

在某些情況下，認知行為治療（CBT）是很好的治療方法，讓自閉症患者可以從中學習到以下技巧：

- 使用呼吸控制和漸進式肌肉放鬆（progressive muscle relaxation，簡稱 PMR）等放鬆技巧來管理焦慮症的生理症狀。
- 將無益的負面憂慮轉變成較為有益的想法，方式是羅列出勇敢思想或（若是較高功能的患者）練習的清單，讓他們得以一一檢驗負面想法的證據，藉此使得他們了解自己是杞人憂天。

- 以一次一步驟的方式來讓他們面對恐懼（使用分級式暴露療法［graded exposure therapy］），藉此讓他們學習到，只要留在自己害怕的處境而不是逃避，他們實際上是能夠應付而且那是相當安全的事。

荷爾蒙

當我的先生發現兒子長出第一根腋毛時，我們知道一切都要改變了，而也確實如此。

毫無疑問——青春期對**所有的**青少年和他們的家庭都是一段考驗的時期。青少年期被描述為「第二次嬰兒期」，青少年在這段時期所歷經的改變可以說是相當深刻。青少年受到強大荷爾蒙的影響，他們的大腦會經歷一段重建過程，形成新的神經連結並產生新的行為。青少年會開始遠離雙親，而且同儕團體變得更有影響力。情緒調節受損會導致暴怒和衝動行為開始出現。對於要長大成為獨立成人的孩子來說，所有的這些改變都是必需的，但是這並不是說家長不會因此歷經一段崎嶇難行的年歲。

落於光譜之中的青少年必然也要應付這些問題，只是自閉症為他們增添了更多難關。

青春期會讓他有時脾氣很差且情緒化，情況有點像是家裡有了一個相當巨大的學步兒一般——真的很嚇人！從正面的角度來看，我發現自己可以跟他有一些很棒的交談。他有著古怪的極佳幽默感。情況好的時候，他真的是很好的同伴，可是一旦情況不佳，那可是一點都不好玩。

所有的青少年都會鬧彆扭和發脾氣，然而，自閉症青少年卻可能比較缺乏控制情緒的能力，並且也比較沒有可以「卸載」情緒的朋友。有用的做法是教導他們採取社會上適切的宣洩方式，如運動（游泳特別讓人鎮定）、洗個熱水澡、聽音樂，或者就只是回到房間冷靜一會兒。

不幸的是，青少年期會讓孩子出現我們都還記憶猶新的年幼童年時期發脾氣的情況，而牆壁上的破洞正足以證明。他確實很容易發脾氣，通常是因為無法用語言表達之故，或許可能是他的大腦就是處理不了他正在感受的所有情緒。

當他很生氣的時候，我已經學到不要讓其他小孩接近他，也懂得不要與他爭執或據理解釋當時的處境。他需要的就只是沒完沒了地怒罵把一切一吐為快，而我需要做的就只是聆聽和表達讚同。這可能會相當令人難受，而且要花上很長的一段時間。

音樂對我的兒子也很有幫助。當他煩躁、氣惱或是覺得別人對他很差的時候，聽了音樂的他就會放鬆下來。說真的，回想一下，當他年紀更小的時候，電視和電玩也對他有相同的功用。現在則是音樂。他有時會說：「媽媽，音樂永遠都會陪伴著我。」

湯姆的媽媽　露西・薩瑟蘭（Lucy Sutherland）

研究顯示家長經常會把家裡有特別需求的青少年當成還是個孩子般地照顧——**幼兒化**是專業人士形容此情形的用語。想要保護在社交方面天真的後代不受外在廣大壞世界的傷害是很自然的事，但是這到頭來對他們並沒有任何幫助。如果家裡的自閉症青少年表達想要自己去逛商店，或者要自己搭乘大眾交通工具，或者是要聽一場重金屬音樂會，即使你可能在過程間一直提心吊膽，趁機鼓勵他們的獨立是很重要的！

談到性方面的事情，這種把家裡的青少年「幼兒化」的傾向就讓人更擔心了。根據美國兒科學會，家長通常會避免與有特殊需求的孩子談論性，以防萬一鼓勵了性行為。（註十一）。遺憾的是這些家長都未能理解到，缺乏性教育反而會加劇風險，包括懷孕、性虐待和性偏差的指控。

在我們的兒子經歷青春期和青少年期的過程中，可喜之處就是我們兒子的過度分享。他會告訴我們發生的一切事情，無論是身體的每一個變化，或是心理的所有想法，他都會鉅細靡遺地告訴我們。那並不讓人很愉快，畢竟我並非總是想要知道那麼多，但是卻給了我們很多指引他的機會。

我們確實要常常提醒他，千萬別跟其他男孩和女孩或老師說這些事情，只能跟我們說。當你看到一個沙灘上有個穿著比基尼的漂亮女孩時，別人真的不想也不需要知道你在想些什麼。

基本上要為自閉症孩童和青少年提供與其發展上相契合的性教育，涵蓋青春期的變化、個人衛生、社交技能、避孕、性行為，以及適於孩子認知能力而調整的是非觀念。

> 雖然他還只有十四歲而沒有需要使用保險套的立即危險，可是他卻很擔心，他的爸爸認為最好就是為他實際練習一次。保險套、香蕉、兒子你就自己試著套看看。對一個視覺化的學習者來說，這是學習這個課題比較簡單的方式。他也就不再焦慮了。

家長在教育青少年跟性的相關事情扮演著重要角色，可是倘若你不是很確定自己願意像這位爸爸一樣「親身實踐」的話，孩子的醫生或許可以伸出援手，而現在也找得到許多很棒的資源來引導你完成整個過程。

饒富興味的是，僵硬思考常被視為自閉症的一項失能症狀，卻能夠在此善加利用，即使是深受自閉症影響的年輕男子也可以學會不容改變的行為規範，了解到什麼是可以做的（私下自慰）以及什麼是不能做的（沒有得到許可就觸碰女孩子），因而能夠讓他們不招惹麻煩。

給自閉症孩童與青少年的有益性教育資源

《特殊男孩的事》（*Special Boys' Business*）與《特殊女孩的事》（*Special Girls' Business*）

出版於二〇〇七年，作者是海勒・安德森（Heather Anderson）、費・安吉洛（Fay Angelo）和蘿絲・史都華（Rose Stewart），並搭配傑夫・泰勒（Jeff Taylor）的插圖，兩本書都是在地製作的佳作。男孩子的書裡重點談論了青春期（陰毛、體味和青春痘）與性（勃起、自慰以及有「性的想法」），而且書中的插圖都很清楚明確。

《照顧自己：給自閉症年輕人的健康衛生、青春期和私人的課綱》（*Taking Care of Myself: A Healthy Hygiene, Puberty and Personal Curriculum for Young People with Autism*），作者為瑪莉・蘿貝爾（Mary Wrobel），未來視界於二〇〇三年出版。本書是為五歲到十八歲的孩子所設計，內容包括了用詞簡單的故事、視覺呈現，以及有關是非對錯的硬性規範。本書分成七個學習單元：衛生、健康、謙遜、成長與發展、經期、觸摸與個人安全以及自慰。

「正面夥伴關係」提供了課名為「性和個人衛生與安全」（Sexuality and Personal Hygiene and Safety）的網路教學課程，網址為 www.positivepartnerships.com.au。

現在也有為功能自閉症／亞斯伯格症的青少年所提供的許多資源，內容都是定位在比較高的層次。

《自閉症—亞斯伯格症與性：青春期及其之後》（*Autism-Asperger's & Sexuality: Puberty and Beyond*），作者為傑瑞・紐波特（Jerry Newport）和瑪莉・紐波特（Mary Newport），未來視界於二〇〇二年出版。本書兩位作者是患有自閉症光譜障礙的一對夫婦。

《亞斯伯格症與性：從青少年期到成年期》（*Asperger's Syndrome and Sexuality: From*

Adolescence Through Adulthood），作者是伊莎貝爾・荷諾爾特（Isabelle Henault），潔西卡・金斯利出版社於二〇〇六年出版，本書針對青春期和性發展以及維持性界線方面提供了實用訊息和建議。

對於許多在光譜之中的年輕人來說，青少年期可能會突然帶來許多問題。然而，對於其他人來說，尤其是那些越來越意識到自己的不同之處的人，這卻可能是有驚人進展和變化的時期。（註二）只要擁有許多的支持和理解，你家裡的青少年就能夠順利度過中學生活和荷爾蒙所帶來的雙重挑戰。

---

1. Brereton A. (2011). Transition to Secondary School for Students with an ASD. ASD Fact Sheet 3. Victorian Department of Education and Early Childhood Development. www.eduweb.vic.gov.au/edulibrary/public/stuman/wellbeing/autism/ autism/factsheet3.pdf. (Accessed 10 September 2012).
2. Howlin P. (1998). Practitioner review: psychological and educational treatments for autism. Journal of Child Psychology & Psychiatry, 39, 307-322.
3. Attwood T. (2007). The Complete Guide to Asperger's Syndrome. London: Jessica Kingsley.
4. Silove N. (2009). Autism: Part 2. Medical Observer, 7 August. www.medicalobserver.com.au/news/autism-part-2. (Accessed 10 February 2011).
5. Sterzing PR. (2012). Bullying involvement and autism spectrum disorders. Archives of Pediatric Medicine. Published online 3 September 2012. (Accessed 5 September 2012).
6. Chalfant A. (2011). Managing Anxiety in People with Autism: A Treatment Guide for Parents, Teachers, and Mental Health

Professionals. Bethesda, MD: Woodbine House.
7. Robinson R. (2011). Autism Solutions. How to Create a Healthy and Meaningful Life for Your Child. Ontario, Canada: Harlequin.
8. Ghaziuddin M. (2005). Mental Health Aspects of Autism and Asperger Syndrome. London: Jessica Kingsley.
9. Chalfant A, Lyneham H J, Rapee R M and Carroll L. (2011). The Cool Kids® Child Anxiety Program: Autism Spectrum Disorders Adaptation. Therapist Manual. Sydney: Centre for Emotional Health, Macquarie University.
10. Chalfant A and Kyngdon JC D. (2008). Wally the worried wallaby in dog-gone trouble. Sydney: Annie's Centre Pty Ltd.
11. Murphy NA and Elias ER. (2006). Sexuality of children and adolescents with developmental disabilities. Pediatrics, 118, 398-403.

11．爸爸和兄弟姊妹

當得知孩子的診斷時，接下來發生的通常是母親開始像是要準備打仗般地動員資源。她會日以繼夜地在網路上搜尋另類療法，可是天生為修理者的男人猛然發現自己無法修理這種病症，而他們的腦袋裡半點頭緒也沒有。

美國「超越神職」（Rising Above Ministries）的創辦人　傑夫．戴維森（Jeff Davidson）

引自《亞特蘭大立憲報》（*Atlanta Constitution Journal*）

多半是媽媽會先發覺到在角落自個兒玩耍的孩子有點不對勁，多半是媽媽會焚膏繼晷地在網路搜索資訊，多半是媽媽會最先說出「自閉症」這個名詞，多半是媽媽會購買這本書。可是當媽媽為家裡的自閉兒尋求最佳行動方案時，家中的爸爸和兄弟姊妹又是面對著怎樣的處境呢？

維繫親情是很勞心費力的事，特別是在初期的歲月裡，原本是在晴朗的日子帶著孩子們到公園玩，後來卻變成要待在室內協調療程，並且思考著要如何逗弄困惑且受到忽略的其他手足。

當孩子牽著一台輪胎被刺破的腳踏車回家，或者是洋娃娃的手脫落了，這個時候多半是爸爸跳起來說道：「我來修理」。爸爸通常是「修理者」。可是面對自閉症，爸爸們碰上的是他們根本無法修理的東西。

詹姆士．莫頓是澳洲昆士蘭州的 AEIOU 基金會會長，他接觸過許多的父親，以下是他的建議：

> 告知自己有關自閉症的事情，但是要抱持適度良性的懷疑：你會聽到有人告訴你許多自己應該要做的事情，可是其中多數都缺乏科學佐證。告訴別人你的孩子有自閉症：保守祕密並沒有任何幫助。只要對方是個好人，必然會理解並伸出援手，而使得你的家庭生活輕鬆一點。
>
> 盡量了解你的孩子，並且要發展出應付策略：生氣只會讓情況更糟。維持家庭功能是相當重要的事，其中包括了支持你的伴侶與家中不是自閉兒的孩子，不要讓自閉症主宰了你的生活或定義了你。
>
> 別要求你自己或伴侶變成一名治療師，或為孩子進行療程。要取得良好的財務建議：只要備妥適切治療安排，有許多補助金可以申請，並可取得有利的稅負機會。
>
> 我們發現家長會罹患憂鬱症是被人忽略的一種現象，不妨加入定期會面一起參與盛會或活動的爸爸團體，創造機會以便分享經驗和想法。

米克．希尼（Mick Heaney）的太太黛安（Diane）是 AEIOU 基金會的教育主任，他現在變得像是爸爸們的非正式諮詢師，常常發現爸爸們是處於一種不知所措的狀態。他說道：

爸爸們每天外出工作，而媽媽們往往會到遊樂場放孩子去玩樂，並且知道孩子有的每個病痛和狀況。爸爸們卻什麼都不知道，他們完全無法應付這種情況。

米克是個工程師，他的十四歲女兒患有ASD。他每年都會在AEIOU基金會的大會上與一群爸爸談話，一開場時都遞給了每一位爸爸一罐啤酒。他說道：

我從來不曾碰到自己不能修理的東西，我總是會找到一個符合邏輯的方法來修理東西。可是面對自閉症，這是我第一次遇上了瓶頸。每當我這麼說的時候，在場的爸爸們都會不禁點頭讚同，當他們看到整個房間裡的人都有著相同處境，也就產生了一種集體信心來付諸行動，等到抵達了另一頭，你真的可以重拾快樂。

諮詢師潔絲汀・華特森（Justine Watson）提到男性有時所需要的協助跟女性不同。

我發現情緒是相同的，只是男性就是比較不會表達而且有時不是那強烈，他們通常比較務實而且比較不會直接受到影響。

她給爸爸們什麼建議呢？

事情要一步一步來，就像是你在整修住家一樣。要有計畫，要有預算才不會破產！照顧你自己和家人，家裡的資源要盡量平均使用。參加互助團體，找到跟你處境相同的家長，而且如果情況變得難以忍受時就考慮接受諮詢。每天為孩子的媽媽做一件貼心的事。情況一定會有所改善。

以下是來自全國各地的自閉兒的父親和手足所給予的建議。在與自閉症朝夕相處的世界裡，他們應付且因之改變，學著在其中生活與歡笑。

父親

身為公眾人物的爸爸

瑞奇・史都華（RICKY STUART）

瑞奇是位橄欖球教練，同時也是瑞奇・史都華基金會（Ricky Stuart Foundation）的會長和三個孩子的父親。他的長女艾瑪現年十四歲，在兩歲時被診斷出患有整體發展遲緩，十二歲時則是自閉症。艾瑪是個風趣幽默的青少女，她就學於巨步設置在雪梨北部的一所自閉兒學校。

我們很早就知道艾瑪很慢才能抵達任何的人生里程碑，很晚才能學會走路。大概是兩歲半或三歲的階段，我們心裡覺得一定出了什麼問題，於是帶她去向專家求診，得到的結果是她罹患整體發展遲緩。我為了艾瑪心情低落，我們已經錯失機會而不能讓她接受適當的早期介入治療。一聽到醫生說：「你們的孩子有自閉症。」我心想：「好，那麼我現在要怎麼做呢？」

去年，艾瑪的行為問題真的是讓我們到了非得尋求協助的地步。我之所以會公開艾瑪的自閉症的主要原因之一，就是因為自閉兒或是他們的家長所能找到援助真的很少。有許多人的處境比我們還要糟——單親媽媽，以及家裡還有其他孩子需要照料的家庭。對於家裡那些需要自己打理生活的正常孩子來說，這是一個惡性循環。

我視自己擔任的是輔助性的角色。母親和父親的直覺可以說是大相逕庭，我知道我的太太凱莉（Kayli）對艾瑪的了解真的比家裡的其他人多上許多。我相信自己一直從旁給予支持，總是努力要解除壓力，並且確保自己盡可能地為另外兩個兒子付出一切，我在必要的時候會讓我的太太休息一下。

我並不是你們會在電視上看到的發瘋蠢蛋。因為我有一份公眾人物的工作，人們並不喜歡前來攀談。我並不介意與別人溝通，我發現有許多人都能覺得他們自己似乎跟我、我太太和我的家庭有些相似之處。有一次在墨爾本的一間餐館裡，有位女士前來找我，就逕自坐下來聊起了自己的一對雙胞胎女兒。我們覺得自己同屬於某個團體——有點像是一個大家庭。能跟這些人談話的感覺很好，老實說，我寧願跟別人聊自閉症而不是聊足球。

巨步是我的救星，改變了艾瑪和我的家人的生活。這個機構讓我們能夠為兩個兒子維持正常的家庭生活，並且給予了艾瑪非常多的選擇，那是學習跟艾瑪有關的一切的全新過程。學校的護理員和老師都是真心理解，在那裡為孩子打造了一個美好的環境。當我不在的時候，你不會相信司機和護理員光是在艾瑪不願上學時幫忙讓她坐上校車，就為凱莉分擔了多大的壓力。我們的護理員萊拉（Lella）和她的丈夫阿里（Ali）是薩摩亞人（Samoan），兩人有八個小孩。這些人的薪資並不高，可是他們會是你所遇過最好的人。

因為艾瑪有自閉症的關係，一切都是純然的例行公事。她在早上起床之後，如果我在家的話，她就會跑來跟我一起窩在床上五分鐘。她每天都要這麼做。如果我不在家、已經出門或是在健身房的話，她還是非要窩在床上五分鐘。我想每個人都有像這樣的習慣吧。

我認為爸爸們就是要盡量努力去信守對家人的承諾。我就是這麼做，並不是全為了艾瑪，也是為了兩個兒子，畢竟艾瑪的日常作息已經相當制式化了。她愛在家裡用電腦、畫畫和上色。她其實不太苛求，不需要我幫她做太多事情，而凱莉也不需要在護理之外幫她多做些什麼。我需要關照的反而是兩個兒子的足球訓練和衝浪，一定要讓他們依舊擁有規律的生活方式。

我們可以充分休息的時間就是在喘息服務。我真的很同情那些沒有足夠喘息服務的家長，可是政府就是短缺補助金來資助喘息服務，那是可悲的部分。身為孩子有特殊需求的家長，我們都有一種感覺——因為政府缺乏補助和行動——政府似乎根本不在乎失能的孩子。

因為艾瑪不喜歡到公共場合，所以我們很少跟她到那些地方。有些時候，當她真的突然失控，我們發現根本很難繼續待在那裡。並不是人們會說些什麼，而是他們給你的神色，因為他們就是不知道或不了解。由於艾瑪外表看似正常，人們看你的表情彷彿你沒有好好地養育小孩，她一定是被寵壞了。她就是跟我們想的不一樣，她所思考的大部分的自己的世界都是圖像。

對於剛面對這一切的新手爸爸，請給予支持和關愛。最好是能接受早期介入治療，真是如此。我曾經與詹姆士・莫頓共事（昆士蘭州的 AEIOU 基金會），那是個了不起的組織設置，我很樂見那能夠在雪梨和坎培拉（Canberra）加以複製。我認為若能越早讓孩子接受介入療程，那整個家庭也會因而受益。你要盡己所能保證家中其他的孩子也有適切的機會活出自己的生命，這就是我們極力努力的目標。我們明白艾瑪有問題，但是我們不希望另外兩個孩子因此而處於劣勢。然而，我知道我的兩個兒子會因為他們這樣的成長經歷而成為更好的人。

我的兩個兒子現在已經可以跟朋友說：「我的姊姊有自閉症，可是她跟我們沒有不一樣，我們還是可以跟她玩和溝通。」而當之前只拿到發展遲緩的診斷時，要他們向朋友解釋那是怎麼一回事就真的困難多了。

年輕的爸爸

亞歷克斯・詹姆士－艾略特（ALEX JAMES-ELLIOTT）

二十五歲的亞歷克斯是在商業地產工作的一位單親爸爸。他的五歲兒子泰吉患有輕微

ASD，是一個合群的學齡前兒童，他加入雪梨的蜥蜴兒童中心 ABA 課程已經邁入第三年，之後會就讀主流小學。

泰吉十八個月大的時候，我的家人和朋友開始覺得他怪怪的。他常常喃喃發聲，但是並不是在說話。我跟我的伴侶年紀輕輕就當了父母，我因此並不知道該期待什麼或是正常發展的孩子會是什麼樣子，我想我們錯失了許多早期的跡象，而那些是帶過孩子的家長都會知道的事情，像是眼神接觸、參與和玩遊戲的方式，而最大的徵兆就是語言。

我需要上網 Google 自閉症。我以為自己知道自閉症是什麼，知道它看起來的樣子——每個人都看過《雨人》這部電影吧。可是等到我們得知他有 ASD，不得不接受這個事實……我還是被擊潰了。我不認為我的伴侶了解，我不覺得她知道自閉症的嚴重性。我很肯定自己不知道該怎麼做，自閉症就是會讓你的世界天翻地覆。

泰吉是在兩歲生日後得到了診斷。如同許多自閉兒的家長，我們剛開始也是得到發展遲緩的診斷，他的主要問題是在接受性和表達性語言。起初因為蜥蜴兒童中心額滿了，我們沒辦法讓他進入中心就讀。中心於是建議我們最好先做言語治療，我們因此從手語開始來進行更坦率的溝通，就只是趁機讓他說話。等到泰吉快滿三歲時，我們終於聽到了他說出了第一個字。你先用手勢來做更多溝通，再慢慢進展到單詞，那對我們來說是件大事，讓人非常興奮。從不知道自己該何去何從，到三年半之後，他現在已經在學前班讀書，而且很會說話。我們現在正在加強他的動詞時態，他做得很棒。我回想從前，自己因為他說了一個字就喜極而泣——現在的我卻會因為他用現在式的「buy」而不是過去式「bought」而責備他，這一路走來真不容易。

泰吉現在一週有一半的時間跟我住在一起，另外一半的時間就跟前伴侶居住。我們讓他暫緩入學一年，而現在正在物色能夠有影子老師（治療師）主流學校，等到他有進展之後再試著不要依賴影子老師。

我們是在看澳大利亞廣播公司（Australian Broadcasting Corporation，簡稱 ABC）的《澳洲的故事》（*Australian Story*）節目時發現了 ABA，我們從來沒聽過這種療法。我和我媽媽都同意：「我們就用這個療法！」泰吉的媽媽則因為 ABA 的方式很嚴格而較為謹慎。

療程的許多責任都落在我家這一邊，我由衷地感謝我的媽媽在整個過程的幫助和支持。我媽媽其實是掌管一切的人，我則是參與看診，試著積極投入發生的一切。我在初期有參與一小部分的療程，可是卻沒有什麼作用，因為我就是沒有辦法讓泰吉嚴肅地進行療程。正因如此，我媽媽一肩扛起療程和安排治療師的工作，而且還負擔了所有 ABA 療程的費用。

我在許多方面都還在調適當中。發現泰吉有自閉症的那一天，輪到他跟我住。我先送我的前伴侶回到她的住所，回家後，我告訴了我媽，她在家照顧泰吉，我則需要到一個好哥兒們的家……這聽起來就是男人會做的事……我帶了一瓶威士忌，進門坐下後就跟他說了起來。他是我第一個傾訴這件事的人，而我不知道自己該怎麼辦。當時的我還很年輕，才開剛始上大學；我只是一個以前被看好但後來做不成職業足球員的人，而眼前面對的是為了日後能賺一份不錯薪水而要先度過的三年學習生活。聽到有人告訴我自己的兒子有自閉症——我震驚不已。

在開始 ABA 之前，我們首先嘗試的是調整飲食，泰吉有了大幅度的改善。我不會在這裡說飲食治癒了自閉症。基本上，我們就是盡量不在他的飲食中放入麩質、小麥、乳製品、大豆和酵母菌。當我們在度假時，或是當我們不能這麼嚴格地控管他的飲食，尤其是乳製品部分，他的行為就會一發不可收拾。這是我們到今天都還堅持的做法。飲食和 ABA 是他的治療的兩大核心。

我們很慶幸他的最初診斷是輕微自閉症。對於家有自閉兒的人或是接觸過自閉兒的人，他們都知道有著所謂的自閉症光譜的存在，因此常常是看到了自閉症患者時，你會不禁想著：「感謝上帝的恩典，否則我也難以倖免。」

他在行為方面尚可，還可以應付得來。ABA 最好的部分就是積極的效用——你可從治療中看到他的發展，那為你燃起了希望，正面看待他未來可能會做到的事情。

我總是覺得他很聰明。他有辦法理解事物而且很伶俐，因此，就心智方面，他與同儕一直是並駕齊驅，而他現在的口語部分，在表達自己想說的和理解的事物上，也越來越拉近與同儕的距離。

我很難理解獨立的概念。身為單親爸爸，我感到掙扎的是，這對我而言並不是團隊行動。如果我沒有做而是我媽媽做了，那對我來說是不及格的。如果我沒有辦法支付療程，那對我來說也是不及格，這之中都沒有團隊的因素。我苦於自己無法全心全意提供他所需要的一切。如果直到現在都是靠我自己的話，他不會有他現在擁有的生活品質。要到了什麼階段你才能自立而不需要他人幫助呢？現在的我還做不到，而這是我不喜歡的處境。我不覺得自己已經失敗，或者是自己的努力還不夠，因我的確是拚了命地在幹活。我媽媽真的是老天賜給泰吉的禮物，沒有她，情況會大不相同。

妮可．羅傑森是蜥蜴兒童中心的負責人，對我和我的家人都好極了。由於她自己也是個年輕的媽媽，因此當我們第一次去中心的時候，她總是為我們抽出時間，並且相當支持我的家庭的特殊處境。

我是有一些相當消沉的時刻。當我沒有跟泰吉在一起的時候，我有時會想要逃離，可是我總是有人可以見面，有人能夠作伴。我的好哥兒們班．帝爾尼（Ben Tierney）總是在我左右。我有六個人可以依靠——我們從學生時代就是很要好的朋友。有些時候，我就是帶著一箱啤酒突然出現，總是有人可以陪我一起喝酒。我需要那樣的支持，讓我得以在隔日早晨起床上班，繼續向前踽踽而行。

雖然我們有了很好的進展，但是情況並非一直如此。我花了一段時間才明瞭到，唯一不會發生且唯一失敗的事情就是我的希望與夢想。我的兒子自己並不會懷有我寄望他的希望與夢想，而且對此一無所知。我知道他會有一個美好的正常生活。當我們開始進行 ABA 時，我知道我們可以擁有正常的生活，看到他現在的情況，真的可以想像一切會變得多麼美好。

至於未來是否還要有其他孩子，那是很難的決定。泰吉有個一歲的繼妹，她似乎行為一切正常。那是我的緣故嗎？沒有人知道是什麼造成了 ASD。是遺傳嗎？如果真是這樣，而且不是她的基因問題，那是我的基因嗎？如果再生出一個自閉兒，我不知道自己能不能承受。我想要一個大一點的家庭，我想要有個妻子讓我想要回家，我想要能夠享受正常的家庭生活。我猜想有部分原因是我想要有一個正常的小孩，我想要看著孩子正常成長，我想要懷有正常的希望與夢想，而不必調整它們，只是這麼做風險極大。我大概真會這麼做，而且永遠不會放棄這樣的想法。

我的故事跟別人是如此不同，但是卻又是完全相同。

家有兩個自閉兒的爸爸

克萊頓．伯爾傑（CLAYTON BOLGER）

克萊頓是位西澳大利亞州的音樂家，他有兩個小孩，妻子羅娜（Rhona）是個老師。兩個小孩分別是現年七歲的體貼人的愛麗莎和五歲的小迷人精拉克蘭，兩人都有 ASD，可是經過以地板時間為主的密集介入治療之後，兩人現在都就讀於主流學校。

愛麗莎在十五個月到十七個月大左右，開始喪失了一些已經學會的單字和發音；她還是會喊「媽咪」和「爹地」，也會說「要」和「不要」，可是她的語言發展卻是退化的，她在新環境裡總是相當怯懦。過一歲生日時，當所有的親朋好友為她齊唱生日快樂時，她卻相當煩躁而哭了起來，她不知道為什麼大家要對著她唱歌。

小拉克蘭就跟姊姊不一樣。他的語言一開始的時候發展得很好，只是他會說些文理不通的話，我們都親切地說那是「小拉克蘭的語言」，就是把學到的字填塞成自己的句子。一直等到我們為了愛麗莎而參加了一個家長工作坊，我們才理解到他這個階段應該要有更多的字彙量。我們的兩個孩子都是經由公共健康服務而接受了言語治療，就此展開了最終確診有自閉症的旅程。他們倆人都在三歲左右被診斷出患有自閉症。

當我們為愛麗莎尋求診斷時，有些朋友和家人很難接受這件事。等到愛麗莎確診之後，我才鬆了一口氣，因為這意味著我們可以開始使用早期介入治療計畫，我們明白那是開啟這些療程大門的關鍵所在。

拉克蘭的情況就有些意料之外，可是當我們辨識到他有自閉症的特徵時，我們想著：「要是他也有自閉症，我們知道要怎麼做，我們是可以應付的。」我們已經讓愛麗莎參加了西澳大利亞州自閉症協會（Autism Association of Western Australia，簡稱 AAWA）的治療課程，所以知道應該向誰尋求協助來治療拉克蘭。

我們之所以會喜歡這個療程，乃在於這個協會了解早期介入治療並不是「一體適用」的情況。在這個時候，我們也開始接受一位職能治療師所提供的療程，其使用的是藏在遊戲之中的地板時間療法，再與 AAWA 的療程搭配之下對我的孩子相當有效。愛麗莎對 PECS 療程的反應也相當不錯。等到拉克蘭在語言上學得更多之後，因為知道自己能被了解，也就更放鬆自在了。

FaHCSIA 的補助金幫了我們好大的忙，這樣的一筆金錢對一個家庭可以說是很大的壓力。

我們實在很幸運。當我們把愛麗莎安置於政府系統時，好多的事情都隨之如願以償。

我們以前習慣給愛麗莎很大的空間，只要她沮喪到某個程度而大發雷霆，我們就會停止。愛麗莎第一次去做療程的那位臨床心理學家告訴我們：「她在操控你們。她其實比你們想的還要聰明，她會這麼做是因為她知道這樣一來你們就不會煩她。」那是我們的第一個「醒悟時刻」，正因為它而改變了我們的整個做事方法。她之所以掌管了家裡的一切，無外乎是因為她知道要用什麼來激起我們的反應，我們因而學會了對她抱有更高的期待。

我們面對的最大挑戰不過就像是一趟到購物中心的簡單旅程。有時候只有一個，有時則是兩個都會吼叫，原因是燈光太明亮或者是太吵鬧，以至於他們陷入感官超載的狀況。一般過路的人會以為他們倆人就是頑皮的小孩。有一次，有個人告訴羅娜要「學著如何控制小孩」。我們現在已經可以對這樣的事釋懷，但是其實並不是人們說了什麼，而是他們的眼神：那些品頭論足的眼神，你可以感受到的眼光。我們現在已經可以到商店購物，甚至是全家人一起外出用餐。我們有我們選擇的專家團隊的巨大鼓勵，還有親愛的家人和朋友的無限支持。

愛麗莎和拉克蘭並沒有任何不同——他們就是這樣的孩子。他們還是從前的那兩個孩子，只不過現在需要一些幫忙來度過人生罷了。

受到啟發的爸爸

史帝夫・布萊登（STEVE BRYDON）

史帝夫是自閉症的冒險旅程（Odyssey for Autism）的管理顧問和負責人，那是為維多利亞州 Aspect 募款的一個運作中的團體。失婚的他是七歲的詹姆士和五歲的安娜的父親，詹姆士是個聰明快樂的自閉症男孩，現在就讀於墨爾本郊區的一所特殊學校。

詹姆士完全不會說話。他是個可愛的小傢伙，可是也跟許多孩子一樣會出現崩潰的行為。他很合群，偶爾會流露出情感。他不會抱你或親你，可是有時候會過來靠著你或坐在你的腿上。他使用 **PECS** 來與人溝通，而且大多數的溝通都是想要食物的時候。

年僅五歲的安娜的言行舉止像是二十五歲，她跟詹姆士的感情深厚，多年以來，看著她想弄明白為何哥哥不跟自己玩的樣子就讓人難受。她會說：「詹姆士為什麼不喜歡我，他怎麼都不跟我玩？」那是很殘酷的事。她很會收集線索，因此發現到詹姆士跟自己和其他小孩都不一樣。

詹姆士三歲或四歲時，我們的家庭就破裂了。我每個星期會見孩子幾次，照顧他們兩個人。由於我住的地方對詹姆士來說很難受，所以他從來不會睡在我這裡，但是我絕對會到他現在的住處陪他過夜。

詹姆士兩歲的時候，我們確信他一定有自閉症。他從來不會爬行；他總是用屁股在地上滑行。他感興趣的事情都是那些重複性的東西，像是轉東西或以固定方式跑動。不過，我們還是等了幾年才得到診斷：「你的兒子有自閉症。」

我記得那一天，我並沒有分外氣憤或震驚，我心裡想著：「這對詹姆士到底意味著什麼呢？」在那個階段，他在我的眼裡一直是同一個小傢伙，自閉症並沒有改變我每天與他的相處方式。我想「自閉症」這個名詞反而讓我心裡感到寬慰。雖然貼標籤是最糟的事，可是這代表是可以處理的。我心想：「是這樣的，他不是有什麼無法處理的問題。」

我沒有因而研讀自閉症的相關書籍。我心裡想的就只是自己要如何與他溝通和多了解他一點，我一點都不想把時間浪費在奢望或假想。他是詹姆士，他很棒，我想著：「我要怎麼做才能讓他感覺自在一些？我又該如何學習跟他說話呢？」儘管他的媽媽大概是以比較沉默的方式去接受這個概念，可是她對他非常、非常好，我倒是比較務實一點。

我幾乎沒有參與他的治療。我不知道有多少男人能夠像我一樣誠實，但是那帶來了一時片刻的解脫。我信任我的前妻會有合理的判斷，我也會確認她是如何做出這些決定，而不用親身去做真的是讓我鬆了一口氣。

整體而言，所有的家人都讓人失望透了。有些人不能了解，有一個就只要照顧安娜或跟她玩，但是不太想搭理詹姆士。

我討厭別人使用「不對勁」和「正常」等字眼。有人會說：「他是哪裡不對勁？」我會說：「他沒有任何不對勁的地方。」或者有人會問：「你會希望他是正常的嗎？」這些話真的是讓我很受傷。

詹姆士對鬍子很好奇——我甚至看過他在購物中心大力拉扯一個摩托車騎士的鬍子。大多數的人都還可以接受他。當他起身移動的時候，每個人都很清楚他不是一般的小男孩。儘管人們往往都是相當包容，可是帶他走過美食街可是個棘手的事情，因為他會隨手拿走陌生人餐盤中的薯條。

他收集了很可觀的 PECS，他最常使用的是貼在冰箱上寫著「點心」的圖片。他接著就會回到 PECS 的書冊，瀏覽柑橘和餅乾以及一大堆他喜歡吃的東西的圖片，然後交給你自己想要吃的東西的 PECS 圖片。

我要對初次面對這種情形的爸爸們所說的就是要自己研究，以便找到能夠在剛開始幫助你面對聽到的消息所需的支持網絡，學習如何從你兒女的角度來跟他們溝通。忘記你自己要的是什麼，這一切都跟你要的東西沒有一點關係。我已經不再想要修理什麼東西，只要詹姆士是快樂的，我就心滿意足了。

我不喜歡差別對待，可是我很樂見人們已經準備好去承認男性和女性之間的差異，尤其是兩性在處理資訊的方面。女性更傾向於要溝通事情、把事情寫下來、在 Twitter 上或在媽媽團體中討論這些事情。如果這麼做對她們有幫助，她們盡可以無止境地這麼做下去。可是對我來說，我要的就只是能獲得孩子所需的真相與資源。

我在二〇一一年年中開始跑步。我那時的體重已經飆破一百公斤大關，可以說是沒有好好照顧自己：吃太多、喝太多酒、盡做一切四十出頭的傢伙不應該做的事情。我有一天就起身去外頭跑步，一開始每次跑五百公尺，之後就甩掉了二十幾公斤的體重。在參加的幾個跑步活動中，我注意到有募款活動，因此就設立了自閉症的冒險旅程，這個團體對我來說是個情感宣洩的出口。自閉症的冒險旅程的目的是為 Aspect 募集資金。

雪梨西部的戰役

路克．普利迪斯（LUKE PRIDDIS）

退休的足球選手路克現在是個理財規畫師，他與妻子荷莉（Holly）和四個小孩住在雪梨西部。他們的老三庫柏有自閉症，十歲的他是個充滿喜樂的開心男孩，才剛從主流學校的輔助班轉到巨步的學校，他啟發了路克和荷莉成立了路克．普利迪斯基金會（Luke Priddis Foundation），旨在協助雪梨西部家有自閉兒的家庭。

是我的父親在庫柏兩歲左右注意到跡象的，就是不停甩手之類的事情。回想起來，我們可以看到他在十八個月接種疫苗之後就開始退化，我們以為那是他的個人「正常」的獨特行為，一直等到我的父親談起了他的奇特行為，我們才了解到可能有些不對勁。

找人診斷庫柏本身就是一段旅程。我們四處跋涉，一直到庫柏兩歲半的時候，才找到薩瑟蘭（Sutherland）的一位小兒科醫生確診他罹患了 ASD。

一波悲傷和遺憾的情緒掩沒了我們。我承認我確實哭了，知道庫柏的餘生都將會是如此，這真的是一件天大的事，他在未來無法自食其力。他的診斷是落在光譜的中間——既非極度嚴重，也不是高功能。我和妻子都很擔心，沒有我們在身旁的他會發生什麼事。

我們馬上上網盡可能地搜尋相關資訊，隨即就送庫柏去接受言語治療。我們試過職能治療，可是庫柏和那位治療師相處不來，因此並不值得讓他經歷那種創傷。我們後來又找了其他的職能治療師，庫柏確實有從中獲益。不過，要等到我們讓他到拉普斯頓（Lapstone）托兒所就讀，之後在南金斯伍德（Kingswood South）接受早期介入治療之後，我們才看到他有一些真正的進展。

對某個孩子管用的東西不見得適用於另一個孩子。你也要小心提防詐騙，但是在這個階段，只要有些許希望或許可以幫助孩子，不論是什麼你都會願意嘗試，你一定要使用經過證實的療法。

因為我當時還在踢足球而必須去練球，所以大部分都是荷莉在四處探聽消息。每當她發現了什麼，她會告訴我，而我發現了什麼，也一定會與她溝通，維持與妻子或伴侶的關係是很重要的。每當我有機會公開談起這件事，我總是會說要盡量花時間與伴侶和家人在一起，不外乎是因為你們的關係要是無法百分之百的運作得當的話，其影響到的不只是家裡的自閉兒而已，顯然更會影響到其他的家人。由於初始階段是一段考驗的時期，之後也不會變得更輕鬆，因此父親和母親的家庭結構必須要相當強健，我們夫妻的關係就一直相當穩固。

我看過自閉症使得家庭破裂，而許多爸爸們都是築起一道牆而不願哭泣，社會上依然有男兒有淚不輕彈的想法，我們往往無法向他人好好地溝通我們的情緒。我的首要建議就是要努力維持你的家庭生活和後援小組。

隨著孩子長大，我們發現可能因為越來越難外出與一些朋友交際而跟他們失去了聯繫，我們自己和其他的自閉兒家庭就成了一個小社群。

有幾次，荷莉從店裡回來後告訴我，有人向她說了一些事情，像是「只要輕輕打一下他的腦袋瓜，就可以把他治好了」。我們家的自閉兒並沒有看得出來的障礙，他們並不像是癌症患者沒有頭髮或者是患有腦性麻痺。除了行為之外，他們看起來很正常。不過，隨著他的社會技能逐漸改善，這些生活小插曲是間隔越來越久才會發生一次。

我當然會想看到庫柏在橄欖球聯賽踢球，可是那是不可能實現的夢想。

要平衡與家裡其他孩子的相處也是很困難的事——庫柏需要我們的許多關注和時間。不過，你一定不能大意，也要讓其他孩子也有與你的個別相處時間。我的女兒喜歡購物天。我們無法經常一家人一起外出，而那是一件有難度的事。幾個星期前，我們買了薯條去坐在河邊，孩子們就在一旁盪鞦韆，我們全家人只不過一起在那裡度過一個小時，卻得到了許多愉悅。因為庫柏的狀況越來越好，我們因此可以這麼做，我們現在甚至偶爾可以到親子餐廳用餐。

儘管庫柏錯失了HCWA的補助計畫，我還是覺得相關網站相當有用。此外，兒童教育者蘇．拉奇（個人網站：www.suelarkey.com）也為我們的基金會幫了大忙，做了演講並與家長的互動良好。

令人惋惜的是像巨步這樣的學校並不多見。我們基金會的目標就是要讓每個自閉兒都能夠得到所需的一對一的關注。

雪梨西部的輔助服務是漸入佳境。我相信 Aspect 已經在藍山地區（Blue Mountains）設立了附屬班，並且才剛在肯頓（Camden）附近的聖母學校（Mater Dei）開設了一些班級，因此情況慢慢好轉。現在也有一些公立中小學提供自閉症輔助班，庫柏就很幸運能夠在上學後於其中一班就讀。可是不管是開設了多少班級似乎永遠都不夠，班級總是通通額滿，還有許多孩子排隊候補等待就讀。大眾大聲疾呼要獲得服務，只是許多的服務都是集中在東岸、東部郊區和北岸。

路克．普利迪斯基金會的規模雖小，但是我們盡力而為。剛得知診斷的家庭都以為他們非得要加入政府補助的輔助團體才能獲得補助金，但是事實並非如此。基金會的自閉症的專屬玩習團體（playgroup）架構完善，我們的學習社會技能的樂高俱樂部（Lego Clubs）則是最受歡迎的團體之一，現在就有三組在運作當中。不論孩子在治療時學到了什麼社會技巧，他們都會帶入樂高俱樂部，其目的就是將所學的技巧融入另外一個情境與其他孩子一同練習。

基金會現在正在重新檢視自身的服務內容，希望有能力籌辦一所提供早期介入服務的育兒中心。

治療的關鍵時刻

尚恩．托賓（SEAN TOBIN）

尚恩任職於微軟（Microsoft），妻子是艾利森（Alison）。他們與兩個很快樂的孩子住在新南威爾斯州的中央海岸（Central Coast），兩個孩子是四歲的奧立佛和兩歲的泰拉，都是自閉兒且都在接受ABA療程。

奧立佛會幾個單字而且有些社會互動，但是就是不會玩假想遊戲，我們可以看到他退步得很快。我們帶他看遍了所有的醫生和專家，他們都說奧立佛是發展晚起步的孩子：「別擔心，他不會有問題的。」

可是我們就是老覺得事情不對勁。終於，有位小兒科醫生當著我們的面說：「是的，我想是亞斯伯格症或是自閉症。」我們接受評估而得到診斷。然後，回去見那位小兒科醫生，他說道：「是的，我是對的。」然後握手道別，付了帳單……祝福一切順利。

至於泰拉，我們是在她一歲半時起了疑心。她會說一些單詞且有一點詞彙量。她是一個相當獨立、歡喜快樂的孩子。接下來還是發生了同樣的事，她可以說是很快地沒入一個不同的世界，失去了所有的字彙和與人的互動，並且喪失接受性語言能力，一切蕩然無存。我們這一次為了及早獲得診斷而努力施壓。我們的兩個孩子都是在兩歲時確診患有ASD。

我們並不是一開始就做ABA療程。因為對自閉症一無所知，我們不知道從何起步，因而研究了一番。我們從無麩質飲食開始，嘗試了那些各式的療法。我們也試了地板時間，在上面浪費了五個月的政府補助金。我們又鍥而不捨尋求更多的答案，這才發現了ABA。

奧立佛在一年前開始接受ABA。他現在依然不能說話，可是會叫媽媽、爸爸等幾個單詞。從他先前的狀況到現在的樣子，我認為他在行為上進步良好。他沒有強烈的沮喪，而他的沮喪多是過動的關係，他就是靜不下來。我們堅持每個星期要做三十個小時的ABA，我們會持續不懈地做上一陣子，希望能夠看到一些成效。

我們馬上讓泰拉開始每週進行十個小時到十五個小時的ABA。我們永遠都在招聘、尋覓和訓練治療師，而這本身有些像是固定業務。就光譜來看，泰拉在許多方面都跟奧立佛完全不同，她的接受性語言能力很差，完全無法參與交流，她毫無口語能力。

我試著保持平常心，不要太懷疑ABA，可是與此同時真的很難。我試著勇敢地進一步思考：「這到底在做什麼？它嚴重拖累了我們的財務，我們不可能一直做下去。這真的是對奧立佛或泰拉最好的療法嗎？」就奧立佛到目前為止的學習狀況，成果是令人驚訝的。他學會了這麼多的東西，像是顏色、形狀等這些東西。然而，我有時不禁會思忖，他是不是終究會自己學會這些東西呢？

我的工作相當耗心費力，可是我們需要這份工作來支付花費。我會為孩子的療程做一些審核新進治療師的工作，搞定一切好讓艾莉森省去麻煩。她待在家裡協調所有的人員——有十位或十一位雇員。只要有空，我會去門診和多數兩個孩子的共同活動。我和艾莉森每個星期都會互相討論，大多都是孩子完成的成果。

我很同情那些根本無法選擇ABA療程的家庭，我們很幸運自身的經濟情況可以接受療程一陣子。我們從退休金拿出錢，不開好車，也試著籌募款項。那正是我的壓力所在，而我想所有的男人都會如此——我要怎麼每年找出四萬澳元，而且現在是每年八萬呢？

我曾有個希望，就是我們可以在我四十歲的時候在黃金海岸（Gold Coast）擁有一幢度假屋；我們現在是不可能實現了。對於男性來說，尤其是對某些男人，要對這樣的事情釋懷，可是一件艱困的挑戰。

我對參加互助團體——一起喝杯茶、大家手牽手、每個人異口同聲說著這一切好糟——並沒有興趣。那類的事情就是讓我渾身不自在，我相信人們滿腦子想的都是要在其中找到自己的一條路。

我認為那些盡說不對的話的人其實就是不了解。他們會說：「或許是你反應過度了。」「你為什麼不能就讓孩子自己正常發展呢？」或是：「你為何不能放手讓孩子成長為他該有的模樣呢？」

他們是快樂的孩子，只是不知道有什麼是不同的。

我可以給爸爸們的最好建議是接受這一切。若是真的想對這一切做些什麼的話，首要的挑戰就是要懂得接受。接受知悉的事實，並且盡可能地搜尋出自閉症的相關資訊。請在能力範圍之內閱讀一切資訊和傾聽每一個人的看法，但是在讀完和聽完之後建構自己的意見，之後為你的家庭做出正確的決定。

兄弟姊妹

對於達西的哥哥約翰來說，生活相當美好。他已經開始上小學，結交了很多朋友，有很棒的老師，而且期待著每個星期六板球比賽的來臨。可是一切都變調了。曾經在門廳爬上爬下跟他玩的達西，突然間卻退縮到了角落。當約翰七歲時，我們的家就變成了ABA治療中心。嚴防禁閉。派對的邀約一律謝絕，後來就漸漸越來越少。約翰極要好的朋友的家人會帶他外出一天，或者是請他到他們家過夜。然而，除了板球之外，約翰的生活停止了，而且一停就超過了兩年。

當整個家庭傾注了所有精力在自閉兒身上，家裡的其他孩子就會經常感到孤立無援，澳洲失能兒童與成人的兄弟姊妹互助組織（Siblings Australia）的網站（www.siblingsaustralia.org.au）對他們受到的衝擊給予了最佳解釋：

自閉兒的手足通常會遭到忽視而浮現出孤立的感受，如果坐視這種情況不管，孩子就很容易出現各種情緒和心理健康的問題。然而，只要這些手足有受到關照並且能夠獲得支援，他們就會更能夠適應一切。

不只是上述組織，許多自閉症協會和照護者協會也都為了自閉兒的兄弟姊妹組織了玩習團體和活動。

澳洲育兒網絡網站提供了可觀的資訊，關於如何向神經典型（neurotypical）的孩子解釋 ASD，以及如何處理對同一個屋簷下的不同孩子抱持不同期望的建議。網站建議家長隨時為神經典型的孩子挪出一些專屬的時間，其網址為 www.raisingchildren.net.au/autism。

市面上也有許多針對自閉症的手足的極佳書籍。我發現布萊娜・席格（Bryna Siegel）的著作《那我呢？》（*What About Me ?, Perseus, 2001*），珀爾修斯圖書集團（Perseus Books）於二○○一年出版，就極適合六歲到十歲的孩子閱讀。霍莉・羅賓森・皮特的作品《我的兄弟查理》（*My Brother Charlie*），學樂教育集團（Scholastic）於二○一○年出版，也使用適當的語言來幫助孩童了解自閉症，並可協助他們向朋友解釋自閉症。

諮詢師潔絲汀・華特森寫到：「當我們過度聚焦在自己有特別需求的孩子，我們會輕忽其他的兄弟姊妹。」就我的個人經驗，在家中的弟弟的幼年和治療時期，我的大兒子就經歷過許多困難時刻。他有時會對弟弟的行為感到難為情，因而不知所措和發怒，而且時常為了失去了自己一直想要的小弟弟而深感悲傷。

我的大兒子所犯的錯就是，他真的是弟弟的最佳保護者、擁護者和老師，就只是僅次於我和我先生。

有天傍晚，我帶大兒子去看了《吾愛無悔》（*The Black Balloon*）的預演場，我們兩人驚恐地看著電影並淚流滿面。我其實已經先看過了電影好讓自己有空間去尊重自身的情感，也看看適不適合那時才十四歲的大兒子觀賞。我們在看完電影後一起吃晚餐，卻彼此沉默了將近二十分鐘，理解著電影與我們生活的相似性。我後來開口問他：「你有什麼想法嗎？」他回道：「有好幾次，我都很想拿 Playstation 遊戲機往他的頭砸下去」……我聽到了，認可他內心的這些情感，並且衷心感謝他從來不曾因為沮喪而真的那麼做。

至於手足宿營活動以及和其他有自閉症手足的孩子的互動，我發現這些都是天賜的祝福。有一次，當大兒子從宿營活動回來後，他在那裡被寵壞，可是卻很感激自己的弟弟不像他在營地遇見的一些孩子一樣讓他累壞了。

特殊兒的兄弟姊妹會過度發展他們的同情心和同理心，對於比自己不幸的人的需求有較高的社會覺知；我相信這是良好的生活品性。我就接過大兒子的學校打電話來道喜，讚美他照顧同年級的一位特殊兒。同一個學期，大兒子的一位男老師私下告訴我，就是兒子用了一些非正規手段，學校裡的兩個亞斯伯格兒才能不再受人霸凌！

自閉兒的兄弟姊妹的復原也與身為家長的我們緊密相關。雖然心智成熟和同儕接納極為重要，可是我也觀察到，只要家長能夠處理自身的焦慮和悲傷過程、學習去接受新的生活型態、盡最大的力量去重建生活的話，孩子就會覺得自己也可以做到。我們要盡量有效公平地分享自己的時間和資源，同時為神經典型的孩子樹立良好的榜樣。我們若能這麼做，孩子自會安然無事。不然的話，他們就會想要盡早離家，開創自己的人生。

我的弟弟雷恩

媚迪森．吉爾斯－赫斯洛普

媚迪森是個十七歲的高中生，她是三歲大的雷恩．希爾德的姊姊；患有 PDD-NOS 的雷恩才剛開始接受早期介入治療。他們一家人居住於湯斯維爾。

自閉症是某種孩童與生俱有、但是我們不知其成因的東西，它的嚴重程度不一，對每個孩子的影響都相當不同。不過，只要按步就班並運用技能，即可幫助家長、兄弟姊妹和家庭成員來給予自閉兒協助。我的媽媽將這一切全教給了我。

我的弟弟雷恩現在三歲大。雖然他有時候很難搞定，可是他是最甜美、惹人愛的孩子。他喜歡和人一起玩和看電影，只要我放學或工作完回家，他都會在門口迎接我。我們會到外頭玩他的玩具，他有時則喜歡跑到我的床上蹦蹦跳和玩耍。

雷恩最棒的地方就是，他會扮些可愛的鬼臉、發出聲音與做一些事，這些總是會逗得你發笑。當我悲傷的時候，他會過來撫摸我的臉告訴我：「沒關係的！」他對我做過最壞的事是有時會打我、咬我或捶我。這讓我內心有點受傷，可是我知道他還是愛我的。

我媽媽有時會特地買我喜歡吃的東西來寵我。當家裡（年紀比較小）的小孩都睡覺後，我和她都喜歡在我們兩個人有空的時候閒話家常。我會幫媽媽做該完成的家事，而只要媽媽需要有自己的空間和時間，我就會充當雷恩和小妹布莉兒的保母。我們對雷恩的自閉症有權宜之計，這樣一來就可以讓所有人過得輕鬆平靜許多。

擁有一個失能的弟弟改變了我對跟他一樣的孩子的觀感，我想我變得比較會護著像雷恩一樣的孩子。我們朋友都能理解，而這讓我的生活輕鬆了不少。雖然他有些時候很煩人，可是所有年幼的手足都是這樣的。

我認為自己變得比較有耐心，可是我在這一方面還在學習。我並不是一個很有耐心的人，而那有時候會妨礙我去處理他所做的一些事情，不過這就是我必須學習的部分。

每當有人發表意見的時候，我只能告訴對方雷恩就是會這麼做，我們真的無能為力。有些事情是我們可以處理和備妥的，以便讓生活輕鬆一些。有些時候，人們並無法理解雷恩為何喜歡把東西都排成直線。當他們到我們家的時候，裡頭到處都是排成直線的東西，而我們就只能笑說那是雷恩喜歡做的事情。我們會說：「既然我們不能阻止你做你愛做的事，那我們為什麼要阻止他呢？」

我愛我的弟弟，因為他是世界上最可愛、最有愛心的小孩。他改變了我的生活，不管別人怎麼往他的身上貼標籤，他永遠都是我的可愛、煩人但關心人的甜蜜小弟弟。

我的弟弟達西

約翰

十一歲的約翰現在是六年級生，他六歲的弟弟達西有高功能自閉症，他們倆人目前一起就讀於雪梨的一所主流學校。

如果要我描述達西的自閉症，我會說他與眾不同。他會讓人惱火而且常常吼叫，可是就只是這樣而已。我喜歡我們可以一起上學，他可以就讀普通學校讓我很驕傲，不過，當他惹毛我的朋友時，那有時真讓人很不好意思。

我們會一起踢足球、玩電玩和 Hexbugs 電子昆蟲智能玩具。我們一起玩的時候，他都不會生氣，可是要是事情不順他的意的時候，他就會大吼大叫。每次發生了這種情形，我都很傷心。

我的弟弟最棒的地方就是他很聰明，正因如此他才不會引人注意。在學校時，我覺得自己多少有責任要照顧他，可是不管他有沒有自閉症，我都會這樣想，他畢竟是我的小弟弟。他做得最棒的事就是在教堂站起來朗讀一段聖經，雖然那讓我有點不好意思，可是我真的以他為傲。

最糟的情況則是他因為大吼大叫而與老師發生衝突，我因而覺得很尷尬，可是我很少跟別人提起我的感受，老師並不會因為發生這樣的事情而看輕我。

我認為自己可以幫忙家人的地方就是陪他一起玩，我是個好哥哥，我會跟他一起在電腦上玩遊戲並且安撫他。

我的朋友有時會對我說：「我很同情你。」聽到後會讓我有些難過，那有點像是侮辱，可是我知道我的朋友是關心我的。如果有人問我「他為什麼會這樣做或那樣做」，我會答說他有問題。我只會跟我的朋友解釋，他們是能夠了解的。

我可能因為達西的自閉症而變得比較憤怒一點。情況對我是不公平的，但是我並不會每天想著自閉症，而是有時才會想起。他是我的弟弟，他告訴我他愛我，我也愛他。我喜愛他這麼聰明，而且我們喜歡一起玩相同的遊戲。

我的弟弟喬

馬修

十八歲的馬修現在是大學生，他十一歲的弟弟喬是自閉兒。

自閉症是一種腦部疾病，連同其他許多影響性的因素，對社會互動和了解社會期望與標準有嚴重的影響。

喬是個本性天真善良的孩子，有著逗趣的幽默感和對電玩的熱情。他解釋和辯解事情的單刀直入的方式極為搞笑，而且因為他強烈厭惡被人打敗，所以跟他比賽玩遊戲樂趣多多。我們喜歡一起玩《超級猴子球》（Super Monkey Ball）、《超級馬利歐兄弟》和許多其他電玩遊戲。

他在相當公開的場所會耍脾氣而令人尷尬，可是隨著他透過學校和治療所獲得的進展，現在已經很少發生了。那種情形讓我感到不自在和沮喪，有些時候，不了解他為何有那樣行為的人會擅自評斷他，而那讓我更加惱怒。

我的爸媽都很支持我的大學課業，只要我有需要或壓力過大時，他們總是會抽出時間來幫助我。話雖如此，儘管我真的很努力地盡量與喬說話，以便幫他擴展社會技能，但是我覺得我給他的幫助仍然不足。如果他緊張焦慮的話，我也很會安撫他。

我覺得那些常跟我在一起到的人都知道這是敏感的話題。我的朋友都有基本的了解，也理解自閉症對社交和關係建立的影響。

喬的自閉症讓我對孩童的社會問題有著更多認識，對他人的想法也比較能夠釋懷，也因此變得更有耐心地與孩童相處。我愛的我的弟弟，只有白癡才會不愛他。

我的哥哥傑克

湯姆．羅傑森

十一歲的湯姆是雪梨一所小學的六年級生。他在二〇一三年跟哥哥傑克一起上中學；十六歲的傑克有自閉症。

傑克是行為良好的優秀青少年，儘管有時候有點煩人。他人很好，而這是他最棒的地方。他是個家教極好的男孩子，總是會照顧其他的孩子，尤其是小小孩。他一定讓自己是做對的事，每次只要他做了蠢事，他都會馬上道歉並且加以彌補。他會幫忙整理家裡、遛狗散步、也會幫忙媽媽做事。

我們並沒有常常玩在一起，可是當我們一起玩的時候，我們通常會玩 Playstation 和 X-Box，不然就是一起到外頭玩。大部分都是我贏，傑克偶爾也會贏個幾次，我有時會讓他贏我。

傑克從來沒有做過什麼讓我尷尬的事情，但是，有些時候，當我的朋友到家裡找我的時候，他會說些讓我有點不好意思的事，我有時候會因而想要找個地洞鑽進去。

有些時候，學校的孩子會拿傑克的自閉症好嚴重哦來嘲笑我，他們也會取笑我是個小矮個兒。日前，我的貓咪被人撞死了，對方是不小心輾過牠的。事發當下，有些人就故意招惹我，其中還人說開那輛車的大概是傑克，那真是太討人厭了。

我的父母會為了我做很多事情。每當我們一起看電影的時候，他們都會把我抱在懷中。我們偶爾會去買我喜愛的電玩遊戲，他們是特地買給我的，這讓我非常快樂。說真的，我們無力去改變傑克患有自閉症的事實。

我的朋友對自閉症有點了解，我會用傑克偶爾會做的事情跟他們解釋。他們可以接受他患有自閉症，並且會試著跟他交流而問候他：「傑克，你今天過得好不好？」或者是：「很高興見到你。」我的朋友很友善，可是他們對自閉症的了解沒有像我那麼深入。若要我描述自閉症，我會說那是一種失能，不只在身體上影響到腦部，也會影響情緒。

每當傑克要去上學的時候，他會對我說：「湯姆，祝你好運，我希望你考試考得很好。」我會回說：「傑克，謝謝你。」那真的對我有幫助。我實在等不及可以跟傑克一起去上中學。我愛我的哥哥，因為他是個行為端正的好人，而且他對我來說很特別的一個人。

12・什麼不該說——以及如何幫忙

我在雷恩被診斷有自閉症之前正懷著布莉兒，我們有一天去了購物中心，結果有人替我找來了警察。雷恩當時突然崩潰，我大腹便便而無法把他抱起。他很安全，可是就是尖叫不停，而且相當激烈。我只好跟他一起坐在店鋪之間的走道上，他就在地板上狂踢哭喊。他並沒有傷害到自己或是我，可是叫得很大聲，警察後來就到了。那真的是很糟糕的經驗。

以上是一則關於什麼不該做的極端例子，而對譚雅・吉爾斯－希爾德（Tanya Giles-Hilder）來說，那卻是切身的體驗。譚雅是湯斯維爾的一位社工，也是五個孩子的母親，其中三歲的雷恩患有PDD-NOS。譚雅說道：

我們現在已經備妥了對策。我買了一些寫著「自閉兒很棒」（Autistic kids rock）的T恤——因此，當我要到某個地方時，我會穿上這樣的T恤，而雷恩身上則有掛著有許多照片的掛鍊，我們就是使用這些東西。人們對於穿這樣的T恤有些意見，可是我強烈地覺得人們需要被教育。我們只是一個正常的家庭，只不過家裡有著一個患有自閉症的小孩。這有助於教育普羅大眾，而且在他崩潰時也能夠派得上場，旁人就比較不會指責他。

找警察顯然就落在那類不該做的事情之中。可是做什麼才對呢？身為家有自閉兒的人的親戚、朋友或同事可說是相當棘手的事。你們到底該說些什麼？你們應該要團結起來替那個家庭打氣，還是暫時不要打擾人家以便讓他們調適悲痛呢？

請不要給予意見。請別說：「他長大後就會好了。」請別在同一個句子裡使用「雨」和「人」這兩個字。請別讓家長覺得一切都是他（她）的錯。真的不是。拉菲爾的媽媽裘絲（Josie）對此說道：

> 就算你真的不了解，請聆聽就好，懷有同情心地聆聽對方。

你可以說和做的事情其實很多——以下是經歷過一切的家長們的一些建議。

協助與自閉症共處的家庭的十種方式

蘇茲（Suz）是位維多利亞州的母親，她的小男孩有自閉症，而她都叫他「打擊手」（Batsman）。當我們看到她在部落格寫下了以下的文字，我們都感到震撼，因此詢問她是否可以讓我們在此轉載。她的指點如下：

一、聆聽與承認

真的聆聽，確實聽見。每個孩子和每個家庭的自閉症經驗都不同，請詢問自閉症對他們的孩子和他們本身是意味著什麼。

二、停止判斷

身為自閉兒的家長，我經常會感覺自己像是泅泳於險峻的大海，充滿著困難的決定、大量資訊，以及盡己所能去支持打擊手的參與、發展和學習的艱困任務。然而，當家長感受到自己的行動受到他人的評斷，不管這些評斷是否苛刻，一切都會因此變得更困難。不要想當然耳地認為自知道「有自閉兒的家庭」為何做出當下之事。

三、與他們同在

請勿失聯。與自閉症共處的家庭生活通常變化巨大，此外，由於約診的需求、療程諸如此類之事，因而難以維持友誼，甚至是家人的關係。請堅持、堅持、堅持與他們同在。有自閉兒的家庭可能不會開口，但是他們其實可能亟需援助。

四、專注在自閉兒身上

面對自閉症最艱難的事情之一，就是眼睜睜望著自己的孩子掙扎於正常發展的孩子輕而易舉即可做到的事情，甚至更痛苦的是聽到其他家長一五一十地讚美孩子的傑出成就。倘若可以的話，至少有一段時間，簡短地帶過自己孩子的情況，把重心放在對方的自閉兒身上。

五、偶爾做些友善的舉動

當你一整天都在家忙著處理孩子的崩潰和進進出出的治療師，之後又要趕赴言語治療的約診，此時可愛的朋友不請自來，帶著自己做的東西來慰勞所有的人。是的，這就對了，有時候正是這些微不足道的事物使得情況大大不同。

六、與心對話

不要害怕承認和分享自己養育自閉兒過程中的情緒。有時這麼做有助於探知內心的真正感受，不僅有喜悅和高潮，也有沉重悲傷和低潮，懂得分享而不是過度掩飾這些情緒就格外重要了。

七、詢問自己可以幫什麼忙

對於家有自閉兒的家庭來說，「不堪負荷」的感受大概是最常見的生活狀態。無論如何，請詢問一下自己可以幫什麼忙，若是對方因為不堪負荷而不知該說些什麼，別因此感到訝異或覺得被冒犯。遇到這種情形，請參考第五個方法，不妨帶個蛋糕或巧克力去安慰對方。

八、詢問家長如何才能讓他們和他們的孩子順利參加派對和社交活動

每當我們接到社交活動的邀約，我們就面臨一個抉擇的局面，那就是如何盡情參與，並且同時能夠照顧到打擊手的特殊需求。我們不期待社交聚會會納入我們的需求而特意安排，不過，要是有活動主人願意額外花心思來包容打擊手的話，有時那確實有幫助。

九、認識自閉症

這是你可以做的極寶貴的一件事。認識自閉症＝對自閉症有更多的覺知＝為我們的孩子創造一個「對自閉症患者更友善」的社會。

十、試著與孩子建立融洽的關係

我們固定會光臨住家附近的一家小小的熟食咖啡館，店主人和員工都跟打擊手很熟。他們因想要多了解一點而問我們問題，都是些真誠可愛的人。不過，他們所做的最棒、最好的事情就是會與打擊手溝通並且真的愛護他，也都非常鼓勵他努力來跟他們溝通。為孩子傾注陽光、微笑和愛，這對孩子的母親已是意義非凡。

致朋友和家人

溫蒂・拉芙

你的親朋好友若有個自閉兒，那他們會需要你長時間地在他們身旁。母親在孩子剛剛確診的時候，可能會經歷否認、悲傷、憤怒和絕望等許多的不同時期。

你所需要做的就是順著他們的心意而不要給予太多意見。這些家長未來面對的是一條漫長而艱難的旅程，儘管他們的行為有時像是著了魔，或者是完全瘋狂的狀態，他們終究還是會回歸平靜，再次成為你曾經喜愛的那一個人。他們可能變得更能包容和接納他人，你會因而更加珍惜。

有些時候，你的朋友可能會無趣地沉溺於自閉症之中，請諒解他們。還記得當你有了新生的小寶貝，你完全不會想到或說起其他事物的時候嗎？是的，情況是相同的，唯一不同的是憂心生活只會變得越來越困難，而懷中珍貴的負荷可能會有個絕望和孤獨的一生。你可能無法真正了解這對他們是怎麼一回事，但是你可以讓他們和他們的孩子感受到被人重視和愛護。

別對他們說他們有「多棒」。他們別無選擇。他們只不過是不顧一切地想要有個正常的生活，為了讓孩子有個正常的未來而願意付出一切。因此，你不妨告訴他們看到小孩做了某件事有進步，或者是他們小孩是這麼的聰明、令人驚喜、可愛漂亮。可是你說的一定要是肺腑之言，千萬別存心恭維。

不管是怎樣的情況都別說：「我永遠做不到你正在做的事情。」這實在是讓人覺得冒犯的話，好像他們有所選擇一樣！

在孩子確診患有自閉症之後，有些爸爸會變得有些疏遠。男人喜歡挺身修理事情，可是由於這不是三兩下就能修好的狀況，他們可能會認為自己能做的最佳貢獻就是提供治療費用。這麼一來，媽媽會孤立無援，而讓她們轉向朋友大吐苦水。因此，請注意你的言辭。

許多自閉兒的家長多不情願接受幫助。不過，他們確實是需要一籮筐的幫助，而且最終都得含淚接受自己需要休息的事實，即便是很短暫的歇息也好。因此，如果你的親朋好友多次婉拒你主動提出的善意幫忙，但是突然有一天打電話問你下星期天晚上可不可以抽出兩個小時的時間，儘管有所不便，但是還是請你挪出空檔。他們是需要你的，日後對你的那一份深厚的感激之情是遠遠超過其所帶來的不便。

你的家人或朋友身處於難以置信的壓力之下，請勿期待他們總是會在最佳狀態，可是他們和孩子都需要你在身邊積極地參與他們的生活，珍重和愛護他們。請支持他們的作為，提起興致去閱讀他們推薦的東西，積極地順從他們管理孩子的方式，在他們需要幫助的時候不離不棄，這樣的支持實是無比珍貴。

請看見孩子而不是他們的診斷

卡洛琳．麥科考蘭（CAROLINE McCALLUM）

我認為家人或朋友在一開始所能做的最有用的事就是，不要問太多問題或是給予任何意見。家長此時需要搞清楚診斷結果，以及其所代表的意義。因此，在頭幾個月，家人和朋友只需要聆聽和安慰他們。

由於手邊的建議這麼多，還不包括人人都「願意幫忙」，一切就足以讓人難以承受和困惑。在家長需要有幾天的伴侶時光來討論事情的時候，如果親朋好友能夠幫忙照顧小孩，那就算是幫了大忙。

請務必明白這個孩子仍舊是在確診之前的同一個孩子。重要的是要謹記，ASD 是一種「症候群」——就跟其他人們一樣，這意味著每個自閉兒都大不相同。

對於我女兒的診斷，我的家人都很能夠接受，我也給了他們閱讀資料來幫助他們了解自閉症。然而，當我試著向家人、朋友和老師解釋我的女兒目前有困難的事情時，他們若是回應：「可是，所有的小孩都是那樣啊，」那對我是沒有用處的。

家人和朋友若是能稍微修正一下他們對待其他小孩的方式來對待自閉兒，那就是最美好的事了。以我們的情況來說，修正的部分大多與敏感性脫不了關係。由於大聲的音樂和擁擠的場所會嚇壞我的女兒，她所需要的是避開這些情況，或在無法迴避時也要盡量不要靠近，而這是只需要體諒就可以做得到的。

家人和朋友能給予的最佳幫助就是，不要忘了身為家長的我們是最了解我們的孩子的人，雖然我們想要跟人分享自己為了給予孩子可能的最佳未來的奮戰，但是這必須照我們自己的考量。

自閉症不過是個標籤，因此請不要侷限在此，而是要如同對待其他孩子般來關照自閉兒的需求。

家庭聚會——致所有的家人

愛蓮娜．巴恩斯（ELENA BARNES）

深受自閉症影響的孩子的家長很難信任任何人——你的視線每分每秒都不能離開自己的孩子。我的家人為了我的兩個自閉症男孩給了我許多支持，但是我有一個男孩非常麻煩，我因此真的不太喜歡常常向人求助。

我們的家人為了給我們方便，許多家庭聚會都會安排在某人的家中舉辦，而不是外出到臨近的場所，這表示使用廁所很方便，花園會有圍籬。當你的小孩是個「跑來跑去的人」，公園即成了很難處理的場所。除非真有必要，有些自閉兒的家長是不會帶孩子外出的，畢竟情況常常是吃力不討好。當我們的家人主動提議帶兩個男孩的（正常的）大哥去看電影或到公園等等，所以在我們不能常常帶他出去的情況下仍然可以有些額外的外出活動，我覺得這是很棒的一件事。

安排家庭外出活動的時候，我對擴展式家庭的建議就是要考量到環境。倘若環境對有自閉兒的家庭太不方便的話，那全家人不是整日痛苦難受，不然就是乾脆不參加好了。如果是在你的家舉行聚會的話，切記永遠要鎖好大門！

同舟共濟

香娜・史密斯

如果你的親戚朋友的孩子才剛確診患有ASD，你可以預期他們會覺得脆弱。請詢問對方正在讀什麼書籍，並借來閱讀。請他們跟你詳細描述自己的孩子，了解孩子所有的怪僻偏好，以及對方的家庭當下在為孩子進行的事物。若能有一份書面清單，對每個人都會有所助益。

主動向對方提供喘息服務。自閉兒家庭真的需要休息，可是要朋友或家人來照顧一個行為相當奇怪或是會出現大崩潰的孩子，他們可能會開不了口。因此，請理解這一點，如果真的要幫忙的話，你需要能夠駕馭孩子的行為、喜好和厭惡。要讓自閉兒樂於跟人待在一起，這可能需要循序漸進，因此要從小做起。

我們這些家庭最害怕的是孩子會一輩子都沒有朋友，因此請與自閉兒做朋友並且好好地認識他們，你的友誼對這個家庭和孩子會是很棒的禮物。請有心理準備會有一些過度熱烈的情況，就像我幾乎每天早晨一定要管好我的兒子，不然的話，他會準時在七點鐘去拜訪我們可愛的鄰居，他甚至有一次熱情到從打開的窗戶爬出去跟對方打招呼。

身為家有自閉兒的家庭，我們需要理解我們的親朋好友也跟我們一樣困惑不解。照顧自閉兒並非易事，這也難怪別人會不太願意主動提議。可是等待別人主動協助是沒有好處的，畢竟大多數人都不會介意這樣的請求。

彌合知識的差距

露絲・艾瓦特（RUTH EVATT）

令人難過的是，在確診之後的初期階段，大多數的親人都幫不上什麼忙。在二〇〇一年的時候，我所認識的人全都不清楚什麼是ASD，多半都無法協助或安慰我，只會說他們認為診斷一定有誤，親朋好友無法接受診斷的結果可以說是毫無助益。

我的父親則是棒極了！當我告知他的時候，他說自己對自閉症一無所知，可是他之後再給我回應。他掛上了電話，可是不到二十四個小時就回撥電話告訴我他找到的一些人，我也因此在三十六個小時之內就偶然發現了ABA。

親朋好友給予我的最大幫助就是懂得聆聽，既沒有批評，也沒有給予意見。請試著了解其中的困惑與焦慮，對於未來的不確定感讓人非常不安。請理解自閉症不是一個階段性的問題，孩子不會「長大後就好了」是令人難以承受的。

你可以與自閉兒溝通

班妮森．歐瑞利

我發現很多親朋好友都有不知道到底應該要怎麼跟我的兒子說話的問題。人們通常會閒扯，說話的內容太多而且速度太快。

有個有用的規則就是照著孩子說話的方式來說。因此，如果孩子說的是短句或表達簡短，就試著克制自己並依樣畫葫蘆。如果懂得放慢速度說話且稍作停頓，你會驚喜於自閉兒對你的說話內容的了解程度。也請試著不要問太多問題，對有語言發展遲緩的孩子來說，回答問題是相當困難的事。如果你能夠約束自己不要對事物發表意見，只是試著「開心地玩」，你可能會發現與自閉兒溝通其實比想像的要來得簡單許多。

給同事的建議

凱瑟琳．威克思

如果有個同事告訴你她的孩子患有自閉症，請傾耳聆聽。這可能會影響到她的工作，至少會有一段時間，也就是在她的家庭為了這個消息而調整適應，以及應付早期介入治療的要求的時候都會如此。如果你跟她關係友好的話，請問問自己可以幫什麼忙。如果不友好的話，此時正是開展兩人關係的良好時機。

偶爾幫她拿杯咖啡；她會需要的。當她沒有接電話的氣力時，請幫她接通電話。當她需要帶孩子去做療程時，請跟她換班；她大概會以上假日班來回報你。請為你的同事小心提防；她最終會感激你幫她度過了這段艱困的時光。

如果你是一個自閉兒家長的主管，請試著讓她能夠彈性地安排看診時間。我在達西進行早期介入治療時就相當幸運，不僅在排班上有些許的彈性，而且主管們也都能夠體諒。倘若你沒有像我遇到的主管，身為照顧者的你享有《一九九二年失能歧視法》之下的權利，你的工會可以為此協助你。

無濟於事的評語

「哦，他長大了就會好了。」

「真的，他看起都很好啊。」

「三歲就把孩子貼上標籤真的是太早了。」

「老天爺只會讓特別的父母生下特別的小孩。」（你可能以為父母親想要聽到這樣的話，可是請相信我們，父母親絕對不會想聽到這些東西！特殊兒的家長絕對不是聖人，他們跟你一樣是一般人，為了自己的孩子盡力而為）

「哦，別擔心那些。所有的孩子……都會咬衣服／發脾氣／旋轉眼前的東西。」

「親愛的，你知道的，你一定要照顧好自己。」

「或許你不應該這麼賣力工作。」

此外，太過詳盡地訴說其他的孩子在芭蕾舞／學校／音樂課等等有多棒的表現，聽起來會讓人覺得有點刺耳，在確診的初期尤其如此。

真正有益的評語

「你不妨坐下來，讓我為你泡杯茶。」

「你需要有個外出玩樂的夜晚，教我要怎麼做，讓我來當保母。」

「我先生已經過來幫你看小孩。快點換衣服，我們出去走走吧。」

「我只是想要給你這道砂鍋菜，可以現在吃，或者先放到冰箱冰起來。」

「我就知道你會喜歡一瓶好酒／一條巧克力。」

13．孩子們的現況如何？

媽咪，冷靜下來，享受生活輕鬆一下吧。

十一歲的伊娜卡給媽媽泰瑞莎（Therese）的話

達西兩歲的時候，我第一次走進了我們的療程提供者位於雪梨的辦公室，他們讓我們這些未來學生的家長看了一段影片。影片中，有個名叫傑克的男孩和另一個小男孩，兩人的年齡都看似兩歲，也都接受了良好的密集早期介入治療，長大後的傑克可以在主流環境中運作良好；另一個小男孩也進展很多，只是需要比較多的協助。

我們都想要孩子可以像是影片中的傑克，但是不是每個人都能如此。

如果你和家人對自閉症還不熟悉，你們大概都會想知道家裡的孩子長大之後的樣子。對此的答案是，每個孩子都成為不一樣的人，從以下的家庭所善意分享的家庭歷程就表明這一事實。

六歲的達西——到目前為止都很不錯

凱瑟琳．威克思

凱瑟琳和先生有兩個男孩，年紀較小的達西有高功能自閉症，現在是一所主流學校的一年級生。他們一家人住在雪梨的西北部。

每個星期二早上，當我送達西的哥哥到學校參加七點四十五分開始的辯論隊練習之後，我會帶著達西到最近的小餐館喝奶昔，我們把這個活動稱為「星期二奶昔日」，而且我們兩個人每個星期都期盼著這一天的到來。最近，一位學校餐廳的阿姨認出了我們兩人就走過來說話，她很高興看到達西坐在這裡跟媽媽聊天，一人喝著奶昔，一人喝著低卡濃卡布奇諾。但願那位阿姨知道……

隨著越來越接近達西的七歲生日，在度過每一次的星期二奶昔日的時候，對於我們可以如此談話，他甚至可以長時間好好坐著喝杯奶昔，我無不心懷感激。五年前，我厭惡小餐館裡的完美媽媽和她們的完美小孩。當時的我無法想像能夠有星期二奶昔日——至少我們身上不會都是奶昔，而不會讓小餐館裡的所有眼光都注視著我的奇怪的小男孩。

達西是在兩歲時被診斷出患有自閉症和輕微的發展遲緩。到了四歲，他的診斷是高功能自閉症並有高平均智商。現在他的言語能力算是正常，他的行為通常都是正常的，而其餘時刻則能夠管束，他與同儕的社交溝通和互動則依舊有困難。

在兩歲到四歲半的期間，達西做了超過兩千小時的ABA治療，我和我的先生，以及許多了不起的年輕人，著手教導他所不知道的一切東西。

他在五歲時開始上學，等到六歲念完幼兒園之後，他的成績單上有著A、B、C等不同的成績，而這意味著他對一些事情很在行，其他則算是令人滿意。六歲時的他就達到了一般正常的教育成果，這算是ABA的另一項勝利。

這並不表示一切都結束了。達西一直很幸運，能夠遇到老師願意主要使用正面的強化手段來約束他的行為，多半是針對他的課業學習態度。他在書寫方面還是有困難，原因不外乎他就是不喜歡寫字，可是這一點跟他沒有自閉症的哥哥一樣。他的老師非常用心鼓勵他，不僅會頒發貼紙和證書，並在他寫完字後，讓他和朋友讀一本笑話集。他認為自己是極為逗趣的人，有時也確實如此。倘若你走進他就讀的班級教室，你可能認不出他就是那一個自閉症男孩，可是你若是走到操場的話，你很可能可以認出他來。

達西是有朋友的，可是關係並不緊密，而他最好的夥伴是一個小女孩，她之所以符合這個資格的主要原因是她不會像許多小男孩一樣讓他反感。

他喜愛電腦和iPod，也喜歡觀看好笑的影片。要是沒有鬧鐘提醒他的話，他會整天玩著這些東西。當我們有辦法讓他做其他事情的時候，他喜愛樂高玩具，而且打從心底喜歡閱讀。他的哥哥已經長得很大了，是個好勝心很強的十一歲男孩，因此在後院踢足球不總是有好結果。他們一打架，我就會生氣，可是哪有親兄弟不打架的。

他在現階段並不需要接受治療，但是我知道問題可能會隨著他的成長而浮現——六歲孩子大多數都很迷人和易受控制，可是等到十四歲時，許多孩子就不是這麼一回事了。

ABA 治療改變了我們的生活，給了我們約束達西的行為的方法。不斷地告訴孩子要「指出綠色」並不是要教他什麼是綠色，這麼做的目的是教導他去學習，並且知道如何乖乖地坐在教室的課桌椅上。這是一條漫長坎坷的途徑，可是若是時光倒流，我還是會走上相同的道路。

這個療法也讓我們財務破產，那是因為我們到了療程的第二年才取得 HCWA 的補助金，我盼望 NDIS 的補助在未來可以協助所有的家庭接受 ABA 療程。我唯一的期望就是，藉由訴說達西的故事以及撰寫這本書來讓政府了解到其可能的成效，但願所有的自閉兒都有平等的機會接受有效的密集性早期介入治療。

十歲的威廉——一個基督教的觀點

凱特・赫莉（KATE HURLEY）

凱特和先生住在雪梨，他們有三個小孩，其中十歲的威廉是自閉兒。

我們有三個美好的孩子，每個孩子都有相當惹人喜愛的珍貴天賦。我們家的老二威廉患有自閉症，我們在他九個月大時開始擔心他的發展，等到他十五個月大時，我們相信他聽不見聲音，而在我們拿到完美的聽力檢測結果的時候，我們這才第一次聽到了「自閉症特徵」這個名詞。等到他十八個月大時，我們不得不接受自閉症的事實，並且完全被擊潰。我們還來不及享受他誕生的喜悅，喜悅在一夕之間就被剝奪殆盡。

我和先生哭泣且悲傷。我們祈求幫助和撫慰，問著上帝：「為什麼？」我們等待這些悲傷的情感消逝，自己可以接受事實的時刻到來。我們想要「克服它」和「準備好接受新的考驗」。我們感覺這是對我們的期待。

我們傾注所有精力來讓孩子接受早期介入療程，期盼重新得到一個「正常」的兒子。我們時常承受著自己做的還不夠多的罪惡感的折磨，有些時候，我們則是慶祝可觀的成效。然而，隨著時間流逝，我們很清楚威廉的問題既複雜又嚴重，想要他進入主流學校就讀，或是有朝一日可以獨立生活，這般的夢想已經慢慢地煙消雲散。

威廉帶給了我們的家庭莫大的幸福。他是個愛玩且會撒嬌的小男孩，他的滑稽招數有時會讓我們笑到人仰馬翻。不過，就某種意義而言，我們對他深沉的愛也彰顯了我們並未隨著時間而逝去的悲傷，悲傷現在已是與我們同在。

極端困難的時節似乎來了又走。我們學著在這段期間保持耐性，知道只要進入了另外一段階段就不會如此艱難。我發現很棘手的一段日子就是接受早期介入治療的年歲，要進行這麼多的療程帶來了壓力，同時又聽到許多孩子的進展驚人的故事，這讓人有時在情感上難以調適。

癲癇發作和自殘的時間變長了；在醫師候診室度過的許多時刻，在醫院的無數時光以及一大堆的檢測。其中最痛苦的莫過於身體攻擊成為問題的時候，威廉自己以及旁人的人身安全在當時都變得難以處理。這個階段把我們整個家逼到了極限，我們變得孤立無援，無法享受任何的家庭活動。

等到情況緩和並進入比較能掌控的階段時，我們開始有時間和空間去感謝和慶賀威廉身為我們家的一份子的福氣。我們決定今年舉辦個小小的藝術展，邀請親朋好友來欣賞威廉非常喜愛創作的藝術作品。

威廉的手足都有一顆敏感和慈悲的心，真心關愛著自己的這個兄弟。我覺得與失能共處的經驗淬煉了他們的品行的美好，我經常聽到旁人談論他們如何為弱小孩童伸出援手，我對他們關心他人的本性感到驕傲。

我們學習到這是一段不可能踽踽獨行的旅程，而且保持謙卑並不容易。我們身旁結集了一個很棒的團隊，其中有治療師、老師、喘息服務人員、教友和親戚，這些人在許多方面都支持著我們。謙卑以及分享自身脆弱的艱難課題豐厚了我們的生命，超乎我們的想像。我們很有福氣可以有這麼一群人一路相挺，感謝主讓我們身旁有這些人。

每當身處困難的時刻，我會閱讀《聖經》的〈詩篇〉第一百二十一篇（Psalm 121），詩句鼓勵我們堅持旅程，了解到有時會感到艱難。該篇以此開頭：

（上行之詩。）我要向山舉目；我的幫助從何而來？

我的幫助從造天地的耶和華而來。

他必不叫你的腳搖動；保護你的必不打盹！

古時候，由於山脈具有未知和可能掩藏的本質，通常代表著麻煩和恐懼之所在。我們與自閉症共同生活，也同樣面對著無數棘手的山丘和不確定性：艱難的療程、溝通和行為問題、睡眠不足、如廁災難，以及對未來的擔憂。有時候，這些山丘讓人在情緒上難以承受——搭乘救護車的歷程和引發恐慌的潛逃。

儘管困難重重，主會助我一臂之力。祂身為我們的造物者和支持者，關心所有創造的事物。祂聽見我們尋求幫助的哭喊，祂從來不會打盹，祂從來不會讓我失去照料而腳步動搖。我的希望和慰藉來自於認識了耶穌基督，祂會找到像我們一樣的傷心人，與我們一同哭泣，他也會療癒人們，改變人們的生活，其中有一些人就是像威廉一樣失能的人。然而，不論在這個世界是否能夠「痊癒」，耶穌基督都應許相信祂的人們得到真正的醫治，直至永生。這對我們所有的人都是好消息，因為只要我們坦誠，我們其實或多或少都帶著傷痕。可是主是愛我們的，並且應許這個破碎的世界以及祂的子民重新開始，如威廉一樣的人在有朝一日都能再度變得完整。就是秉持著這樣的承諾，我找到了日常生活中的希望和鼓舞的力量。

十一歲的喬

喬的爸爸詹姆士（JAMES）

喬與父母詹姆士和班妮森以及他的兄弟一起住在雪梨。

每當我想到喬和他的現況，我滿懷著敬佩之情。知道他這一路的歷程、克服的障礙和達成的方式，我的心中滿是驕傲。班妮森時常會說，被喬的自閉症搞得最難受的就是喬。她是對的。然而，儘管眼前布滿荊棘險阻，他似乎對於自己是誰和自己的情況相當知足快樂。有趣的是，我對於他這個人和他的情況也感到滿意愉悅。這之所以有趣，不外乎是因為我不總是相信自己對兒子的看法。

在他確診之後，以及鍥而不捨地進行早期介入治療的忙碌慌亂，更別說還要照顧他的兩個哥哥、婚姻、家庭和工作，我常常會對未來產生嚴重的焦慮。他到了十歲、十五歲或二十歲會是怎樣的人呢？他會不會有朋友？會有女性朋友嗎？會去上怎樣的學校？從學校畢業之後呢？如廁、發脾氣和對湯瑪士小火車（Thomas the Tank Engine）的迷戀等問題是來來去去，可是焦慮隨即又悄悄再度上身。

隨著這些年的過去，我理解到了喬的一生是永遠無法預測的，總是會出現意料之外的波折。新的挑戰可能會突然降臨在喬和我們一家人身上，而我們能做的就是面對它。不管是要讓他習慣理髮師的電動修剪器、嘗試新食物，或者是穿上長袖襯衫，我們不得不應付他的挫折和壓力，而他自己也是如此。

我認為我們一家人面對這些挑戰展現了更多的韌性。挑戰依舊會發生；我們則是越來越能應付自如。喬還是有自閉症，他一輩子都會如此，可是我們開始注意到他百分之百純粹是個男孩的點點滴滴——他的幽默感、個性，以及他與我們是一家人的歸屬感。

我相信，我們可以憑藉著純然近乎殘忍的堅持而順利地促進他的發展。喬從未放棄嘗試，而我們也是如此。只要堅持下去，你通常可以達到目的。我開始把喬看成像是「小火車做到了」（The Little Engine Who Could）：「我想我做得到，我想我做得到……」

我們幫助喬的主要方式之一，即是讓他身處的世界稍微不確定且有些挑戰，他因而可以隨時學習。我們要他四處走動、做些事情、尤其是與別人一起做事情。若是有他或許能做的事，我們都會讓他自己試做看看。就是這樣慢慢地接觸，他現在已經可以輕易地應付剪髮（包括被用水噴溼頭髮和使用電動修剪器），飲食方面也包括了種類適度的食物（儘管這依然必須努力下去），多投幾次就能夠把籃球投入籃框，騎好幾公里的腳踏車，以及在游泳池來回游個好幾圈。我們現在讓他開始上鋼琴課，而他上了三堂就能夠彈奏第一本樂譜。

至於他進步到了什麼程度，有個很好的例子就是他現在有能力跟我去露營。他會幫我從車上卸下東西、搭帳篷、生火和準備晚餐。他可以應付所有在露營時會出錯的意外插曲，如氣候變化或設備不能使用，有時比我還行呢！我們一起去健行和看風景，而他很高興能夠與我一起同行。

幾個月前，我帶著他和我的妹妹的一家人到海邊玩。出於某個原因，他的腦袋瓜想到了要給每個人取一個好笑的綽號，包括了九歲和七歲的兩個堂弟。我的妹妹瑪莉－安（Mary-Anne）因此就成了「毛毛人」（hairy man），而傑克（Jack）被叫成「懶克」（slack，譯注：這些綽號都採英文諧音）。所有的男孩都覺得太棒了，接著就全跑到房間玩起了跳床遊戲（關起門來玩），跟一般的男孩沒有兩樣。大夥兒隔天參觀了一間鯊魚和魟魚展示中心，喬在那裡用棍子餵食了刺魟一些海鮮。幾年前，基於喬的感官問題，我不敢奢望他有可能做到這些，而事實證明我錯了。

他依然有迷戀的問題，最近的對象是路標和速限。這也不是沒有好處，我開車的時候，他通常有辦法指揮我該走哪一條路。這也是我們可以用來鼓勵期望行為獎勵系統的東西，例如，只要他今早自己動手做早餐（和清理），我會答應在週末時開車載他走他最愛的一條地方道路——有些時候得運用想像力來想出獎勵品！

我還是有一些先前就有的疑問，可是其中一些似乎有了確切的答案。是的，他是有朋友的，只是是以一種奇特的「喬」的方式在交朋友。隨著他十一歲的身體和腦袋逐漸接近青春期之際，我們開始跟他談起女孩子和相關的事情。雖然無法預期的挑戰無疑會出現，我對喬（和我自己）面對它們感覺更有信心了。我會擔心霸凌和荷爾蒙的問題，可是我現在更信任喬有應變能力來處理這些挑戰。儘管銜接中學教育的問題尚待解決，我現在比較不害怕事情會以失敗收場，我的兒子是愈來愈進步。

喬現在是不僅是我的兒子，更是我最親愛的朋友，而我覺得自己也是他最親愛的朋友。我希望這種關係可以永久維持下去，直到我們之中有人離開這個煩囂塵世為止（當然，希望是我先走一步）。

十一歲的伊娜卡

泰瑞莎．波特瑪（THERESE POTMA）

泰瑞莎和先生保羅育有兩女，泰瑞莎正是「伊娜卡」（Inekards）的創造者。

ASD對我人生的衝擊讓我變得珍惜生活的小事物，並且不再把一切視為理所當然。身為一個自閉兒的家長，看著孩子學習和發展總是有著喜悅、讚嘆與驚奇。

約到伊娜卡六歲左右的早年歲月，我們沒有一天過著正常的生活。自閉症開始變成我們存在的焦點，這並非是自我選擇，而是出於必須了解和幫助我們的小女孩。在歷經許多淚水、持續的壓力和進行早期介入密集治療的無數時光之後，我們的生活開始反轉，並且發現自己又能開始像是相對正常的家庭一樣運作。

伊娜卡的求學生活比我們的預期好上許多。她前五年的學習是在一所只有約五十名孩子的較小型特教學校度過，學校提供了較為個人化的學業輔助，學校的師生比是一比五。我們深感欣慰地看著她發展閱讀、寫作和數學的技能，就跟一般正常發展的孩子沒有兩樣。

隨著伊娜卡的年紀漸長，我們發現她本身的社會發展開始超越了那所學校能提供的東西。她渴望有如同就讀於主流學校的妹妹一樣的學習機會，而我們知道這是讓她展開新活動的時候了。在她開始上五年級的時候，我們讓她轉讀一間涵蓋了幼兒園到十二年級的大型主流女校。學校有兩個專門的輔助班級，那使得伊娜卡可以有所需的協助而依然在學業上有所進展，同時給予她許多新的機會。我們看著伊娜卡在學校的鼓勵下逐漸茁壯，參與了戲劇、音樂和運動等活動。她很享受學校時光，喜愛在操場上的自由，而她最愛的活動就是光臨學生餐廳。

我們不斷地為伊娜卡獲得的新知感到驚喜，更別說她展現的獨創力。不過幾天前，她帶著沒吃的午餐回家，當我問她這件事時，她回道：「學生餐廳今天在賣披薩，而我實在忍不住，聞起來香得不得了，我一定要吃一塊。」雖然我在表面上必須對她沒有吃午餐表現出家長的不悅，可是我的內心是微笑的。我的小女孩真的長大了，幫自己買了披薩，而且有勇氣從她的存錢筒「借」錢去做這件事！

伊娜卡依舊覺得很難跟同儕在社交上有所連結。她非常想要有一個好朋友，可是跟同年紀的人互動時，卻很難知道到底應該說些什麼或做些什麼才好。對於同儕在不同情境中的反應，她會很焦慮，覺得要了解對方的情緒是一件很難去面對的事情。

伊娜卡在三歲的時候是一個只知道幾個字的沮喪小女孩，如今她在與人溝通上已有長足進步。等到五歲時，接受了早期介入密集治療之後，她的語言能力則是突飛猛進，學會了很多字彙和事實陳述，像是「我的鞋子穿著腳疼」、「我要玩培樂多（Play-Doh）黏土」或是「我要喝東西」。

伊娜卡現今的溝通能力超乎我們的期望，已經能夠與我們進行有意義的自發性對話。她通常會帶著無比的熱情和認真的態度告訴我們自己的當天生活——有時熱烈到欲罷不能。當我日前要求她打掃自己的房間的時候，她卻回說：「媽咪，冷靜下來，享受生活輕鬆一下吧。」我驚嘆於她開始聽起來像是一般少女，她不過才十一歲而已！

說到我們的家庭出遊經驗，過去幾年間充滿著一連串的驚喜。經歷過她還年幼時的許多「災難」——不管是去商店、動物園、游泳中心或公園——你不禁會開始認為乾脆待在家裡容易一些。現在回想起來，我很慶幸我們並沒有因為那些嘗試的時期而屈服，伊娜卡現在真的很享受到各處走走的時光，這激勵了我們全家人一起出遊。當然，我們偶爾還是會遇到她崩潰和焦慮的情況，可是了解到引發伊娜卡的反應的因素之後，我們知道如何準備以及應該對她有多少期待，現在真是輕鬆多了。

伊娜卡的自我覺知在今年提高了不少，這卻讓人憂喜參半。自我覺知是我一直希望她有朝一日能夠擁有的技能，但是我沒有想過這會為她和我們帶來了痛苦和焦慮。從前的我以為自己必須應付的是自閉症，可是現在的我才了解到，自閉症是她每天都必須共處和感覺的東西。我們今後的挑戰就是要幫助她找到面對的方法，以便處理在知道自己有自閉症的情況下所伴隨而來的困惑與焦慮。

當孩子被診斷出有自閉症時，夢想彷彿一一破滅，你感覺到自己的生活和孩子的一生永遠都不會符合自己的想像了。過去十一年的歲月痛苦且變化莫測，但是也有著令人驚喜的回報。事實就是如此，伊娜卡的自閉症永遠會讓我們的生活比原本可能的樣態更加艱辛，可是我現在看到的是利多於弊。我們轉而關注伊娜卡的未來，並且相信她有潛力去完成更多的事物。

十五歲的亞歷克斯和十二歲的傑克

愛蓮娜．巴恩斯

愛蓮娜和其夫婿有三個出色的男孩，同住於雪梨的西部。他們的大兒子查理是發展正常的男孩，另外兩個兒子亞歷克斯和傑克則患有 ASD。

自從我上一次書寫我的家庭和自閉症的事，真的不像是過了五年之久。在某些方面，發生了許多事情，可是某些方面，我們仍舊有許多的老問題。

我們很幸運，家裡的老大是個發育正常的孩子，目前就讀於住家學區內的一所天主教中學，是個成績在平均之上的十年級學生。令人心酸的是，儘管他有兩個年紀相仿的弟弟，他們之間卻沒有太多交集。查理現在已經滿十六歲了，隨著他逐漸成長為一個正常的青少年，他和兩個弟弟之間的鴻溝也更是隨之加深。

我們的老二剛滿十五歲，現在就讀於一所篩選嚴格的中學為中度障礙兒童設置的輕微智能障礙輔助班。我們很幸運尚未遇到需要處理霸凌的時候，那對就讀中學的自閉兒可以是個嚴重的問題。亞歷克斯有輕微自閉症，有閱讀、書寫、對話和理解的能力，但是完全欠缺社會技能，可是他自己寧願是這個樣子。我的先生馬汀（Martin）剛開始是強迫與他對話，到現在兩人已經可以討論亞歷克斯感興趣的不同街道、郊區、電視節目和其他的話題。不過，他對同儕還是不感興趣，選擇獨來獨往，而這是我們覺得現在仍不能逼迫他去做的事。他是個很快樂且性情平和的男孩，興趣廣泛。他依舊喜歡電腦、玩任天堂遊戲和畫地圖。他熱愛著他的 iPad，會開心地觀賞 YouTube 的搞笑視頻，而最近則是突然喜歡閱讀《瘋狂雜誌》（*MAD magazines*）。雖然他還是喜歡迪士尼電影和《芝麻街》（*Sesame Street*）等小孩子愛看的節目，但是現在同時也能夠享受《機器雞》（*Robot Chicken*）《蓋酷家庭》（*Family Guy*）等節目的成人幽默。

亞歷克斯開始每星期一次參與學校的工作技能團體，他現在是九年級生，很喜歡這樣的學校生活。老師說他或許可以在學期中上一堂「技術與繼續教育」的課程（Technical and Further Education，簡稱 TAFE，譯注：此為澳洲聯邦政府認可的全國性職業教育培訓體系），可以是像資料鍵入等電腦技能課程。我確實認為他終會在某處找到一份工作，但是我也認為他會繼續與我們同住，而且任何與同儕的社會接觸極可能都需要我的安排。他有著古怪好笑的幽默感，會花很多時間跟家裡的貓咪一起玩，喜愛固定的生活作息。就目前來看，如果出了什麼狀況的話，他有辦法自行處理！

儘管我們努力付出，十二歲的傑克依舊嚴重受到自閉症的影響。他現在就讀於伍德柏利特殊學校，是澳洲僅有的 ABA 學校，並且慢慢進步當中。這些年來，他的行為和理解能力都有所改善，可是口語技巧還是非常不好，就只會少數字彙而已。我們有幸生活在一個科技的時代，讓他可以把學得的 PECS 技巧傳送到他的 iPod Touch，就能夠在有需要的時候利用這個方式來與人溝通。若是有所選擇的話，他還是比較喜歡用手勢來表達需求，可是他現在有了另一種可靠的溝通方式。傑克是個快樂的孩子，喜歡看 DVD，尤其喜歡澳洲蟲蟲四人組和 Hi-5 等唱歌跳舞的團體。他愛自己的 iPod，而這個攜帶型的娛樂裝置確實讓我們的生活輕鬆好多。我們把他所有最愛的 DVD 都轉成可以在 iPod 和 iPad 播放的「錄像」。他還是很愛游泳、騎滑板車，以及特別喜歡跟媽媽一起來趟小小的商店之旅！

傑克有時會出現一些棘手的行為，但是我們通常能夠很快地安撫他下來。一般來說，他需要全面監控，以及要人提醒或輔助所有的生活技能，我們也發現若是將糖（包括水果）和人工色素與香料控制在最低用量有助益，毫無疑問，傑克一輩子都完全要倚靠我們了。我們開始使用過夜喘息服務，甚至也會帶著另外兩個男孩到城市度過一些週末時光，而傑克待在週末的喘息服務住所中很快樂。我們希望有一天能夠預訂較長的喘息服務，帶著另外兩個男孩到美國洛杉磯玩，只是這在現階段還是個夢想而已。

我的先生繼續勤奮工作著，好讓我可以待在家裡。我忙於幫忙伍德柏利特殊學校的募款活動、組織自閉症資訊網絡、統籌一個地方自閉症後援團體，而這些填補了我無法工作的空虛，認識一路上遇見的其他可愛的自閉症媽媽可說是這一切的額外收穫。

我們還是會挑選家庭外出活動，依然傾向於邀請人到家裡而不是外出，這樣我們才能夠放鬆下來。我盡量不要去想事情可能會怎樣，專注於積極的面向，總之能夠有所期待總是一件好事。遺憾的是，對於自閉症的資助仍舊嚴重不足，我因此期盼等到我的兒子長大成人之際，他們會有更多選擇和機會。

十六歲的哈利

珍妮・庫柏（JENNY COUPER）

珍妮是澳洲阿德萊德的一位小兒科醫師，她與夫婿有四個孩子，其中老么患有 ASD。

五年了，哈利現年十六歲，歷經了多數的青春期以及其他一些挑戰，有些事情比預期來得容易，有些則較為艱難。整體而言，我們都熬了過來，不過哈利仍是我們日常生活的重心。

哪些事情比較容易呢？由於哈利在五年前變得有侵略性，我們因此很害怕青春期會引發什麼全面風暴。然而，那並不是真的攻擊行為，只不過是他無法充分表達自己的挫折感而已。ABA 的語言行為方法對這個部分就發揮了極為寶貴的作用，幫助哈利表達重要請求，進而更能夠控制自己的生活。經過多年的 ABA 和 RDI 介入療程，這些教會了哈利許多的人情世故和口語技能，可是他還是無法在自己想要的時候準確說出自己的需求。當他學會了（不過就花了幾分鐘的時間）說「不要煩我」的時候，我對這一句話所產生的劇烈效應仍舊記憶猶新。我走到他身邊抓著他，要他重複練習「不要煩我」，接著就趕緊離開。我後來又回去看他，他馬上對著我說：「不要煩我」，也是自從那一刻開始，所謂的侵略性消散了。不過是教了他語言的功能，一切就發揮得極為美妙。

我們原本以為銜接中學教育會相當艱難，不過，因為這段時期剛好是他學著提出要求有所進步的時候，他在那所中學過得快樂多了。這並不是說他沒有遇到嚴重的問題，他還是需要全職的統合訓練輔助人員／老師從旁協助。半天班的主流學校對他的效果最好。我們從來不覺得自己事先設定了什麼理想，但是我想那樣的感受是很少見的。哈利會數學和科學；他的動作計畫能力和注意力方面的主要問題，都使得他無法在沒有輔助人員的情況下完成這些事情，他表現得最好的時候仍然是在家裡，而這情況讓人沮喪。Fast ForWord、Headsprout 和 Cogmed 等特定電腦輔助課程都相當有用。許多人會不禁納悶，何以他有很好的閱讀理解能力，卻仍無法順利大聲朗誦或表達自己，而這就是自閉症大腦線路的本質。過去多年來，就算哈利能夠做複雜的計算，可是他就是唸不出數字。

想當然耳，每當哈利展現學業技能，我們都會很開心，可是若是與神經典型的孩子相比，我很清楚他們之間有著巨大的差距。最近，我七歲的小姪女在家裡的客廳打造了一間「圖書館」；門上有著「開放中」、「關門中」或「馬上回來」的告示；我付了一枚硬幣去借了幾本書，而且男孩的書和女孩的書都分門別類。玩完之後，她問我要怎麼寫「圖書館」這個詞。哈利會寫這個詞，可是他沒有辦法想像出這樣的「圖書館」。我的小姪女的想像力足以讓她有所準備來應付現實世界各種突發事件，可是會寫這個詞卻無法如此！

若有什麼是關於神經統合的活動，那就非玩音樂莫屬。有趣的是，對於流行音樂和伴隨音樂的錄像，哈利的品味竟是完全符合他的年紀。

什麼又是意料之外的事呢？當哈利還很小的時候，他會逃跑到自己最愛的地方。逃跑的興奮感在他青春期時又回來了，但是卻比先前蘊藏著更大的潛在危險。哈利會偷拿鑰匙，然後再禮貌性地還給我們，可是卻已經祕密地打開了一扇上鎖的窗戶，好讓自己在隔晚溜出去。一個精力充沛的青少年沒有夥伴一起蹓躂，那必然是很讓人沮喪的事。我們卻因此而認識一些社區裡的美好成員，包括公車服務的主任；當我向他道歉在週末時打擾他的時候，他就只是告訴我隨時都可以撥電話給他。由於我害怕有些人就是無法了解罹患自閉症意味著什麼，所幸還有這些社區裡的「天生貴人」來反襯社會中的反對人士。我只能說，你會愈來愈知道如何跟這些人打交道。

我學到了沒有所謂完美的單一方法，有最多的數據支持則是行為治療，而且語言行為變異一直是唯一開展哈利的口語能力的方法，可是其他療法也有幫助。人際發展介入幫助他在家裡做些有趣的事情，加上我們會使用不同的監管方式來安頓他並讓他的注意力集中。這個療法也讓我赫然理解了社交上的進步。我還記得在我們從紐西蘭度完假回家之後，在他要回學校上課時，我為他演練了一些別人可能會問他的問題：紐西蘭好不好玩呢？「我去了瓦納卡（Wanaka）。」你做了什麼？「滑雪。」等到他到學校後，老師問他紐西蘭好不好玩，他卻回答：「安妮在機場！」

他在機場看到了老師的女兒，因此就向她報告。這可不是演練的社交腳本比得上的！告訴老師自己在機場看到他女兒的應答實在是高明多了。

令人振奮的是什麼呢？他的手足在過去五年也成熟了許多，變得極為善解人意並懂得寬容。他很崇拜他們；當有人問起他在學校裡的英雄是誰，他會毫無顧忌地說是姊姊「凱特」。他也最喜歡跟手足一起出去玩了。我還記得大約發生在五年前的一件事，有位心理學家誠心建議我，儘管他的神經典型的同儕還是把他當作兒童般來接納他，可是隨著他們的年齡增長，這一切就會劃上休止符。她的看法並不全然正確！當他就讀的班級把他們在露營時的活動做成 DVD 時，我還記得我們看得驚喜萬分。哈利不僅參加了班上一天的划船活動，DVD 裡有許多他與同學一同唱歌同樂的照片，可以看出他完全融入了班上活動。

當人們問起哈利未來要做什麼的時候，我現在可以更有自信地回答對方我們還不知道，但是我們每年（有時是每週）都隨遇而安，聆聽別人的建議，可是也信任自己身為家長的直覺。即使是最重度的自閉症患者，我們相信科學有一天終將挖掘出他們的潛力。

十六歲的傑克

妮可．羅傑森

妮可和先生育有兩個兒子，大兒子患有自閉症。妮可曾經主持 ABA 居家療程；在二〇〇三年的時候，她與伊麗莎白・華生（Elizabeth Watson）一同在雪梨成立了蜥蜴兒童中心。妮可同時也是澳洲關懷自閉症聯盟的創辦人和執行長。

當傑克出生時，我還只是個大學生。我大概是畢業生中唯一一個穿戴著學位帽和學位袍、一手拿學位、一手提尿布袋的學生！傑克既健康又漂亮；當時的我年輕，聰明且蓄勢待發要征服世界，而且傑克的爸爸有個很棒（相當酷）的工作，我們兩人住在雪梨的內城區，這個世界盡在我們的掌握之中。傑克是個漂亮的小寶貝。當你呼喚他的名字時，他不一定會回應看你（「因為他是個獨立的個體」），他不說話（「因為他的爸爸和媽媽總是話說個不停，所以他根本插不上話」），他也對玩具不感興趣（「大概是天賦異稟，根本懶得玩那些玩意兒」）。他是我們的第一個小孩，我們也沒有任何在養兒育女的朋友，再加上我覺得酷到不應該加入任何的媽咪團體（那是給魯蛇加入的），就是因為這樣我壓根兒不知道他的發展狀況並不像其他小孩。每當有人問起他言語發展延遲的問題，我們會回說：「他很好啊。」有沒有可能是因為太過深愛孩子，以至於別人甚至只要看一眼就益發清楚的狀況，你卻完全視而不見呢？還是說我們真的很愚蠢呢？

當你坐在醫師的診間第一次聽到對方說出「自閉症」這個名詞時，那是不管是什麼都無法讓你在那一天有所準備。這個名詞對你是致命的一擊，話一旦說出口了，也就成為了你的新真相，再也回不去了。他有自閉症。這裡有面紙，祝你好運。現在換成了世界掌控著我們。

傑克是在一九九九年確診，那是他三歲半的時候。即使是一個三流大學畢業的醫師都可以在他兩歲時診斷出他的狀況，可是我們自由放任的態度和自我否認的心態，都使得自閉症延遲了一陣子才降臨我們的生活，而我從中學習到了，即使是延後，也不會讓它消失不見。當傑克得到診斷時，我才二十四歲；我完全不知道該怎麼做。小兒科醫師給的是糟透的少少建議，根本不是一步步地引導我們該如何協助孩子。我只能靠自己了。

雖然當時的 Google 才問世不久，可是還是找到了一堆古怪療方、奇蹟療法和心酸故事而讓你不停地閱讀下去。

我費力地找遍所有選項，但不出多久就發現了世上所有明智的成人似乎都一致推薦的療法。打從一開始，應用行為分析（ABA）就是讓我覺得合理的治療。這個療法並非特別複雜，不過就是開始教他做不到的事情，但是是把事情分解成可以教他的小步驟，再一一「強化」，接著反覆練習。我閱讀了書籍、買了教範手冊、教育我自己，接下來就是開始尋找可以幫助我的人。我們正是在此開始轉運。我認識了伊麗莎白・華生，她和蜜雪兒・佛明格（Michelle Furminger）後來為傑克做了十年的 ABA 療程。ABA 教導了傑克在現實世界裡該如何說話、閱讀、行事、社交以及與我們生活。自閉症從來就不是我們家庭的一個藉口，即使到現在，我們的目標永遠都是要解決自閉症帶來的所有問題。跟傑克共同生活的並不是自閉症而是我們，這是我很堅持的一點。

他現在十六歲了，是個中學高年級生，而過去的那些年歲現在回想起來似乎很不真實。當我們仍深陷他小時候做 ABA 療程的痛苦，我還記得那時的我簡直無法想像他長大成人，無法想像我能夠跟他聊天，或者是他可以不依賴我獨立做事，我不知道我們要怎麼讓他脫離這樣的處境。

他在語言上緩慢地進步，可是在行為上卻非常糟糕。他的行為（不論是壞的或怪異的）是我們的最大挑戰，也是我們必須克服的最大障礙。傑克異常過動，而有些時候會有攻擊性。他無法好好坐著，甚至連一時半刻也不行。想像一下嗑藥的發條娃娃有一天過得不順心，而那卻可能是我們美好的一天，他就是會突然抓狂。傑克實在是難以相處。

我和伊恩（Ian）從來就不想要當個訂規矩並按表操課生活到死的家長，然而，自閉症使得我們的生活淒慘不堪，我不得不對 ABA 療程的指導人員說：「直接告訴我要怎麼做，不管是什麼，我都會照辦。」我們後來就完全遵照指示行事。我們從不動搖，而我知道正因如此，我們才能夠把一個最過動、最恐怖、且有重大語言障礙的自閉兒調教成最美好且行為端正的青少年。如果你有幸遇見傑克的話，你會見到一個有禮貌、文雅、逗趣和善解人意的年輕人，可以說是人見人愛。他的學校老師是他非正式的拉拉隊。我真的以身為他的母親為傲。

我不想在這裡「插入精彩的自閉症故事／鉅細靡遺的敘述」，訴說傑克的早期介入治療和學校生活來讓你們厭煩（搭配著一九八〇年代的電影蒙太奇配樂，十秒就閃過過去十年的艱苦時刻）。早期介入治療是一連串的高低起伏且成就和心痛交雜的時光，而接踵而來的是銜接主流公立教育的挫折和挑戰，這都可以讓我寫成一本書了，可是我並不覺得這是剛獲知診斷結果的家長需要知道的資訊；他們需要知道的不是傑克的故事，而是我所能推薦的捷徑、該避免之事，以及應嘗試的挑戰。

以下是我的「偷吃步」：

1. 模仿至上

我們花了好多年的時間教導傑克如何模仿別人，而付出是有回報的。我知道許多孩子剛確診的家長看到了 ABA 模仿練習活動的想法是：「這些人到底在搞些什麼？」這好荒謬，「做這個練習！」能幹嘛。然而，我們投注於「做這個練習！」的一切時間經證明是值得的，而這意味著傑克可以去（請自行填入任何活動），在沒有我們或治療師伴隨的情況下，像其他的孩子一樣，跟他的同儕「做這個練習！」。若不經由模仿，孩子是無法「學會如何學習」。

2. 行為是另一個關鍵

行為太重要了。這是你對未來的投資，這是攸關「防患於未然」或是長年放任不管的決定。請勿以自閉症當作藉口，而不教導孩子適當的行為。生活以主流為宗，而這個世界不會善待那些無法應付的人。盡可以有一點古怪和不同常人的走路方式，但是你自己或孩子的生活無需有無法控制、不穩定和棘手的行為。只要想一想心中期盼的家人的未來，請擬訂計畫並開始執行。幼兒的行為問題就真的是……還小。千萬別放任這些問題一直到孩子長得都比你高大的時候！當個大人，控制一切，並且跟著我說：「我們不會被身高不到四呎的人霸凌！」

3. 別害羞，請跟其他的家長做朋友

每個月的二十八日，我會與八位女性朋友共進晚餐，我們都是在十四年前在孩子開始 ABA

療程的時候就認識的朋友。我們一起經歷了一切：孩子帶來的挑戰、恨不得殺了我們的丈夫，以及自己的父母親的離世。我們分享經驗和同志情誼。我不需要向她們多做解釋，她們都是我的同伴！

我能體會每個人都有自己的期望，以及自己所認為的成就標準。我心裡明白，有些人看到我跟傑克在一起必定這麼想著：「噢，那個可憐的女人，竟然有個殘障的小孩。」然而，我認為自己擁有了世上最棒的自閉兒。他實在很棒，是個好兒子、好兄弟，而且更重要的是他是個好人。他對社會正義的投入實在令人讚嘆！

不管你孩子的現況如何，你都必須專注於正面的事物，因為不這麼做你會無路可走。就從羅列清單開始，列出孩子現在會做的事，我們以此為基準，從這裡累積做起，開始教導、（多多）強化並給孩子加油。ABA是一種「是的，我們做得到」的療程。看著清單越列越長，看著孩子的技能增加，之後再追蹤技能的習得率。我不想說謊，這是艱困的工作，但是我知道沒有只是忽視就能改善的問題。埋頭苦幹，做好工作，收割成果。

我花了一段時間才了解到傑克是跟不上他的同儕的，而我可以對之平和看待。當我們奮力盡量給予傑克所有的其他孩子都能免費獲得的一切之後，我們終於接受了他是與眾不同的事實。我們很慶幸自身的財務狀況允許我們實行ABA療程，然而，我們得要奮鬥到一百一十歲都還不能退休！

傑克真的是個受上天眷顧的人，很幸運能夠就讀於雪梨北岸的一所私立學校的特教班，這個班級讓傑克能夠在主流環境中繼續學習，他跟不上的課程則會以其他的活動替代。

我在澳洲關懷自閉症聯盟工作的動力，完全是因為我對只有財務上能夠負擔的家庭所才能取得優質的早期介入治療感到憤怒。我無法接受礙於家長的社經地位，有一整個世代的澳洲孩子目前無法接受個人所需的早期介入治療。我個人會不斷努力，直到這種情況有所改善為止。我在蜥蜴兒童中心的工作向我顯示了，當我們給予最好的早期介入治療，好幾百個孩童會因而得以改善和學習。

我想你會來到不再恐慌的階段。我不能解釋這是怎麼發生的，只能說相當微妙。就我而言，這發生在我接受在我們的情況許可之下盡可能地帶領傑克的時候。我接受了自己已經竭盡全力，而自閉症是不會有治癒的一天，但是那恆常的恐慌必須停止了。緊張忙亂的情況必須停止；沒有人可以在這種節奏之下繼續過日子。好幾年的光陰，每個星期的每個夜晚，我都在家中的辦公室製作抽認卡和練習題，都是設計來教導他語言。現在的我可以悠哉地看著他逐漸發展成一個可愛的年輕人，純粹地享受當他的媽媽的時光。他有自己的哥兒們（人數很多），並且在過去四年連續因為態度和成就而獲得學校授獎。他剛得到足球的最佳進步獎（16Es），在今年的世界自閉症關懷日（World Autism Awareness Day）又幫忙主持我們所舉辦的一個活動。

當他第一次確診時，我真希望自己那時能夠瞥見將要面對的事情。因此，我能夠提示你的是——一切的努力都會是值得的。深入挖掘，傾注你所有的一切。努力做好工作、完成、並持續不懈——這就是你超越這種狀況的不二法則。

別讓自閉症在你的家裡有最後的發言權——我們就把它趕出了家門。

十六歲的湯姆

香娜．史密斯

香娜是本書第一版的《澳洲自閉症手冊》的共同作者，她和先生有四個孩子，而老大患有ASD，一家人住在雪梨。

五年前，當我提筆寫下了那時年僅十一歲的湯姆的事情的時候，所有的文字可說是飛快地流瀉於紙面，書寫本書的第一版是我的情感淨化歷程。

五年之後，他已經是個高大魁武的年輕人。湯姆十六歲了，而我很不確定是否還是應該由我來訴說他的故事，這必須是他的決定，可是他從未真正明白問題是什麼或是其所蘊含的弦外之音。

當我今年詢問我們的小兒科醫師可以給現在的湯姆的適切診斷，他說道：「輕微的非典型自閉症，有語言障礙、注意力問題和學習困難。」

我在二〇〇八年寫下了這樣的一段話：

已經到了要多多關注湯姆的時刻，他再過兩年就要上中學了，為他找到最適合的學校到時需要很大的努力和精神毅力。我們要投注很多的時間和努力才能讓他安然度過銜接時期，也一定要做好青春期和青少年期的規畫。

最後一年的小學生活忙碌且耗費心緒。我們想要讓湯姆就讀很小型的私立學校，結果只有一間學校提供了就讀名額。那所學校後來證明切合他的需求，學校老師都是優秀的榜樣，而且大多數的男女學生都相當輕鬆悠閒。

學校有一些不友善和霸凌的問題。有些擅長語言攻擊的男孩會惹得湯姆緊張焦慮，讓他沮喪到生氣還擊。湯姆的語言技能和心智敏捷度遠遠不如那些舌尖嘴利的聰明男學生，他們有時會故意折磨他。

若說這對他或是對我沒有絲毫樂趣，那是輕描淡寫，令人無法接受！幸運的是，學校的老師和校長都會及時對他伸出援手。

青少年時期和青春期則……有意思了。他現在有了男人的身體，而且或多或少知道要如何面對。他刮鬍子還是時好時壞，所以他的爸爸得要多教他幾次。

他的情緒出現了一些高低起伏，家裡牆上的洞就是最佳見證。自從他開始上中學之後，我們發現利他能錠（Ritalin）改善了他的注意力和情緒控制力。我對使用藥錠並不感到驕傲——可是只要管用，我就會做。

我們有固定會診的心理師，對方協助我們度過了不同的時期，而在未來也會如此。

我在五年前還寫下了以下的文字：

湯姆也有許多學習問題，而他確實在小學有一些一對一教學和小組課程。當我們不再執著要他在所有科目都跟得上同學之後，我們就解脫了。現在的我們總是會優先安排家庭、運動和放鬆的時間，而不是要把他操個半死。

中學的課業比小學的更難以處理，畢竟他完全不是一塊讀書的料，就是沒有辦法跟上大部分學科的內容和功課。考試和作業都會為了適合他而有所調整，而有時是我更動的。他在音樂和藝術的實作面向則有優異的表現。

湯姆不會像其他學生一樣參加十二年級的考試，可能也不會繼續升學，TAFE 會是他比較好的選擇。不要問我他在畢業後或是上完 TAFE 技術之後要做些什麼，如果你問他，他會說自己要當重金屬樂團巡迴時的設備管理人，或是做個鼓手，那就更棒了。總之有何不可呢？

湯姆有個很棒的老師，他指導過許多有學習困難的男學生。他曾經說過，對湯姆最好的就是找一份兼職的工作。在政府補助單位的協助下，湯姆在今年找到了麥當勞的兼職工作，麥當勞的態度包容，而且是以相當視覺化的方式訓練員工。因為如此，我和先生要花許多週末的時間開車接送他上下班。他已經發起了工作占據到休閒時間的牢騷，我們則跟他說我們了解那種感受！

如果我要選擇的話，我大可對未來憂心忡忡。湯姆是個簡單的人，已經在一個受到相當受到保護的封閉環境中生活許久，我覺得這個廣大的世界並不是他能待的地方，而且他會遇見各種不同的大麻煩。另一方面，他極度渴望進入這個世界，特別是能夠參加在德國瓦肯鎮（Wacken）的重金屬音樂節。他花了許多時間在網路上觀看許多樂團的音樂視頻和聆聽音樂，他會打（電子）鼓，而且剛開始學彈吉他，他與兩個男同學就是來因為都熱愛震耳欲聾的音樂而凝聚出的友情。他對運動仍舊很沉迷，我對此深感欣慰。看橄欖球聯盟比賽是件好事，湯姆和他也患有自閉症的一位好友是地方比賽的固定球迷。

我先生和湯姆最近開始一起打高爾夫球和網球，每次只要一想起這件事，我就會不禁潸然淚下。或許是因為我覺得這對他們兩人非常正面，他們倆人都不大說話，可是他們可以在一起運動時陪伴著彼此，可以一起打幾十年的球。五年前，我曾經寫道：

長遠來看，我們並不知道湯姆會有怎樣的未來，也不知道其他的家人會是如何。我們很關心湯姆是否可以運作良好而能夠生活在主流社會之中，可是他缺乏了太多在這個社會生存所需的技能：「街頭智慧」、協調技能，以及知道有人要對你敲竹槓。

然而，大多數的日子裡，我們選擇不要對未來心懷恐懼，或者對過去感到後悔。我們學到了我們真正擁有的是當下，因此最好的做法就是讓所有人過得積極且充滿樂趣。至於未來，船到橋頭自然直。

我知道自己的家庭受到ASD的影響很小，而我們對此懷抱無限感激。ASD是很嚴重的病症，可是至少我們需要處理的是比較輕微的狀況。我相信湯姆會永遠進步下去。不再想著他會完全復原真的是個解脫。我們不會期待生命完美無缺，不管是對自己或我們的孩子的生命都不會如此寄望。

五年之後的我依舊堅信這樣的想法。

二十二歲的達納

達納的媽媽金（KIM）

金和達納住在澳洲墨爾本，達納是五個孩子中的老么。

在我的兒子一歲到一歲半之間，雖然我注意到他會做一些奇怪的事情，但是我並沒有那麼擔心，畢竟他也同時做了許多正常的事。他幾乎不說話，可是他的三個哥哥和一個姊姊都可以猜到他想要什麼，所以他根本沒有機會開口要求。

他可以連坐好幾個小時，聽著音樂搖頭晃腦，然而我想自己倒是滿喜歡能夠從他一般的過度活動的情況中脫身休息一下。擁抱他一定得按照他的方式——他會把雙腳和雙手都收夾起來，而我則要用雙手抱著他。我們很難讓他在晚上入覺，有些時候，他會用頭去敲撞床邊的牆壁。他經常出現夜驚，常常半夜醒來。他對疼痛很不敏感。他時常會自己閒晃，除了親人或摯友之外，他似乎會忽視大部分的人。我的母親偶爾會問：「妳確定他真的沒有一點自閉症的樣子嗎？」

到他四歲的時候，我們就開始擔心了。在幼兒園的時候，他從來不跟其他孩子一起玩，他的老師說他在聽音樂時似乎是「活在自己的世界裡」。

雖然他在那個年紀會說一些話，可是他無法正確地組織單字，我們就讓他接受言語治療（但是並沒有跟治療師一起配合）。只要是看電視、聽音樂、洗澡、感到無聊，或是躺在床上，他依然有搖頭晃腦的情況。他也經常會鬧脾氣。

達納第一年的學校生活過得艱辛。他在玩耍和午餐的時間都是自己獨自坐著，他不會在班上發言或尋求幫助，閱讀更是我們極為擔心的部分。如果上學遲了，或者是早上的事情沒有照規矩進行的話，他就會尖叫，而且需要用拖才能讓他進教室。他終於被診斷出患有PDD-NOS。

我不久發現到根本沒有人聽過PDD-NOS。我對沒有早一點尋求協助感到很自責，不然的話，他大概可以獲得自閉症的診斷，而取得他極度需要的協助。

回想起來，我的兒子的一切行為都符合這個被稱為自閉症的神祕症候群，可是他在那個時候的狀況似乎還可以。我有五個小孩，他們每一個都會做一些奇怪的事情，有時也會出現難處理的行為。我決意要幫助我的孩子發揮出他的全部潛力。

達納現在已經二十二歲了，而情況也已經有了相當大的改變。

在他十二歲左右，經過重重努力和某種嚴格的飲食介入之後，情況出現了轉機。他不再有嚴重的崩潰情形，他告訴我們自己的思緒更為清晰，對於固定作息的需求緩慢降低，他的健康也改善了。等到開始上中學時，旁人都願意諒解他。儘管在七年級時有出現一些小問題，可是剩餘的中學生活都算順利。

雖然他並不符合獲得輔助，可是他在七年級時被安排到數學和英文的輔導班上課，因此隨時可以得到協助。升上九年級的時候，由於他的數學有了長足進步，因此就被安排在高級班就讀。讀十一年級和十二年級的時候，他在媒體、攝影和電腦等創意學科都有著傑出表現。他在學業上唯一尚存的病徵就是閱讀理解方面的困難。

儘管老師定期都會評論達納有點太安靜了，但他們時常告訴我們，真希望整班的孩子都是「達納」。他在十年級的時候得到了同年級的一個重要獎項，獎勵的是他的「勤奮和毅力」，到了十一年級則是協助七年級生的同儕領導人，在十一年級和十二年級連續兩年，他因為媒體和攝影的傑出表現而獲獎。

十六歲時，他在我們住家附近的超市做收銀員的兼職工作。他是如此有自信，而且在處理顧客方面游刃有餘。他很喜歡有自己賺的零用錢。他的課後活動包括了游泳、戲劇課和舞蹈課，他加入的戲劇團體每年都會登台表演幾次。從那段時間開始，他也陸續交了幾個女朋友。

達納順利完成中學學業，並且通過維多利亞州教育證書（Victorian Certificate of Education，簡稱VCE）的所有學科考試之後，接續也完成了TAFE的電影和媒體課程。當他上台獲頒「最佳整體作品獎」的時候，有人聽到達納的老師說：「我敢跟你保證，這傢伙有一天一定會發光發熱。」

時至今日，達納會在家接一些搭建網站、電影作品和動畫的自由接案工作，甚至還創作了一個電視廣告。他也在TAFE兼職教書和指導工作。在空閒的時候，他做了相當棒的創意短片。

儘管如此，我們不時可以看到小小的自閉症的特性悄然浮現，可是事實證明未來顯然與我們想像的大不相同。那些眼淚、哭鬧和挑戰是我們記憶中的困難時光，但是我也很清楚，那些同樣幫助我們養成了這樣一個有著無比創意、包容、懂事和體貼的年輕人，而我們很驕傲他是我們的兒子。

五十六歲的克里斯多夫：與自閉兒共同生活、愛戀和生存

桃樂絲．麥克雷－麥克馬洪（Dorothy McRae-McMahon）

桃樂絲．麥克雷－麥克馬洪是澳洲聯合教會（Uniting Church）的退休牧師。她是普世教會協會敬拜委員會（World Council of Churches Worship Committee）的第一位女性主席，她也出版了《生命、愛與失落的儀式》（*Rituals for Life, Love & Loss*）和《向前行的回憶錄》（*Memoirs of Moving On*）等著作。

當我們的兒子在兩歲半遭受腦部損傷之後，他就遁入了全然的自閉症退縮狀態，我們無能期

盼他的行為會有多大的改變。當時的醫學專業對自閉症所知有限，克里斯多夫現在已經五十六歲了，而他從十六歲開始就受到二十四小時的全天候照顧。

當他在家的時候，我照顧的是一個不會說話的孩子，而且他經常會苦惱於自己撞頭、尖叫而且很少睡覺。他有「異食癖」，也就是會吃眼前看到的所有東西，像是紙張、肥皂、螺絲螺帽、塑膠手套、菸頭、手足的回家作業，當然還會以驚人的速度吞食一般食物。他會做像是把垃圾桶傾倒過鄰居的籬笆等類的事，到了十六歲都沒有接受如廁訓練，而且只要有人沒有把門上的掛鎖鎖上的話，他就會跑出家門。

我們另外三個年紀較小的孩子要照顧自己，並接受身旁存在著功能異常，無不嘗盡了苦頭。在某些方面，看到他們的學業報告單一定都會提到他們異常地成熟，我就會很苦惱。

大概是在克里斯多夫八歲的時候，我們找到了施泰納日間照護中心（Steiner Day Care Centre），那讓我每天有幾個小時的時間可以四處奔忙去做為人母該做的事情。

面對著這一切，我決定自己若熬了下來，我必須要珍惜生活的兩個領域。我需要找到一種「活著」的方式，不只是注定要照顧克里斯多夫和他的手足。我需要確認自己的「存在」，也就是我不僅是自己兒子的照顧者而已。

在早年的歲月中，當克里斯多夫整天在家時，我決定要研讀兩門大學入學許可學科，即使這意味著要更晚睡，並且善用克里斯多夫相對平靜時的零散時間，但是這激發了我的思想，讓我得以超脫自己正在做的永無止境的實際照料工作。我之所以能夠高分通過那兩個學科，箇中原因正是這個活動對我有著重大意義。

有好幾年的時間，我是生命線的電話義工，後來也會探訪萌生自殺念頭的人。我和教會的兩個朋友，每個月都會在我們的住所為窩居在家的老人家舉辦午餐團聚。我加入了當地的工黨而在政治上變得活躍起來，也參與了其他的教會和社區活動。

在這些早年年歲裡，我不太會找方法放鬆自己，這要等到後來才辦得到。我學習到如何反思一切的意義，這實在讓我精神振奮，我懂得允許自己去遊玩和款待自己。

我後來還學習冥想，膽敢於心靈的幽靜之中感受自己的疼痛和傷悲。這需要勇氣才辦得到，可是值得一試。這就是真實的情況，當生命充滿了壓力和悲傷時，你所能做的就是向前行。你會覺得自己承受不起停歇，彷彿一停歇下來就無法再次起步一樣：如果你為了自己的生活和孩子而落淚，你的眼淚可能將永不停止。事實卻並非如此，尤其若是你有一些明智的夥伴陪你一起度過一切。

我也發現到，有時候笑一笑克里斯多夫的舉動是無傷大雅的。我一輩子都會記得，我的小女兒梅莉莎跑來向我說道：「媽咪，快點來！克里斯已經吃掉了瑪莉和約瑟夫還有天使，他現在正要吃嬰孩耶穌！」她為家裡的壁爐台用紙板做了耶穌誕生場景，而克里斯多夫就要把它吃光了！

只有在我們安排克里斯多夫住進照護中心之後，我才明白自己過著怎樣的生活——不只是我而已，還有我丈夫和另外三個較小的孩子。克里斯多夫開始出現嚴重的癲癇發作，而他在發作的日子就需要吸氧氣。我們的家庭也到了某個階段，那就是他弟妹的朋友都不願意到我們家裡玩，因為他們都會為了克里斯多夫而感到有些緊張。

讓他住進政府機構是我所做過最困難的決定，對於許多選擇不這麼做的父母親，我真是深感敬意。我們之所以選擇政府經營的機構，那是因為我們覺得該機構一定會有受過訓練的員工並且可以永續照顧。不久前，當這一切發生時，政府有個措施，就是要把克里斯多夫進住機構的受顧者「移交」到社區照護家庭之中，每個照護家庭則配置了較少的照護人員。這聽起來是合理的做法，可是當我們仔細勘查之後，我們發現這些照護家庭根本都是沒有受過訓練的照護人員。

照護中心的生活很適合他。他喜歡按部就班的生活作息，所以只要家裡沒有辦法這麼做時，他就會感到困擾。中心的食物和運動都為他做了調整，而提供的藥物則讓他鎮定下來。中心員工有辦法訓練他自己如廁，他似乎也喜歡中心安排的外出和假期時光。我永遠感激這些現在照顧克里斯多夫的人，他看起來跟從前一樣快樂。梅莉莎會幫他購物，買些衣服、為他的房間陳設增添好東西和CD，他一直對音樂反應良好，他的另一個妹妹琳蒂則會帶他去散步和來趟火車之旅。

對於與我們跟自己兒子的生活有著相似經驗的人們，我想要提醒兩件事。從艱難的經驗中，我知道我們真的需要好好照顧踏上這趟旅程的自己，而還想分享的另外一件事就是，尤其身為一位神職人員，我常常會思忖克里斯多夫的人生目的究竟為何，我猜想自己一直期盼，在某種我們見不著的神祕之中，他能夠再有一次機會去活出更圓滿的人生。不過，我同樣相信，縱然克里斯多夫與跟他一樣的人是過著有所侷限的生活，但是他們卻激發了他人展現出不離不棄的關懷和憐憫的最佳善念。

附錄一・為自己的自閉兒發聲

鮑伯・巴克利（Bob Buckley）

鮑伯・巴克利是澳洲自閉症與亞斯伯格症權益倡議協會（Autism Asperger's Advocacy Australia，簡稱 A4）的召集人、澳洲首都特區為自閉症光譜障礙發聲（Speaking Out for Autism Spectrum Disorders，簡稱 SOfASD-ACT）的主席，以及澳洲自閉症光譜障礙諮詢委員會（Australian Advisory Board on Autism Spectrum Disorders，簡稱 AABASD）前任理事。

為孩子的最佳利益採取行動

家長必須為自己的自閉兒發聲；他們通常需要積極地為孩子爭取服務和資源。自閉兒只有有限的能力來捍衛自己的權利，其中許多孩子甚至連簡單的問題都說不清楚，而且可能根本不了解複雜的問題。我們的社群並不尊重自閉兒擁有基本服務、需要不同的選擇，以及在社群享有重要地位的權利，而這些卻都是基本人權。

自閉兒的家長在倡議、捍衛和保護自閉兒的權利上扮演著舉足輕重的角色。

有些時候，旁人會挺身而出，捍衛你的孩子，例如：

- 孩童照護中心管理人或學校校長，可能會為了你的孩子而要求政府部門提供額外或專業支持。
- 孩子的老師會為了孩子而要求學校提供資源。
- 孩子的個案管理員可能會提出一些幫助。
- 孩子的家庭醫師或許可以經由健保或社會安全系統來協助爭取資源。
- 家長或許可以獲得某個權益倡議服務提供者的介入。

為了保有這些人的援助，請務必認可對方的努力。

儘管如此，家長通常是孩子最投入、最熱情和最有效的倡議者。

倡議是什麼？

倡議是指有效且成功的協商過程。為自閉兒倡議，就是要讓孩子能夠在他（她）需要的時候擁有所需的事物。

倡議是攸關個人權利的最簡單有效的手段，但是有些倡議則最好採取團體進行的方式。如果你知道其他人也有相同需求，你們就可以組成倡議團體。

倡議可以分成兩類：

- 個人倡議——獲益的是特定個人
- 系統倡議——改變系統而讓更多人受惠

以下大部分是個人和系統倡議的相關事項。

倡議的目的

最重要的是要釐清自己想要倡議的什麼，試著描述你想要的結果，而不是過程。如果你的孩子在求學中遭到困難，想像各種方式來達到你想要的結果。請勿決定什麼是可行的，更要考量其他可能選項。

注重實際很重要。你的目標必須是可行的：不管是一個政治人物、一位學校校長，或者是任何你期望能夠負起責任的個人，問問自己對方是否可以或者應該滿足孩子的需求。如果答案是否定的話，對方就不太可能扛下責任或是同意伸出援手。謹慎地思考自己的目標；不要把目標設定得過高或過低（不過，通常最好是把目標設定高一些）。

將自己的倡議活動限制在可應付的幾個明確目標，對多數人來說，每次有三個目標就算多了。如果目標太多，則需要有優先處理順序。如果自信心不夠的話，可能最好是從最有希望達成的目標來開始著手。

從何處開始倡議和該接觸的人

由於結果就是目標，倡議開始著手之處，就是能夠直接提供結果的個人、組織和服務提供者。與學校有關的事務，先從老師開始，接著是校長，最後才是教務部門或是部長。判斷一下已熟悉的服務提供者是否有可能提供協助。如果對方表示無法幫忙，詢問對方的建議。另外，也要在自己的社區四處打聽。

如果你需要接觸新的服務，請多考慮幾個選項，並且從最有可能協助的提供者開始接觸。如果無法確定，就要從所屬的各州的失能資訊服務處取得服務提供者的相關資訊。

如果沒有所需的類型服務的話，請詢問所屬地區的州議員取得所需服務的管道。考慮所有選項，並決定何處最有可能取得所需的事物。是政府機構、還是非政府服務提供者最可能提供協助？慈善團體或社區團體有時可能是最佳選項。

把精力花在有職權的人身上，避開那些無權決定的人。學校裡，課堂老師可以決定小事情，但是校長才有權決定政策和資源的相關事務。

倡議通常與政策或政策闡釋有關。不要與「非制定規範」的人進行協商，而是要見到那些人的長官，他們才具有能力和彈性去闡釋或改變規定和政策。

如果你見到的是無法做決定的人，此時則要要求與對方的長官見面。準備好跨越一個或兩個管理層級；之後，就要直接與組織的高層見面。若想接觸到大型組織或政府機構的領導人可能不容易，因此請該主管的個人助理安排你接觸最有可能協助你的人。如果沒有得到協助的話，請再回去找該主管。

永遠保持禮貌——請試著結交朋友而不要樹敵。每當有人表示無法決定或改變規定時，請諒解並接受之；只需感謝對方，接下來就去跟對方的長官接觸。切勿與對方爭論。

通常最好是避開無法給予協助的人士，或者是轉移注意力到另外一個組織。

倡議的時機

做好準備，盡快開始行動，大部分的倡議行動所花費的時間都比你預期的更多。

如何倡議

你的挑戰是要找出對自己最管用的協商策略。

策略很多，而沒有人可以每一次都用對了策略。

請專注於結果，避免生氣和情緒化，有效的倡議為的是協商出結果——這並不是與人對抗。

首先，寫下要求實現欲達成目標的程序。千萬別說：

- 你為什麼會想要實現這個目標，或者是
- 如何實現這個目標

只需表示你的孩子有某種臨床障礙（使用自閉症、亞斯伯格症或 PDD-NOS 等臨床術語），以及你的孩子需要特定的結果。如果對方需要更多資訊的話，主動提議可與對方見面討論結果。請務必提供自己的聯絡資訊：電話號碼、電子郵件信箱和郵遞地址。

如果對方沒有與你聯絡，撥打電話聯絡並要求會面。準備好此次會面的相關議程，條列出想要傳達的問題和該次會面希望達成的事項。若是可行，可在會面前將所列議程寄送一份給對方。如果到了會面地點，對方並沒有你的議程，主動提供給他們一份。會面期間，試著遊說對方同意每個事項的行動和時間表。

會面時，一定都要記筆記。每次會面之前，記得檢視前一次會面的記錄；會面結束後，記得馬上檢視自己的筆記和議程。若是會面內容離題了，請回函給對方要求解決你的問題。

如果對方寄給你一份會面摘要的話，請仔細閱讀，若是對方忽略或錯誤闡釋了任何重大的事項，請立即有禮貌地回函提醒。即使你覺得對方不具同情心或是意圖傷人，切勿表達出來——一旦你這麼做，對方就不會想要幫助你了。

只要你有了任何進展，記得一定要有書面記錄，並且與每一個參與的人分享。當你與某個政府機構協商時，務必記錄妥善，所有的決定都要寫入記錄之中。如果有任何疏漏，可以寫信去確認相關的決定和資訊。例如，寫封如下的信件：

親愛的史密斯女士：

今日來信欲確認我們上次會面（某年／某月／某日）談及關於我的孩子X的決定，您的目標是在往後Y星期內達到Z目標。您的意思是：

- P服務會提供N小時的B，並在兩週後開始；
- 您會確認參與人員都接受過B的有效培訓
- 以下類推

在此感謝您的協助，並對結果深為期待。

謹上

簽名

日期

努力讓每一次會面都能協調出以結果為主的積極行動清單。切勿讓對方等待，迅速完成該辦事項（簽名表格、做出決定並與之溝通），理想的情況是在會面時或會面之後立刻完成。

查核與你協商的人是否能夠提供所需的事物，以及對方是否真的有相關資源。

家長會被詢問許多問題，像是「您要的是什麼？」或「您需要的是什麼？」，此時要描述的是欲求的結果，而不是實現結果所需的過程，讓對方明白結果才是最重要的，讓對方願意伸出援手，並且為你想要的結果負起責任。

當你開始討論「如何做」的時候，你就進入了倡議計畫的最後階段。謹慎回答有關「我們應該如何做這件事？」的問題。如果對方的意圖是要妥落你的答案，你最好的回答是「那由您們來決定」。如果對方是真誠地問問題的話，你的回答要簡短但不要具體。例如，你可以說：「想要達到X結果，你可以針對Y提供專門的自閉症介入治療。」如果你認為某位特定專業人士會給予良好意見的話，你可以說：「我建議您諮詢Z，這是他（她）的電話（提供電話號碼）。」

有效的倡議為的是要得到你的孩子所需的結果，而不是在於誰的想法最好。前美國總統哈利．S．杜魯門（Harry S. Truman）曾經說道：

> 如果你不在乎功勞是歸於誰的話，你會驚訝於自己所能成就的事物。

常見到的是某人（老師、個案管理員或服務提供者）提出了一個你早就說過的極佳想法，此時就只需說：「好主意。」最糟糕的回應就是說：「那是我想出來的！」最有效的倡議是讓提供服務的人士自行提出解決之道；當他們覺得解決方法是自己的發想時，他們就會想要方法可行。

有權力的人通常會拒絕自己不認識的人所提出的意見，因此，如果一開始就建議做「B」的話，極可能會被否決，那倒不如讓對方提出一堆解決方法，再清楚地告訴對方你喜歡哪些做法。主動提供相關資訊，而不要建議解決之道。你或許可以建議嘗試「A」或「C」，但是引導對方自己提出「B」。當對方建議採行「B」的時候，請表現出興奮之情。

當你取得「如何做」的廣泛共識之後，你會想要建立初步時間表和一些初始細節，迅速展開活動，等到後來再決定最終細節。開始之後，規畫一次早期審核會議而不是一個詳盡時程，若是一味要求一份全面的計畫，可能就會搞砸了原是大有可為的計畫。

在審核會議上，秉持積極的態度並認可規畫的進展。永遠要尋求改善的方法，而不要盡指著不足之處。可以偶爾提出一些小問題（如在巧合碰面等非正式場合時提出），而不是讓這些問題累積成會議的消極作用。

鼓勵創新。當人們的想法受到重視時，他們自會全力以赴來讓事情可行。不論何時，只要有人提出一個主意，做就對了，畢竟想法和建議都是對於已知問題的正面回應。

審核你自己的倡議：你做的事情中有哪些是可行的？你在未來有什麼可以做得更好？又有什麼是應該避免的呢？

從拒絕之中學到教訓。每一次的拒絕代表的是一個機會：是你轉向別處嘗試或是請求更好的事物的理由。

獨自進行或是偕同協助？

為了孩子，永遠要展開倡議，只有在不成功的時候，再考慮其他的方式。

有些時候，最好是找個朋友或親人與你一同前往會面。他們可以作為見證，或者是幫助你度過一些困難的處境，且務必讓他們了解到自己的角色是給予支持，而不是去解決問題或推動自己的議題。

澳洲的聯邦政府和州政府補助了一些倡議服務組織，你可以向他們尋求協助。人們對政府補助的倡議服務組織的主要批評如下：

- 他們不了解自閉症患者的特定需求。
- 他們有自己的議程，因而可能無法符合自閉症患者的需求，以及（或者）
- 他們無能滿足自閉症患者的高度需求。

如果你需要協助才能開始行動，倡議服務組織可能就相當有用，可以協助你準備並且陪同你一同出席會議。

團體倡議可以成效良好，其成員可以相互扶持，但是成員務必了解目標並且團結一致。與其自行籌組新的「倡議團體」，不妨加入既存的團體。在學校裡，試著在既存的家長與公民組織（Parents and Citizens' organization，譯註：澳洲公立中小學素來擁有家長與公民組織的支持，為學校提供義工、募款等工作或協助）之下籌組小組委員會。就其他的問題，嘗試是否能夠在既存的倡議團體中運作。缺乏補助的團體完全仰賴團體成員的努力；當前的團體成員不一定會對你的特定問題有著相同的熱情，或是有能力去處理，但是他們或許夠協助和給予建議，不過你必須要有以下心理準備：

- 要與團體成員溝通正在進行的事情。
- 要感激團體成員的意見／建議，有用的話就要懂得接受。
- 自己要承擔問題的大部分工作（若是發起自己的倡議團體的話，就必須如此並要做得更多）。

倡議工具

倡議是指成功協商，你可以借助課程或書籍來改善自己的技巧。思考一下別人怎麼做才能說服自己去做某件事；你或許需要做更多這樣的事去說服他人。

有效倡議讓每個人都是贏家。試著了解別人為什麼願意幫助你和孩子，試著了解是什麼會激勵與你正在協商的人，大部分的人們都是樂於助人的。

想想有哪些事情會讓別人不想伸出援手，請移除這些障礙。良好的資訊具有寶貴價值，這些資訊不是用來證明決定者的錯誤，而是用來了解討論，也可能是駁斥非決定者的觀點。請與決定者保持正面的討論。

當你想要的是與某人相同的東西，就要如此表示，人們通常比較不會拒絕給予某人別人已有的服務。

了解正在與你協商的人的政策。若是跟學校進行協商，那就需要研究學校的準則、使命宣言和座右銘，也找出教育部的政策以及州政府因應失能的政策。思考你的請求如何契合學校、教育部和州政府的目標，練習使用對方的用語來描述自己的請求。

你有權利知道自己孩子的記錄內容，並可以要求更正該記錄上的錯誤。

不要把起因於缺乏知識和了解的任何事物都歸咎於惡意。一般來說，事情出錯都是因為對事情想得不夠透徹或是缺乏充分的認識。我們往往需要提供人們資訊，並給他們時間去了解。

請勿恐嚇他人，恐嚇並不會改變他人的決定。情況若是糟糕到需要正式投訴的話，不要給予警告即逕行投訴。

系統倡議

系統倡議是直接針對或攸關改變系統的倡議。為澳洲自閉症患者所進行的系統倡議通常會涉及政治遊說；其目標是讓政府官僚能夠承認和面對自閉症患者的需求。

許多組織都參與了系統倡議。許多團體是只要是失能人士都給予關心，而這會分散他們對於自閉症／ASD患者的需求的了解和代言。有些組織關注的是某種診斷或某個年齡層（例如：亞斯伯格症患者或是幼兒），他們的目標也可能是攸關某個特定途徑或意識形態（例如：「融合」）或治療。

其他倡議類型如下：

- 自我倡議——偕同或是毫無協助之下，單一個人代表自己而倡議。
- 團體倡議——前文已經討論過。
- 法律倡議——與法律專業人士行討論。

開始行動

倡議——做就對了。倡議聽起來很複雜，但是也可以很簡單。

如果你自己或孩子需要你無法提供的服務或協助，或者是孩童照護中心、學校或其他提供者都無法提供，此時就從詢問開始著手。你的請求要簡單明瞭：不須解釋原因或提供額外資訊。

當你無法立即得到欲求的事物時，上述建議可能會有所幫助。有些人可能覺得下文所提供的工作表有助於整理出頭緒。

成功來自於行動，切勿無所作為或是一再拖延。大多數的人會在實踐中進步。專心協助你的孩子，並且不要忘記好的結果會使所有人都受惠。

定倡議預備工作表

（不與他人分享）

目的／目標：寫下孩子所需的初步想法（一張工作表只填寫一個結果）。

應該接觸的人士……盡可能地列出所有相關人士

提供者／決定者	**職級**

問題與議題：我還需要知道些什麼？

是否有任何障礙阻礙取得所需的事物？

若是有的話，這些障礙是什麼？

定倡議工作流程表

目的／目標：孩子所需的結果（一張工作流程表只填寫一個結果）。

誰有責任達成這個結果？

日期：目標得到讚同嗎？

期限？

如何評測結果（是由誰來觀察？觀察的又是什麼？）？過程中是否有任何里程碑？

如何達成目標？要採取哪些行動？由誰來做？時間又是何時？

通訊記錄：

事項描述	發送日期	回應收受日期	後續行動

附錄二・自閉症研究

黛博・金恩教授

黛博・金恩曾任教於澳洲天主教大學（Australian Catholic University）教育學院，現為格里菲斯大學的自閉症卓越中心的教授。身為自閉症和相關障礙的患者的心理師、教育者、管理者和研究者，她已經投入了近三十年的時間，研究興趣主要是橫跨生命週期的教育、溝通和行為介入治療等領域，受到補助的研究計畫有家庭參與的早期介入治療，以及自閉兒的參與與學習。她有許多出版作品，其中包括《與剛得到自閉症診斷孩童的家長一起努力》（*Working with Parents of a Newly Diagnosed Child with an Autism Spectrum Disorder*，潔西卡・金斯利出版社於二〇一二年出版）。

根據澳洲政府，以澳洲傑出研究（Excellence in Research for Australia，簡稱 ERA）為目的的研究之定義是「以創新的方式創造新知識和（或）使用既存知識，藉此激發出新的概念、方法和理解」（p12, Commonwealth of Australia, 2011）。全球的研究人員在ASD方面貢獻良多，增進了我們在自閉症的診斷、成因和預後到治療與成果的知識與理解。研究讓我們進一步認識自閉症的可能成因和風險因子，引入了更早、更精確的篩檢和診斷程序、更有效的針對性早期介入治療，以及能夠強化結果的教育和治療選項。

不過，有爭議的自閉症療法卻激增，這些療法通常會宣稱療法效果好或甚至是治癒之道，可是卻鮮少有證據來佐證其效用。這些療法唯有經過結構合理的研究檢視，才能夠確實評估其說法。研究之所以如此重要，原因之一是未經證實的療法可能會造成傷害，並讓病患失去寶貴的時間來接受已經證實的療法。最近出版於同儕審查期刊的一些文章，綜合出了一些比較知名的介入療法的可得證據（參見Odom, Boyd, Hall & Hume, 2010; Odom, Collet-Klingenberg, Rogers & Hatton, 2010）。這些期刊文章提供了系統性檢驗介入療法的架構，以便判定這些療法是否真能為特定自閉兒帶來更好的療效。以下兩個有用的澳洲網站為家長和教育者提供了關於自閉兒實證實務的指南：

正面夥伴關係（Positive Partnerships）：

www.autismtraining.com.au/public/index.cfm?action=showPublicContent&assetCategoryId= 1033

澳洲育兒網絡（Raising Children Network）：

http://raisingchildren.net.au/children_with_autisrn/children_with_autism_landing.html

若與許多其他的疾病相較，自閉症領域的研究的歷史是相對簡短的，而這也反映了李歐・肯納於一九四三年「發現」自閉症的相對年代較近的事實。自始至今，儘管澳洲對自閉症研究的補助依舊相對不多，可是全球整體補助是增加的，特別是在美國。正因如此，自閉症研究的中心和網絡紛紛建立，大大提升了我們對ASD的認識和理解。所進行的研究性質一般都隸屬於以下的寬廣領域：流行病學、自閉症的特徵分析、環境的作用、神經科學、篩選、早期介入治療、特定療法，以及學校和社區介入（參見 Interagency Autism Coordinating Commitee, 2006）。

優質研究現正於澳洲各地進行當中，其研究成果對自閉症患者及其家庭、臨床醫師、教育者和其他人都有益處，他們也可以透過直接參與或支持的形式來為這些研究工作貢獻一己之力。研究發現通常是出版於學術期刊，可是研究人員也致力透過研究人員、服務提供者和後援團體所推出的會議、研討會、工作坊，以及通訊出版品等方式，務必讓更多人接觸到這些研究發現。

有興趣的人士可以接受參與特定研究計畫的邀請，或者是透過自閉症登錄網站登記感興趣的類別。

專研ASD的澳洲研究人員的人數正逐漸增加，散見於醫學、教育、心理學、言語病理學和職能治療等各式學門。他們所進行的自閉症研究的相關資訊正日益深入公眾領域，許多的大學也都在學校官網公開發佈研究成果；很值得搜尋一下這些網站，以取得當下研究計畫的新近出版品和相關資訊。澳洲的研究人員都名列於澳洲自閉症研究（Autism Research Australasia）的網站，該網站同時提供了研究計畫、會議和研討會的相關資訊：https://sites.google.com/site/autismresearchaustralasia/home-1。

感謝辭

我們首先必須感謝的是香娜・史密斯，多虧她在二〇〇七年年初打電話給班妮森詢問：「您要不要跟我合寫一本書？」而那就是《澳洲自閉症手冊》（*Australian Autism Handbook*），後來成為澳洲的暢銷書，幫助了好幾千個家庭度過了確診後艱難的最初幾個月。即使封面上不再印有香娜的姓名，她的遠見依舊可見於這部新版的字裡行間。我們謹代表所有為妳觸動生命的家長在此向妳說一聲：香娜，謝謝妳。

我們接下來要感謝的是ASD領域的許多澳洲專家所做的貢獻，感謝他們願意撥冗給予本書指教，其中包括了東尼・艾伍德教授、安妮・查爾芬特博士、理查・庫柏醫師、雪兒・迪薩納雅克副教授、黛博・金恩教授、賈桂琳・羅伯茲教授和羅賓・楊副教授，他們是最不吝於與我們分享自身專業知識的人。我們也欣然接受妮可・羅傑森和詹姆士・莫頓醫師的貢獻，兩人都是自閉兒的家長和早期介入治療倡議者。身為諮詢師和自閉兒家長的賈斯婷・華生為這部新版更新了〈走過哀傷到關照自己……〉的章節；鮑伯・巴克利則為本書提供了極有用處的權益倡議附錄。

在本書完成的過程中，還有許多傑出的專家也給予了我們專業的指引，這些權威發展小兒科醫師有雪梨西草地兒童醫院的娜塔莉·席洛夫醫師（Dr Natalie Silove）、伯斯的婦幼醫療服務中心（Women's and Children's Health Service）約翰·雷醫師（Dr John Wray）、布里斯本的皇家兒童醫院（Royal Children's Hospital）兒童和青少年精神科醫師詹姆士·史考特（Dr James Scott），以及布里斯本的聖母集團（Mater Group）遺傳病理學家詹姆士·哈洛威博士（Dr James Harraway）。言語病理師艾蜜莉·喬瑟夫（Emily Joseph）和心理師凱薩琳·史密德霍夫博士（Dr Katherine Schmidhofer）亦善心地提供了專業和實用的建議。

許多家長（有些匿名；有些署名）提供了書中引言和個人故事而賦予本書「血肉」，我們誠心感謝你們的坦誠和智慧。由於人數真的太多，我們無法在此一一列出，但是你們都是知道的。

書中的〈孩子們的現況如何？〉一章的所有作者都值得我們為了他們的勇氣而特別讚揚。我們由衷感謝愛蓮娜·巴恩斯、珍妮·庫柏、凱特·赫莉、桃樂絲·麥克雷－麥克馬洪、泰瑞莎·波特瑪、溫蒂·拉夫提、妮可·羅傑森，以及金·史達克頓（Kim Stockton）。自閉兒的父親和兄弟姊妹值得大力喝采：瑞奇·史都華、亞歷克斯·詹姆士－艾略特、史帝夫·布萊登、路克·普利迪斯、克萊頓·伯爾傑、尚恩·托賓，以及年輕人媚迪森、馬修、約翰和湯姆。

我們也要向本書的出版人珍·克利（Jane Curry）致謝，她始終致力於這部重要著作的問世，以及我們的編輯莎拉·普連特（Sarah Plant），謝謝你。我們同樣要對本書紐西蘭的撰稿人琳達·金普頓（Linda Kimpton）獻上謝意，感謝她提供了紐西蘭的體系、關鍵程序和家庭援助的詳盡概述。

我本人班妮森要特別感謝以下協助喬走過這一趟旅程的專業人士：格雷格．洛威爾醫師（Dr Greg Rowell）、唐娜．懷特（Donna White）、米凱拉．密道頓（Micaela Middleton，以及她的優秀治療師團隊）、蘇珊．荷拉（Susan Hollar）、黛比．艾文斯（Debbie Evans）、凱琳．雷諾爾（Karin Raynal）、莉比．馬赫（Libby Maher）、海瑟．韋納（Heather Weiner）、妮基．欣勒（Nikki Simler）、莎曼沙．哈迪（Samantha Hardy）、麥考瑞大學特殊教育中心（MUSEC）的美好老師們，以及前面提及的艾蜜莉．喬瑟夫和凱薩琳．史密德霍夫。感謝我了不起的家人：湯姆、羅萍、羅斯林和卡麥蓉，以及我的親戚：多恩、簡、湯姆、琳達、瑪莉－安和已經過世（但永遠不會被遺忘的）凱文——謝謝你們擁抱和愛憐喬本有的樣貌。我最後要感謝馬修和尼可拉斯，感謝他們在本書出版前幾個月的期間，容忍了一個心煩意亂的母親、許多的外送食物和偶爾沒洗的襯衫。而我最需要感謝的人就是詹姆士，你真的是一個自閉症小男孩所期望的最棒的爸爸了，盼世上的女子都有福氣像我嫁得這麼好。

至於凱薩琳，她個人則寫下了以下的話：我一輩子感激我的朋友，尤其是我大兒子的朋友的父母；謝謝妮可．羅傑森；謝謝達西的療程督導人蜜雪兒．佛明格；謝謝他的療程團隊的所有治療師，我尤其感謝始終都在團隊中的史蒂芬妮．王（Stephanie Wong）。感謝我的上司亞曼達．威爾森（Amanda Wilson）、伊恩．富吉（Ian Fuge）和班．考帝（Ben Coady），他們不僅容許我撰寫這本書，更是不斷地為我打氣。我的大兒子欣然接受自己美好的生活突逢巨變而暫停了三年，我永遠深深以他為傲，同時我也要謝謝他的老師，尤其感謝艾德華女士（Mrs Edwards）讓他感到自己的獨特；我絕對要感謝的人就是我的先生，他犧牲了自己的事業來參與達西的療程。我將達西的進步大部分都歸功於他所接受的全天候 ABA：我和我的先生都是達西療程中的治療師，無論是在治療室裡或是出了治療室，我們一律遵守著相同的規則，至今依舊如此。

當然，我們最該感謝的人就是我們勇敢聰明的男孩喬和達西，沒有他們倆人，我們就不可能完成這部著作。

自閉症完全手冊：為自閉兒家長提供育兒指南、專家建議，以及最重要的支持！
Complete Autism Handbook

國家圖書館出版品預行編目 (CIP) 資料

自閉症完全手冊 : 為自閉兒家長提供育兒指南、專家建議 , 以及最重要的支持 ! / 班妮森 · 歐瑞利 (Benison O'Reilly), 凱薩琳 · 威克斯 (Kathryn Wicks) 著 ; 周佳欣譯 . -- 初版 . -- 臺北市 : 健行文化出版 : 九歌發行 , 2020.2
面 ; 公分 . -- (i 健康 ; 47)
譯自 : Complete autism handbook
ISBN 978-986-98541-9-1(平裝)

1. 自閉症 2. 特殊教育

415.988 109005717

作者── 班妮森 · 歐瑞利 & 凱薩琳 · 威克斯 (Benison O'Reilly & Kathryn Wicks)
譯者── 周佳欣
責任編輯── 曾敏英
發行人── 蔡澤蘋
出版── 健行文化出版事業有限公司
台北市 105 八德路 3 段 12 巷 57 弄 40 號
電話／ 02-25776564 • 傳真／ 02-25789205
郵政劃撥／ 0112263-4

九歌文學網 www.chiuko.com.tw

印刷── 晨捷印製股份有限公司
法律顧問── 龍躍天律師 • 蕭雄淋律師 • 董安丹律師
初版── 2020 年 6 月
定價── 480 元
書號── 0208048
ISBN── 978-986-98541-9-1